Aaron J. Gindea

The EKG Workbook

Becoming Proficient in Reading EKGs by Reading EKGs

心电图实战解析 100 例

编　著　〔美〕亚伦·J. 金迪亚

主　译　李广平　刘　彤

天 津 出 版 传 媒 集 团

天津科技翻译出版有限公司

著作权合同登记号:图字:02-2024-070

图书在版编目(CIP)数据

心电图实战解析100例 / (美) 亚伦·J.金迪亚
(Aaron J. Gindea) 编著;李广平,刘彤主译. —天津:
天津科技翻译出版有限公司, 2024.6
书名原文:The EKG Workbook: Becoming Proficient
in Reading EKGs by Reading EKGs
ISBN 978-7-5433-4480-8

Ⅰ.①心… Ⅱ.①亚… ②李… ③刘… Ⅲ.①心电图
-图解 Ⅳ.①R540.4-64

中国国家版本馆CIP数据核字(2024)第099487号

授权单位:Wolters Kluwer Health, Inc
出　　版:天津科技翻译出版有限公司
出 版 人:方　艳
地　　址:天津市南开区白堤路244号
邮政编码:300192
电　　话:(022)87894896
传　　真:(022)87893237
网　　址:www.tsttpc.com
印　　刷:天津海顺印业包装有限公司
发　　行:全国新华书店
版本记录:787mm×1092mm　16开本　13.25印张　100千字
　　　　　2024年6月第1版　2024年6月第1次印刷
　　　　　定价:128.00元

(如发现印装问题,可与出版社调换)

译校者名单

主　译　李广平　刘　彤

副主译　许　纲　叶　岚　林　涛　刘恩照　上官文锋

译　者　（按姓氏汉语拼音排序）

贾子恒　李广平　林　涛　刘　彤　刘恩照

吕童莲　缪　帅　聂连涛　上官文锋

邵　帅　王　鑫　许　纲　叶　岚　张　楠

中文版前言

在心电图前时代，我们通过听诊和动脉波动的触诊得到心律（率）的信息量对于人体心脏电活动的理解十分有限，很难对心电学有进一步的认识和理解。1903年，Waller记录到了人体体表心电图，但远没有解决临床心电学的问题和疑惑。直到Williem Einthoven发明了临床上可以操作和应用的心电图机，人类才在真正意义上开始了对临床心电学的认识。从此，心电图在临床才开始应用，并延续至今。

随着科学技术和应用科学的发展，大量先进设备被应用于临床。20世纪70年代的临床电生理学的发展、21世纪三维电（磁）标测技术的应用，特别是电子计算机技术和生物传感技术的临床应用，使心电学的研究和临床水平有了划时代的发展。

常规的体表心电图过时了吗？答案是没有。毫无疑问，目前临床上的任何先进心电学设备均不能替代或完全替代常规体表心电图，虽然未来临床电生理学的技术手段也许能够替代体表心电图，体表希氏束手段可以完全实现……，但是普通心电图因其简单、无创、低价、易重复的优点，并作为智能化和微型化的大数据时代的宠儿，在临床上仍占据着不可被取代的地位。除此之外，心电图也是临床医师培养临床思维、理解心电学知识、进入临床电生理学习的阶梯。一位优秀的电生理学医生，未必是一位卓越的心电图学家，但一位电生理学医生如果对体表心电图没有较高水平的认识和深入理解，那是不可想象的事情。即便在现代心电学技术高度发展的今天，学习心电图的重要性，怎么强调也都不为过。

我们组织翻译的这本《心电图实战解析100例》，由一份份心电图入手，每份心电图下的解析都言简意赅并易于理解。Aaron J. Gindea编写的这本书，读者既可以用来集中阅读学习，又可以利用零散时间阅图拾零，因此不失为一本好书。希望此书译本成为心电学爱好者的掌中宝。译作中难免有瑕疵，恭请指正。

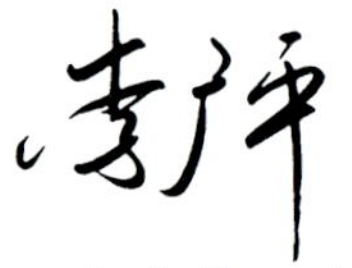

于天津医科大学心血管病中心　天津心脏病学研究所

2024年5月

引　言

心电图是临床工作中最基础、最有用的诊断工具之一，通过准确的心电图解读在数秒内即可诊断或排除多种疾病。本书可以作为其他众多心电图教科书的辅助参考书，旨在为心电图学习者（包括医学生、实习医师、住院医师、专培医师、临床医师等）提供自学各种类型心电图的练习。本书中每份心电图首先以未注释的形式展现，随后在下一页将会提供详细注释及解读。心电图中的不同元素都以相应颜色进行标注（如正常窦性节律、正常 QRS 波电轴、各间期正常、胸前导联 R 波移行良好且不伴明显的复极异常、心肌梗死/心室肥大）（详见“速查表”的前 6 列），图中的箭头对应心电图的解读，需要注意的部分也用黄色突出显示；此外，每份心电图以★数量的多少来区分难易程度，如下图所示。

★	★★	★★★	★★★★
简单	稍难	难	非常难

本书的目的之一是帮助读者快速、准确、高效地解读心电图。为此，可以使用一些简便方法来解读心电图，例如，使用一份心电图上“QRS 波群数量×6”或者使用“300–150–100……”的方法估算心率，所得结果可能与使用分规测量的结果有些许误差；此外，如果 QT 间期小于 RR 间期的 1/2，则大致可认为 QT 间期正常；如果使用分规测量 QTc 间期（$QT/\sqrt{RR}$），则有时得到的数据可能会有所变化，但并不会对临床产生重要影响。衷心希望通过阅读此书，能使读者的心电图学习过程变得更加容易且有趣。

致 谢

本书在编写过程中得到了心电图领域的专家、学者的帮助与支持，在此向他们致以最诚挚的感谢。感谢 Northwell 健康中心的同事们：Stuart Beldner、Loukas Boutis、Bruce Goldner、Laurence Epstein、Mark 和 David Stern、Richard Stechel、Tom Cunningham、Mitch Robbins、Marvin Cramer、Jay Lisker、Jay Kugler、Neil Stein 医生，以及运动电生理学家 Vera Golubkova，他们为本书提供了大量的心电图；感谢医学办公室的各位工作人员；感谢 Mark Flander、Chris Merillo，以及生物媒体通信在制作和执行视听教程中的帮助；感谢霍夫斯特拉/诺斯维尔大学芭芭拉和唐纳德·朱克医学院图书馆服务处副主任 Debra Rand 的推荐；最后，感谢 Wolters Kluwer 出版社 Stella Hillegass、Matt Hauber、Amy Millholen 及 Marisa Solorzano-Taylor 在内的各位优秀的工作人员。

谨以此书献给我最亲爱的家人们——Adam、Ariel、Sophie、Jessie、Yair、Charlie、Matan、Priel，以及最重要的 Geri，感谢他们在本书编写过程中对我一如既往的支持，让我能够实现自己的目标和梦想。

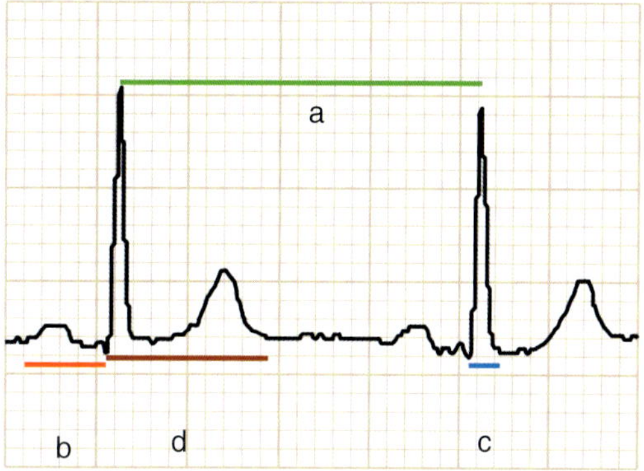

间期(一个波群起始至下一波群起始的时间间隔)

RR 间期(如 a 所示):心率。

正常 PR 间期(从 P 波起始至 QRS 波起始)(如 b 所示):120~200ms。

短 PR 间期:房室旁路或异位心房起搏点。

长 PR 间期:一度房室传导阻滞。

不规则 PR 间期:成组心搏——文氏阻滞。

无法预测——完全性心脏阻滞。

正常 QRS 波(QRS 波群起始至 QRS 波群结束)(如 c 所示):<100ms。

室内传导延迟:100~120ms。

束支传导阻滞:QRS>120ms。

左束支传导阻滞：Ⅰ和 V6 导联呈“兔耳”征。

正常 QTc 间期(QRS 波群起始至 T 波结束除以 RR 间期的平方根)(如 d 所示)：350~450ms(男性)，360~460ms(女性)。

QTc 间期延长：各种药物、先天性离子通道病、低钙血症。

QT 间期缩短：高钙血症、高镁血症。

段(一个波群结束至下一波群起始的时间间隔)

ST 段(QRS 波结束至 T 波起始)

抬高：广泛导联凹面向上抬高为心包炎。

凹面向下抬高：

Ⅱ，Ⅲ，aVF 导联：下壁心肌梗死。

I，aVL±V4~V6 导联：侧壁心肌梗死。

V1~V2 导联：间隔梗死。

V3~V4 导联：前壁梗死。

压低：水平型或下斜型压低为心肌缺血。

上斜型压低为非特异性。

复极化异常

这一概念包括 QT 缩短、QT 延长、ST 段抬高和压低、J 点抬高、T 波异常(包括 T 波低平、高尖和倒置)和(或)U 波。为尽量减少混淆，若无明显复极异常，则未在心电图解析中标识彩色线。

正常及异常心律的典型表现如下图所示。

正常窦性心律	电轴正常	正常间期[P 波(LAE),PR,QRS,QT]	R 波递增	无复极化异常	梗死/肥厚	合并
窦性心动过速	电轴左偏	PR:一度 AV 阻滞	良好	ST 段抬高	LVH	MI(急性,进展性,陈旧性)
窦性心动过缓	电轴右偏	PR:二度 Ⅰ 型 AV 阻滞	较早	ST 段压低	RVH	心包炎
心房颤动伴心室反应		PR:二度 Ⅱ 型 AV 阻滞	较晚	**T 波倒置**	急性/陈旧性 MI	高钾或低钾
心房扑动伴心室反应		PR:三度 AV 阻滞		**T 波高尖**	前壁	高钙或低钙
室上性心动过速		PR 间期缩短(伴或不伴 δ 波)			侧壁	肺动脉高压
交界区心律或室性自主心律		**RBBB**			下壁	LVH,RVH
VT,尖端扭转,VF		**LBBB**			后壁	
PAC,PVC		**QT 间期延长/缩短**			右心室梗死	

表中未包含全部内容,加粗字体表示有多种可能。

AV,房室传导;LAE,左心房扩大;LVH,左心室肥大;RVH,右心室肥厚;MI,心肌梗死;VT,室性心动过速;VF,心室颤动;RBBB,右束支传导阻滞;LBBB,左束支传导阻滞;PAC,房性期前收缩;PVC,室性期前收缩。

心电图练习 1（★）

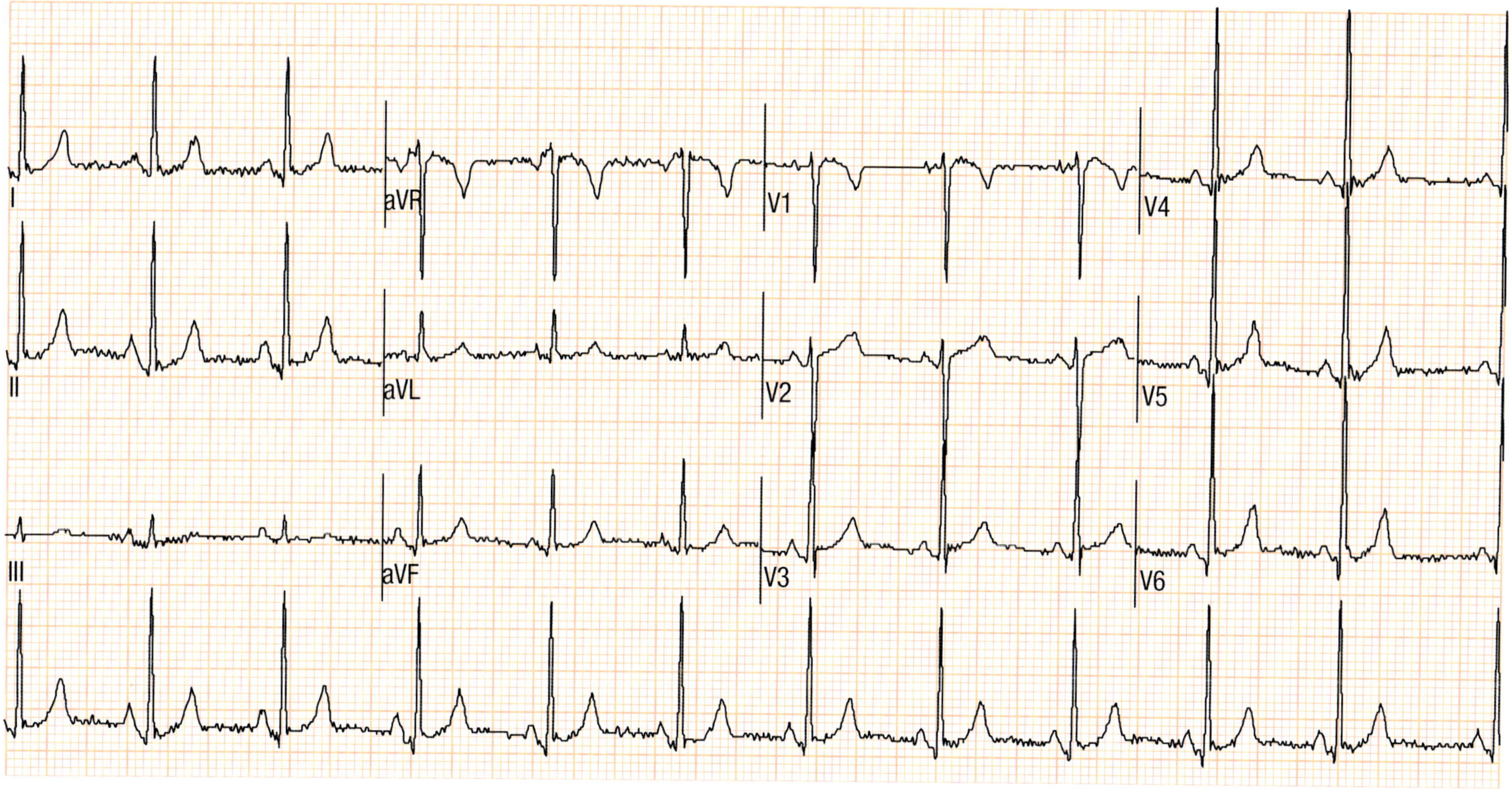

心电图练习 1 解析

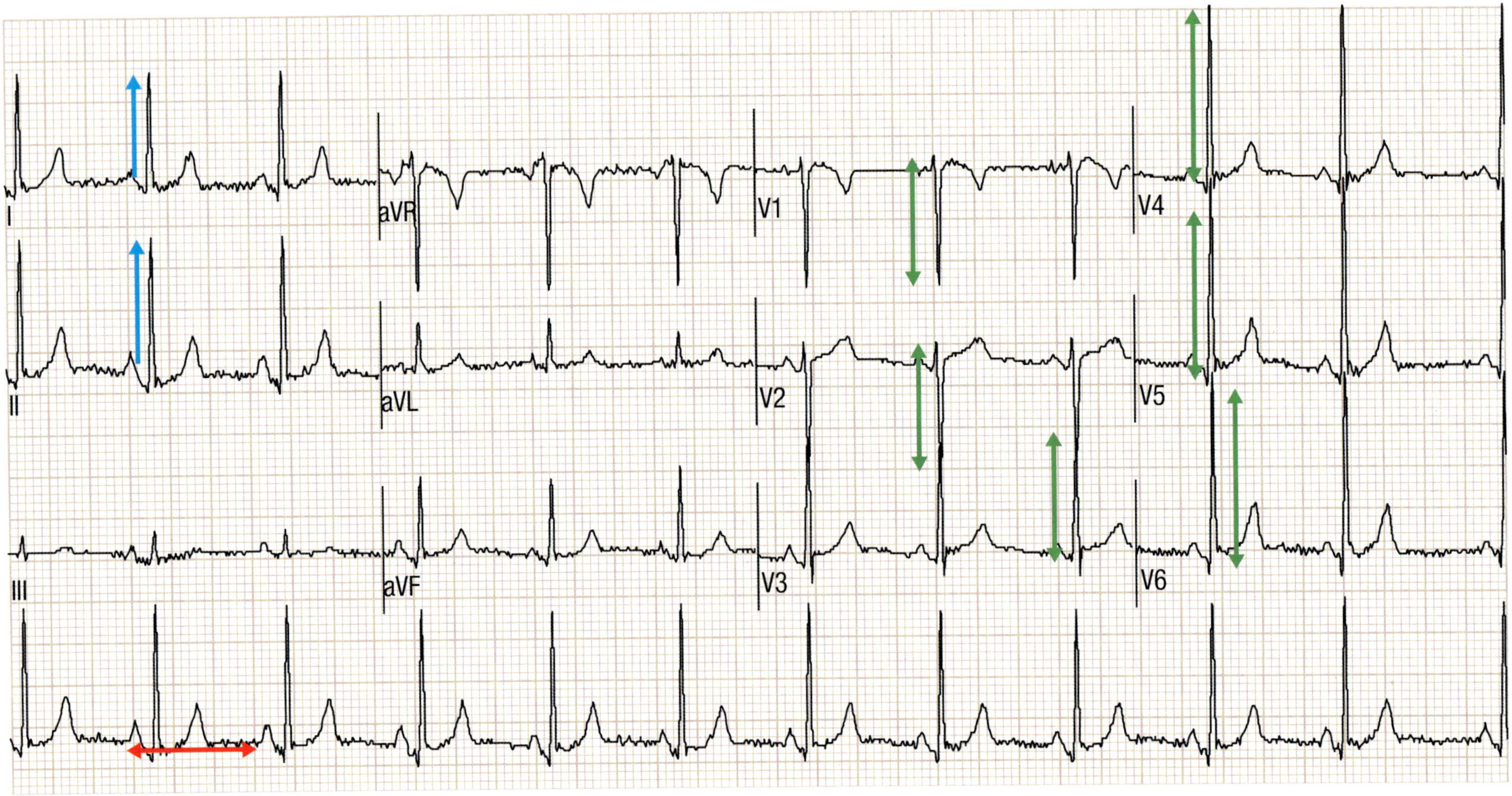

图 1　正常窦性心律，94 次/分，电轴正常，间期正常，R 波递增良好，无明显复极异常。

心电图练习 2(★★★)

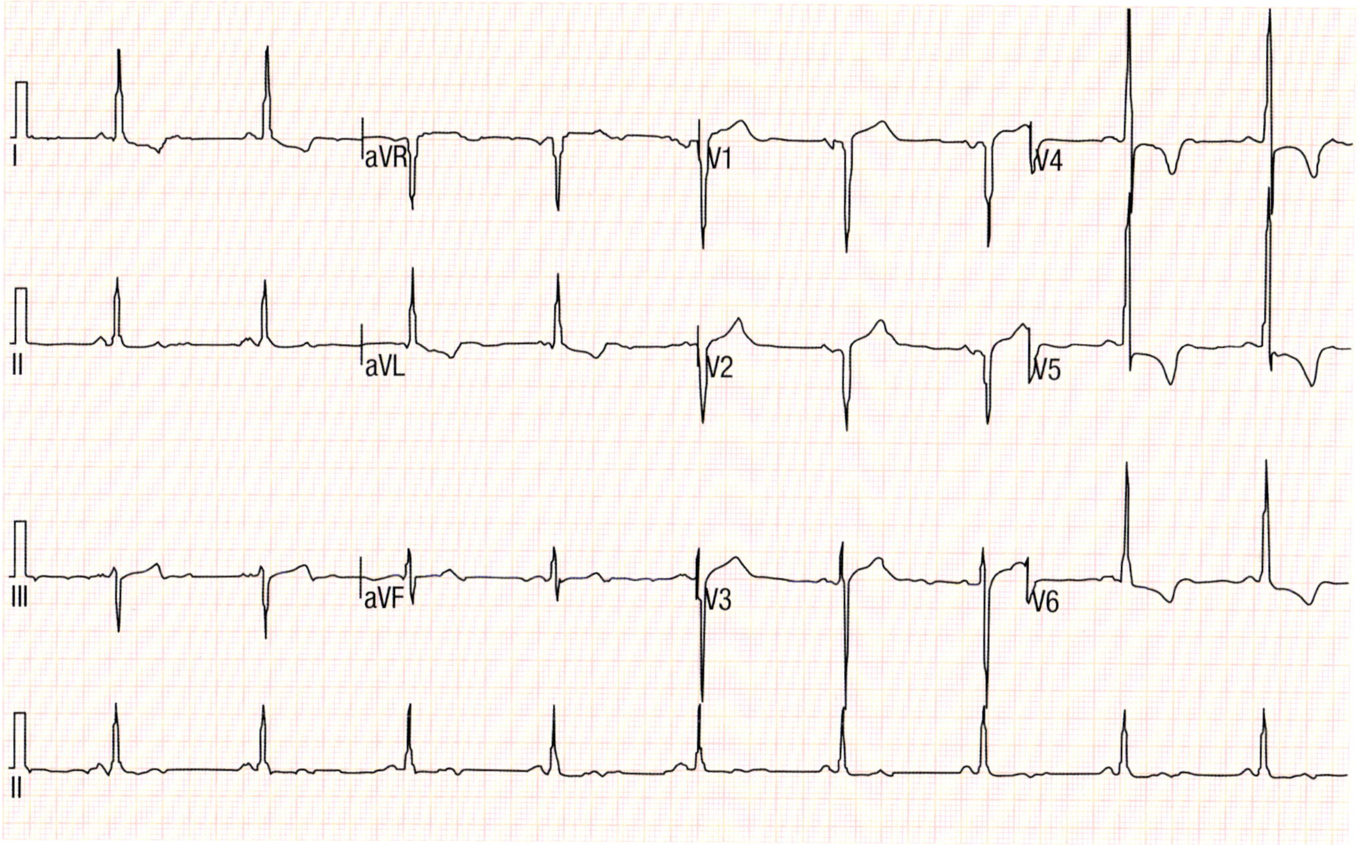

心电图练习2解析

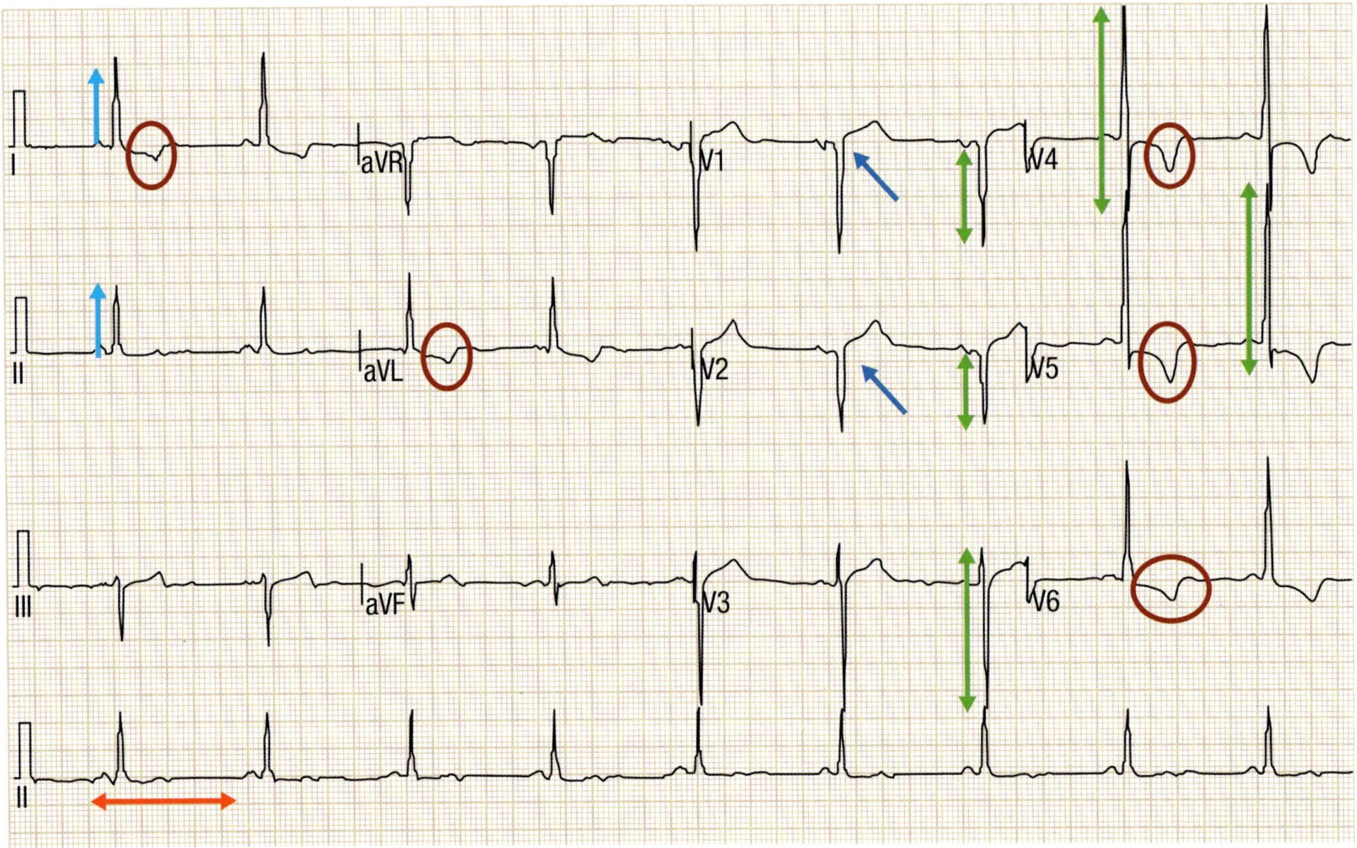

图2 窦性心动过缓,54次/分,电轴正常,间期正常,左心室高电压,R波递增良好,V1及V2导联Q波提示陈旧性前间壁心肌梗死,侧壁非对称性T波倒置提示左心室肥大(该图患者有肥厚型梗阻性心肌病);目前用于判断心室高电压的标准主要包括:Sokolow-Lyon指数(SV1或SV2+RV5或RV6≥35mm),Cornell指数[RaVL+SV3≥28mm(男性)或≥26mm(女性)],以及Estes评分(QRS波群电压达到下列任何一项可计分:肢体导联最大R波或S波≥20mm,V1或V2导联最大S波≥30mm,V5或V6导联最大R波≥30mm)。

心电图练习 3(★)

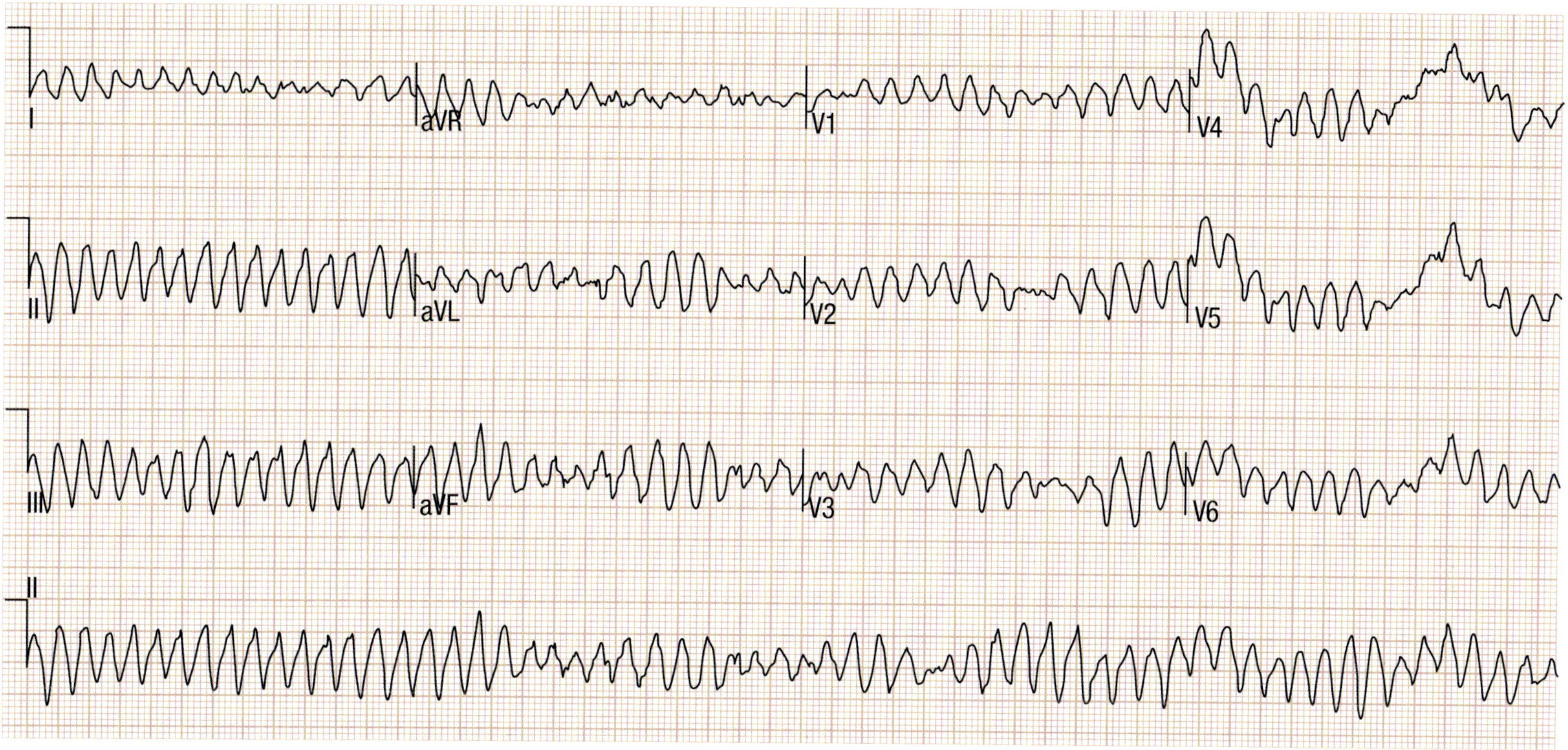

心电图练习 3 解析

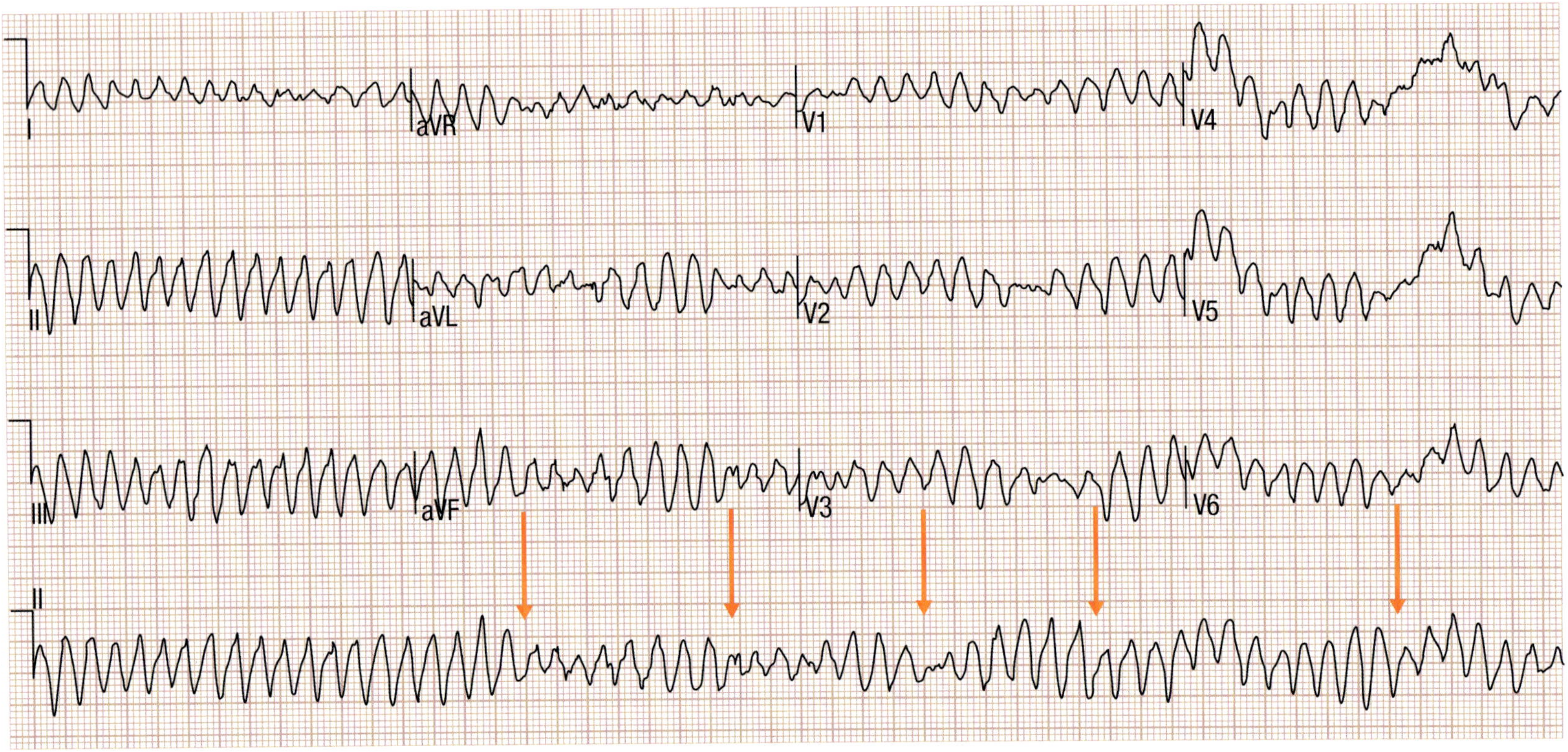

图 3 尖端扭转型室性心动过速(注意:图中 QRS 波形态类似普通室性心动过速,然而其 QRS 波间歇性地围绕等电位线上下扭转,其发生可能与心律失常起源部位的不断改变有关)。

心电图练习 4(★★★)

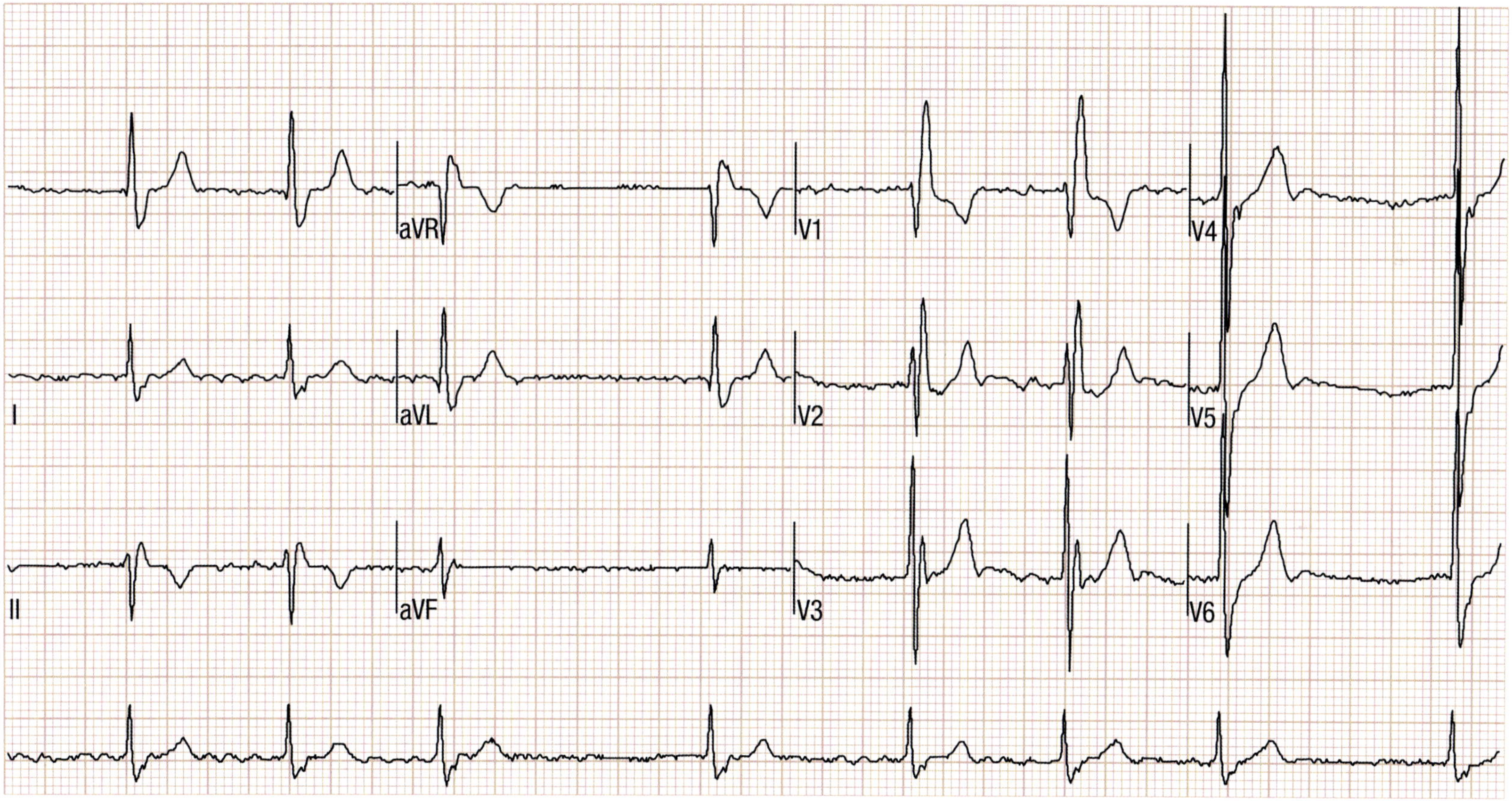

心电图练习 4 解析

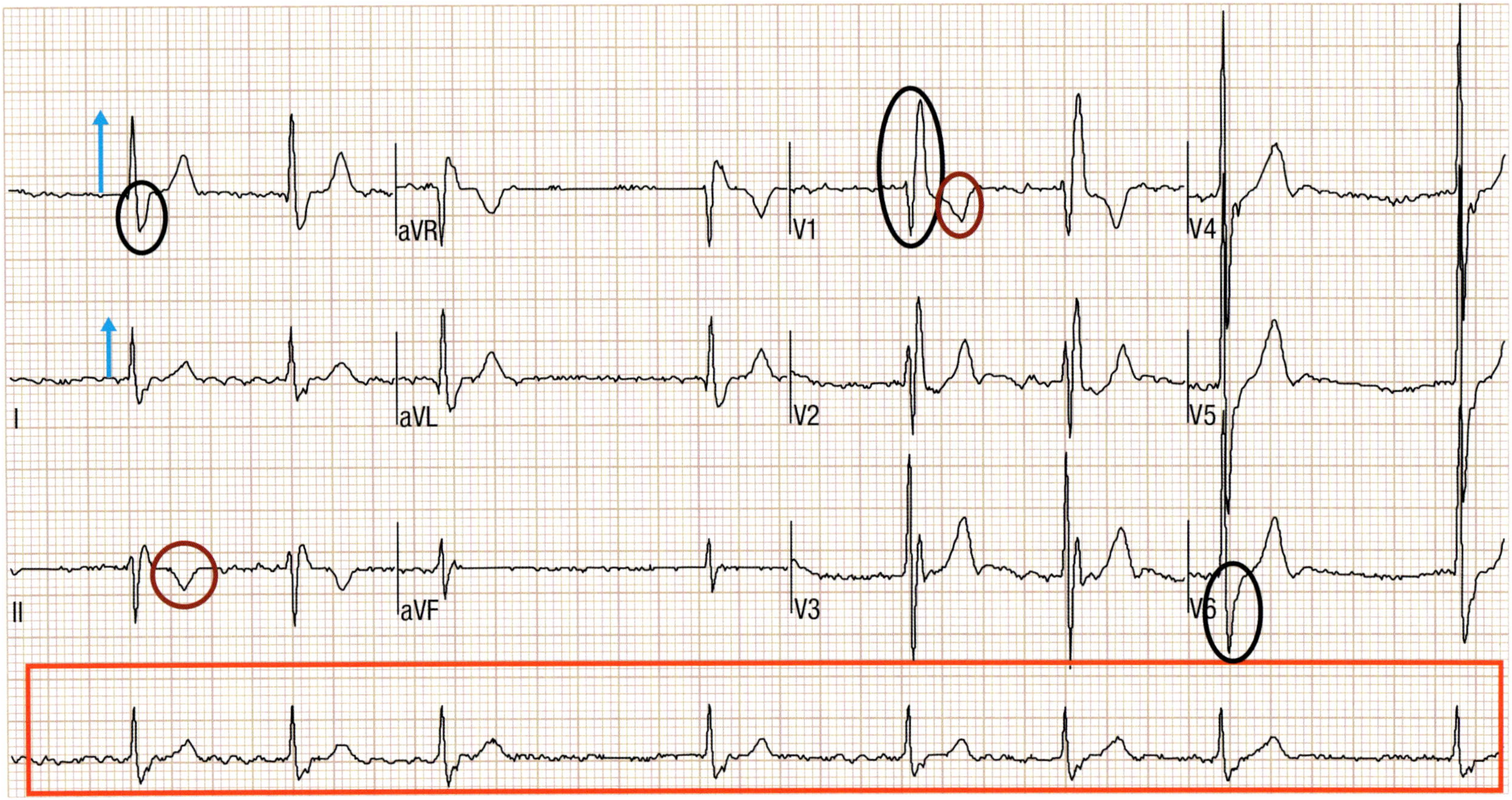

图 4 心房颤动伴心室反应，50 次/分（P 波消失，心室律绝对不齐），电轴正常，伴完全性右束支传导阻滞（QRS 波时限>120ms，V1 导联呈 rSR'型，Ⅰ导联及 V6 导联 S 波加深），以及继发性复极改变（V1 导联及Ⅲ导联 T 波倒置）。

心电图练习 5(★★★)

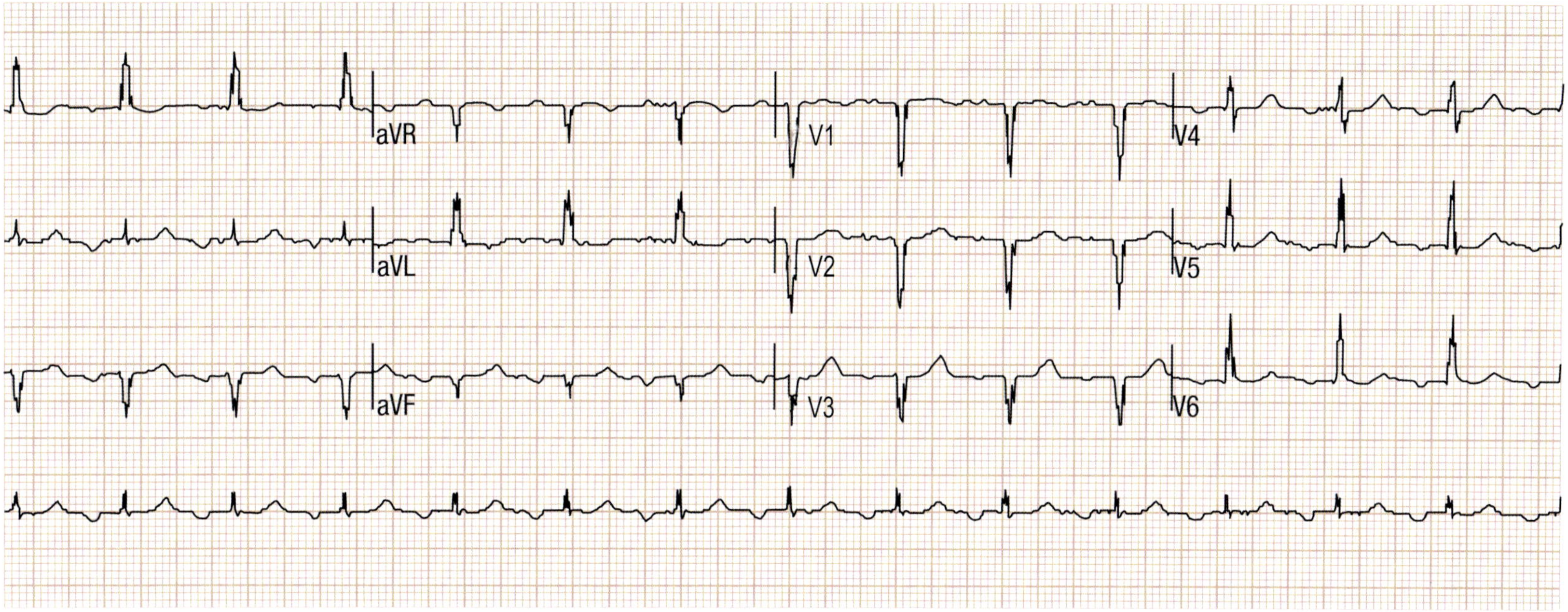

心电图练习 5 解析

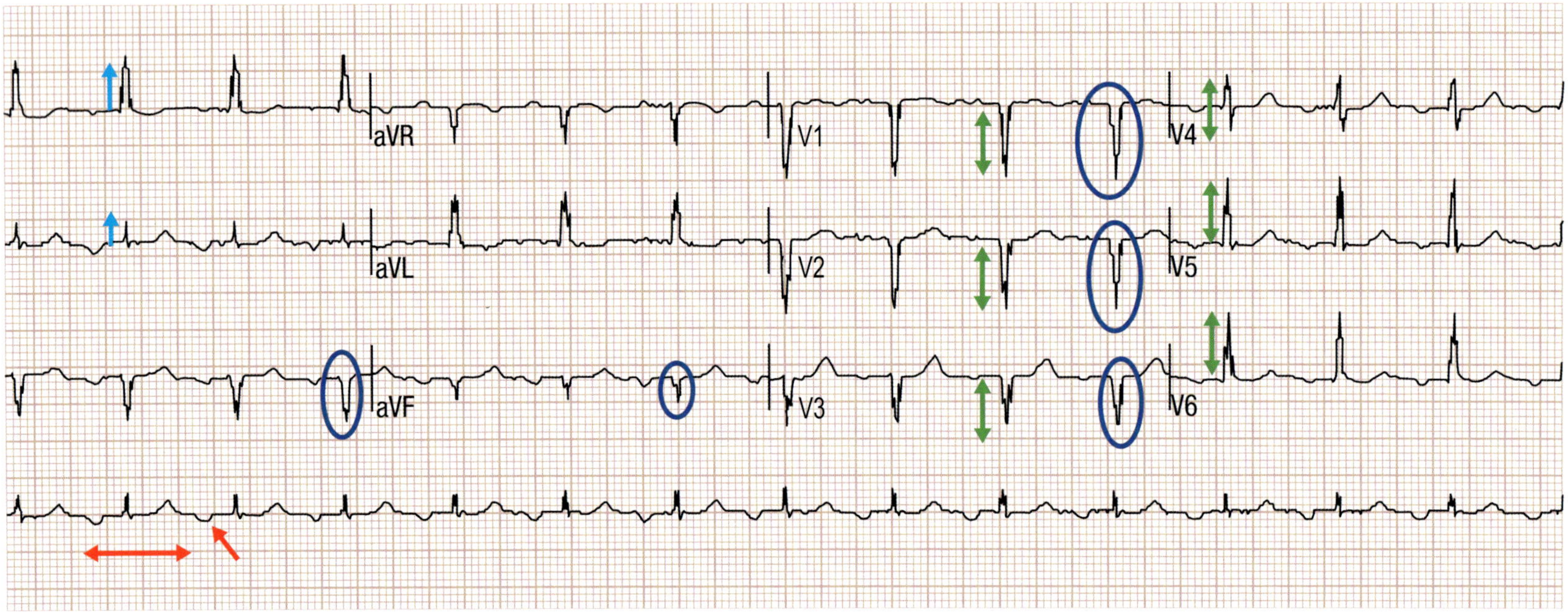

图 5 心房异位起搏心律（注意Ⅱ导联 P 波倒置），心率 80 次/分，电轴正常，间期正常，R 波递增良好，无明显复极异常，V1~V3 导联 Q 波提示陈旧性前壁心肌梗死，Ⅲ导联及 aVF 导联 Q 波提示陈旧性下壁心肌梗死。

心电图练习 6(★)

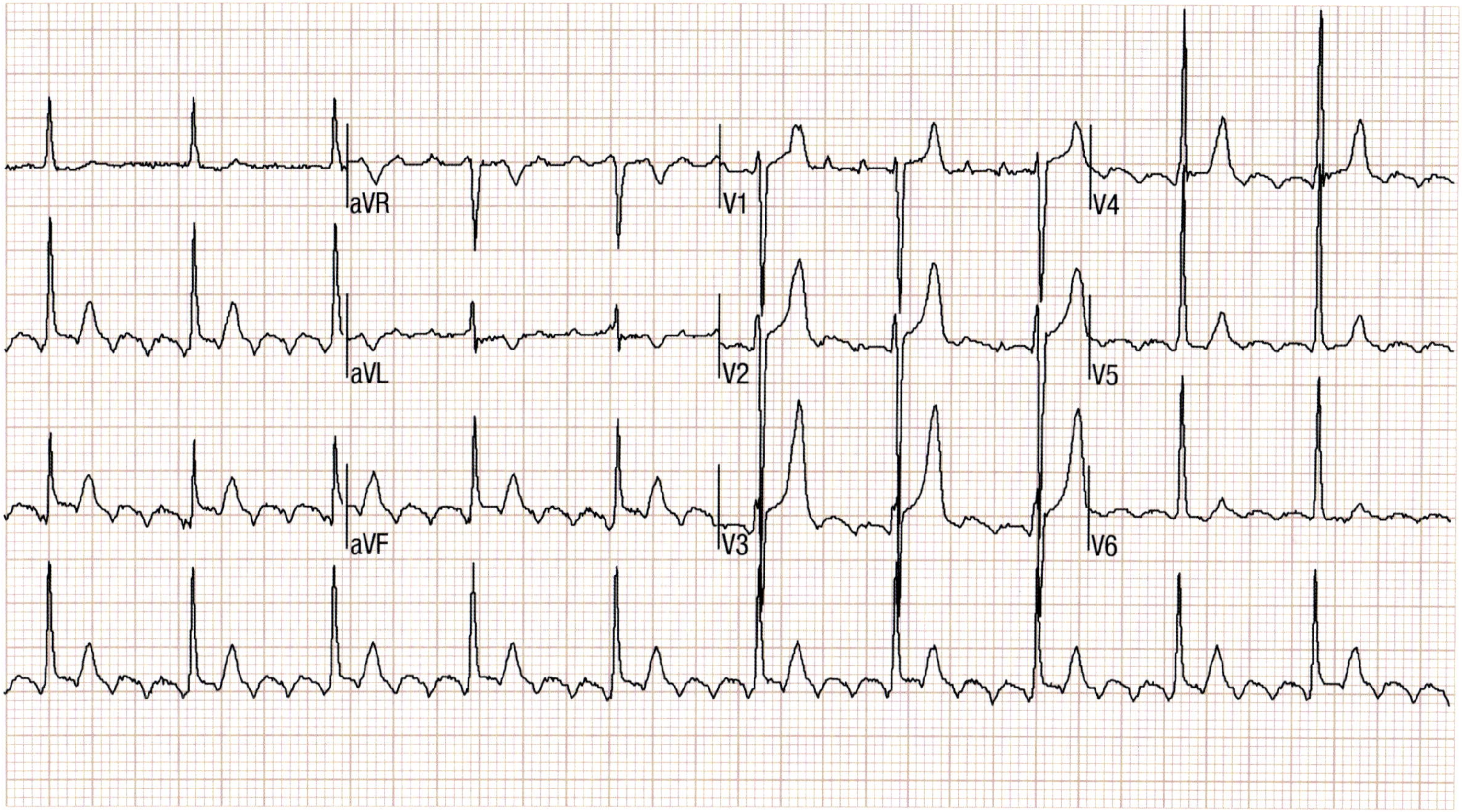

心电图练习 6 解析

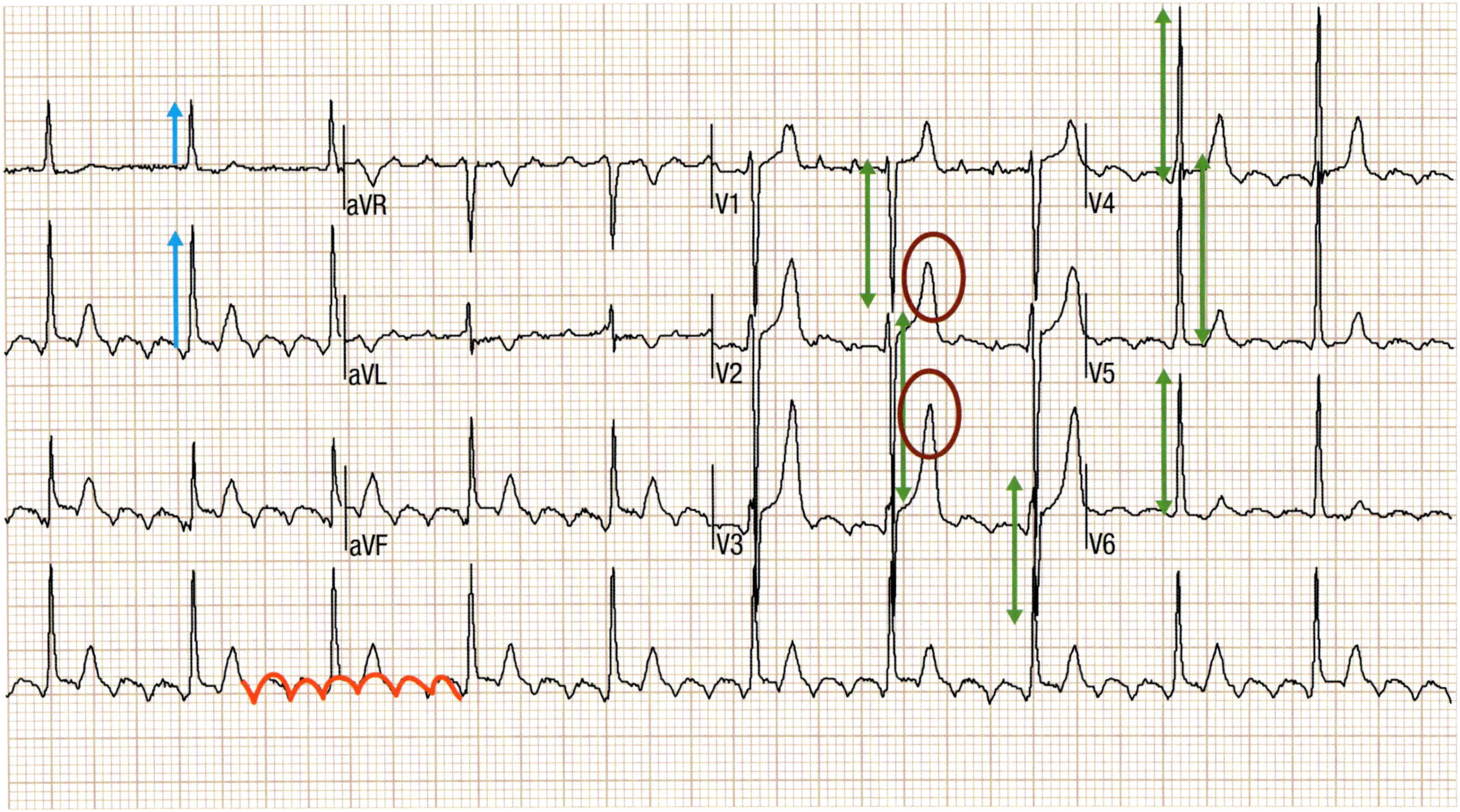

图 6　心房扑动伴心室反应 60 次/分(可见典型锯齿状扑动波),电轴正常,间期正常,R 波递增良好,V2 及 V3 导联 J 点抬高 1mm,V2 及 V3 导联 T 波高尖提示高钾血症。

心电图练习 7(★★)

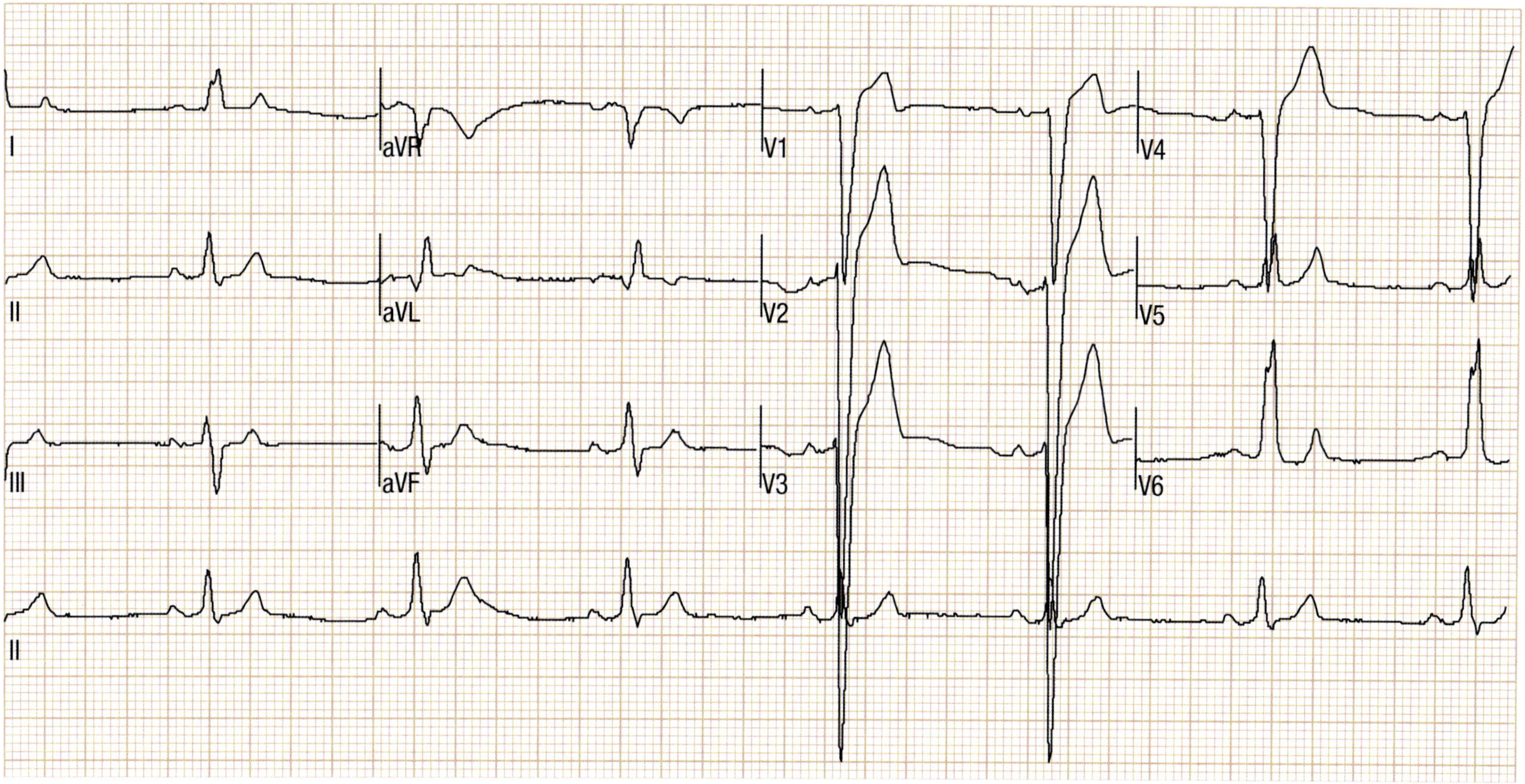

心电图练习 7 解析

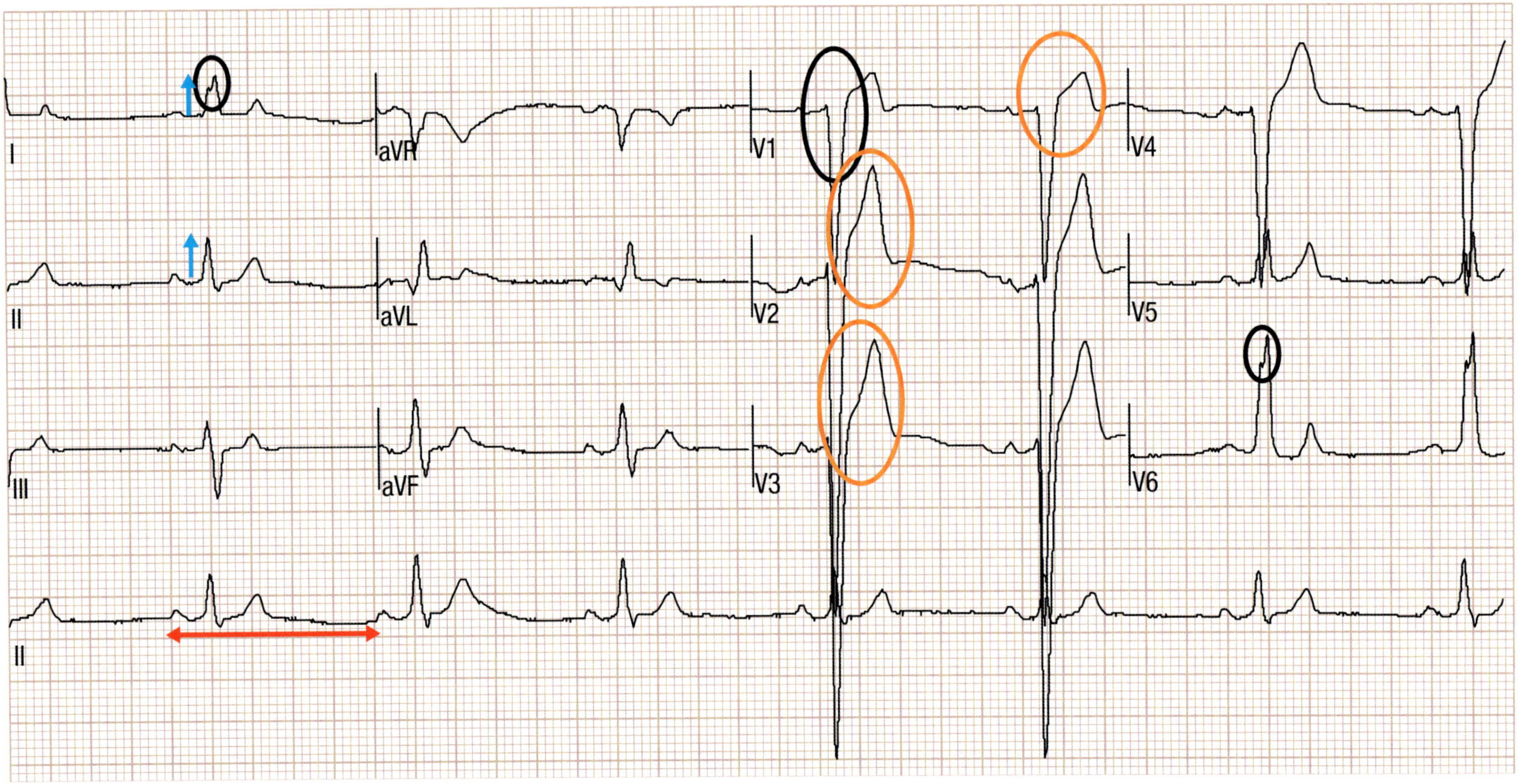

图 7　窦性心动过缓，56 次/分，电轴正常，左束支传导阻滞（LBBB）（注意：Ⅰ导联及 V6 导联 QRS 波增宽伴切迹，通常称为“兔耳”征，LBBB 常伴非缺血性 ST 段抬高）。

心电图练习 8(★★)

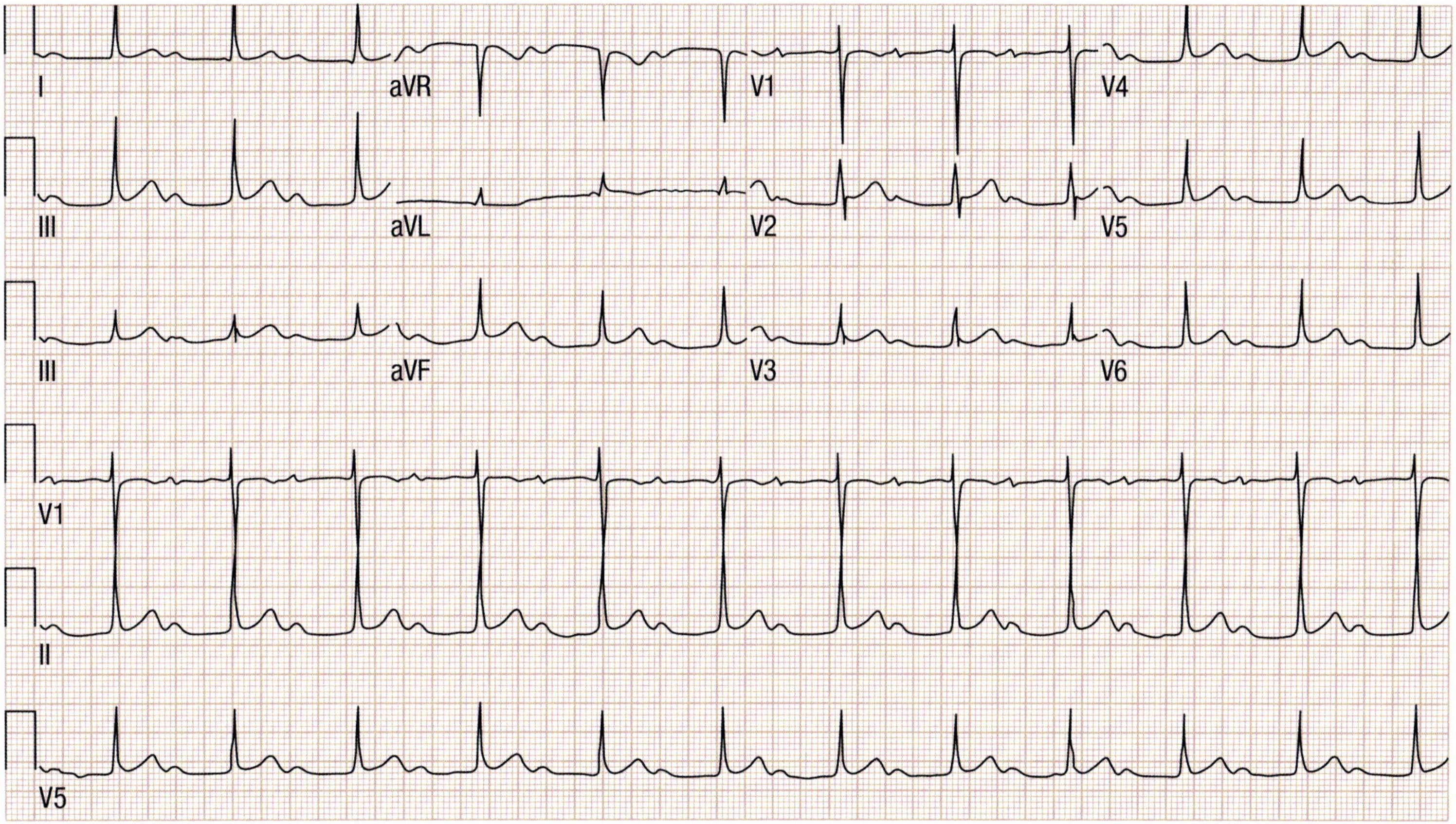

心电图练习 8 解析

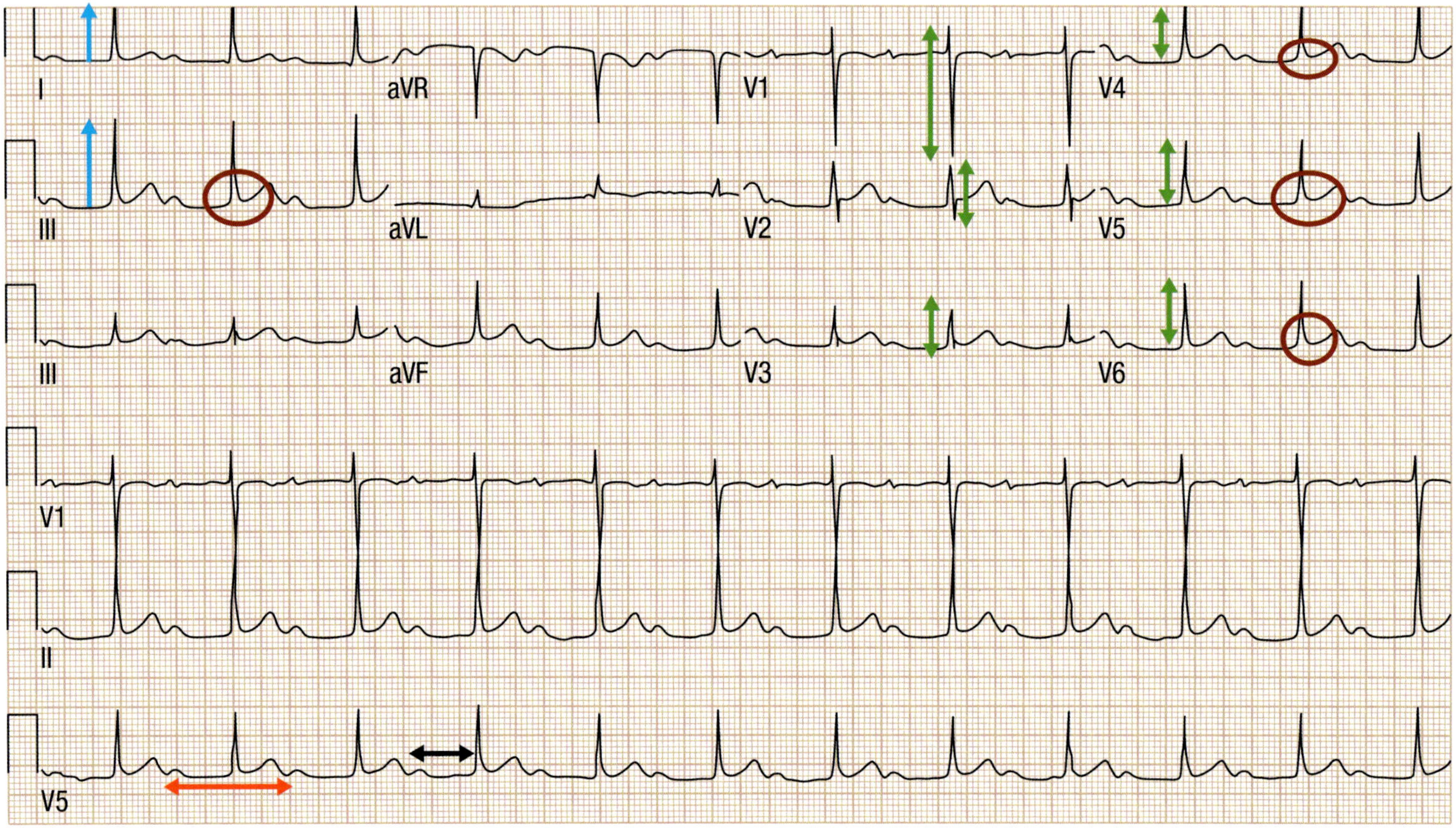

图 8 正常窦性心律，70 次/分，电轴正常，伴显著一度房室传导阻滞（PR 间期 480ms），R 波移行较早伴早复极（广泛导联 ST 段轻度抬高，偶伴 J 点切迹；其中 J 点为 QRS 波终点与 ST 段起始的交点，部分正常年轻人心电图亦可见）。

心电图练习 9(★★★★)

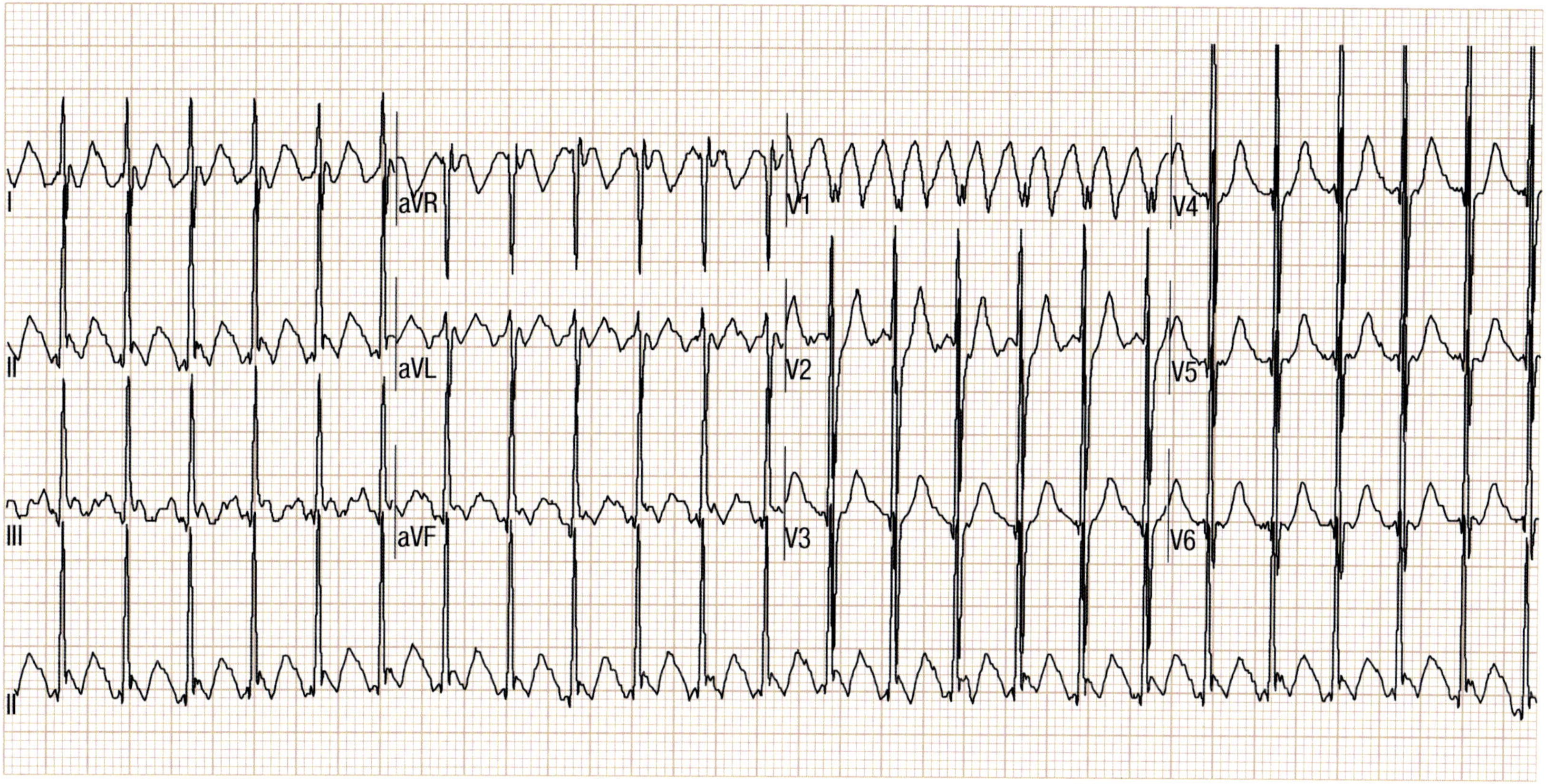

心电图练习 9 解析

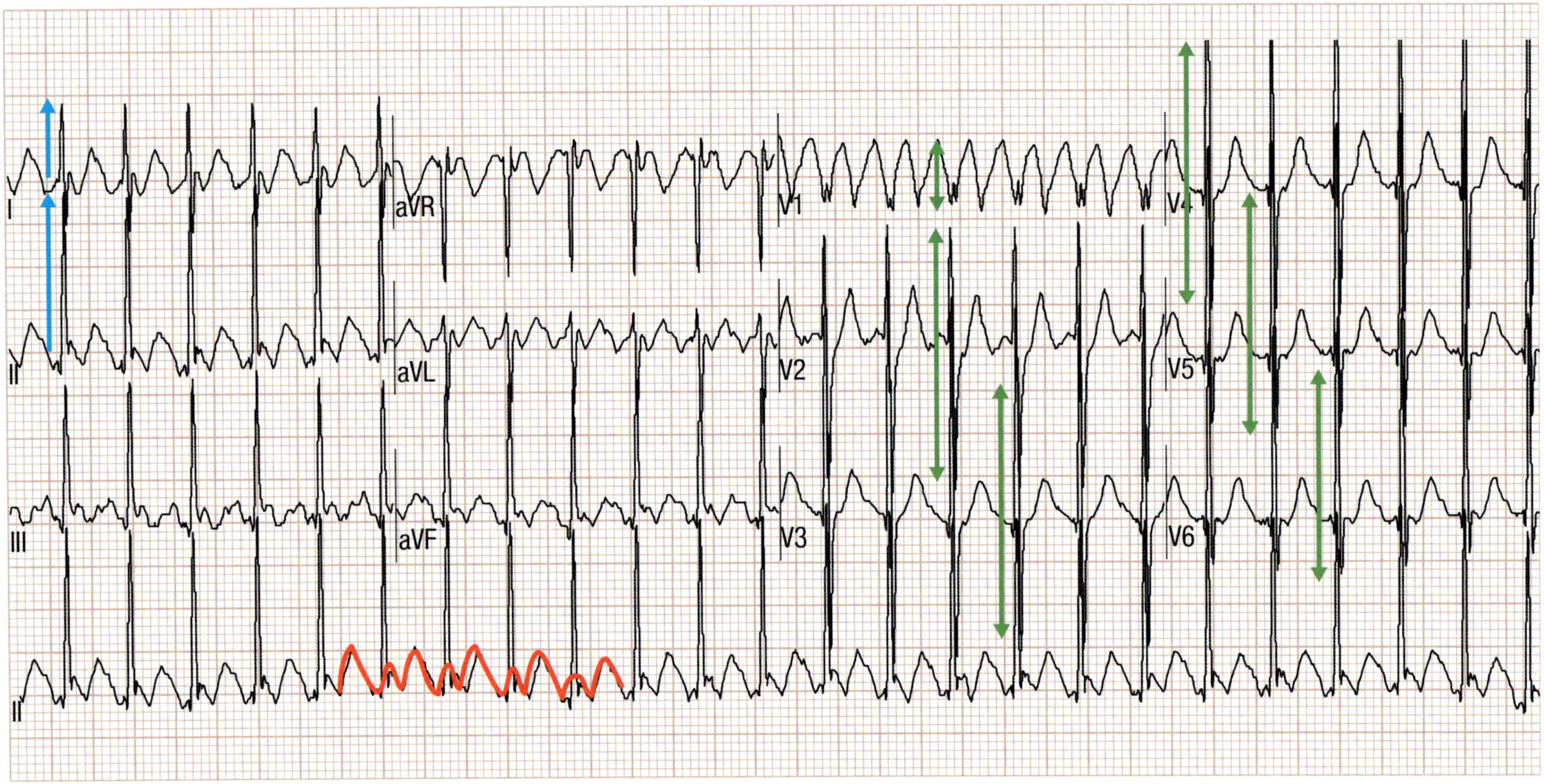

图 9 心房扑动伴心室反应 187 次/分，电轴正常，间期正常，R 波移行较早，无明显复极异常。

心电图练习 10(★★★)

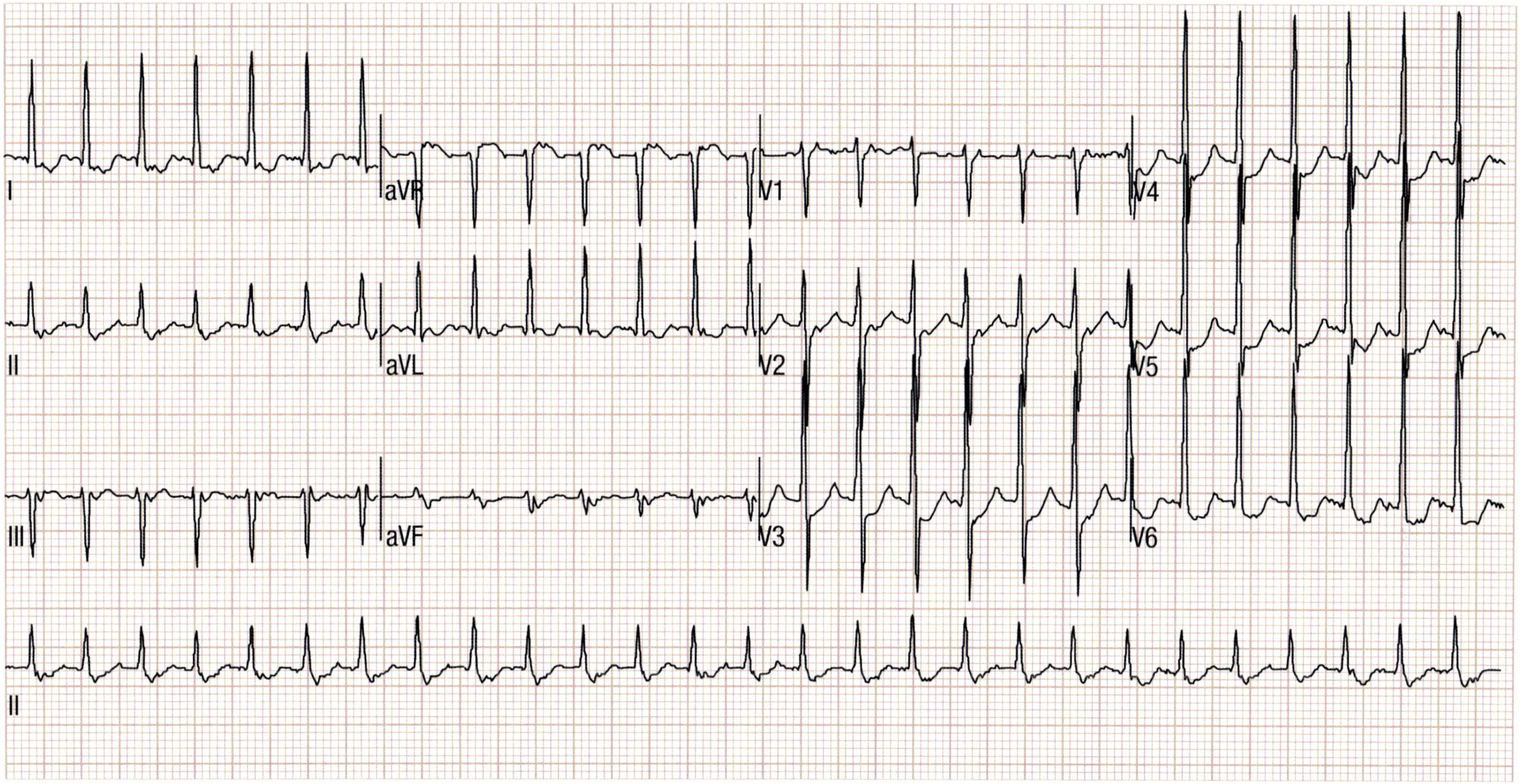

心电图练习 10 解析

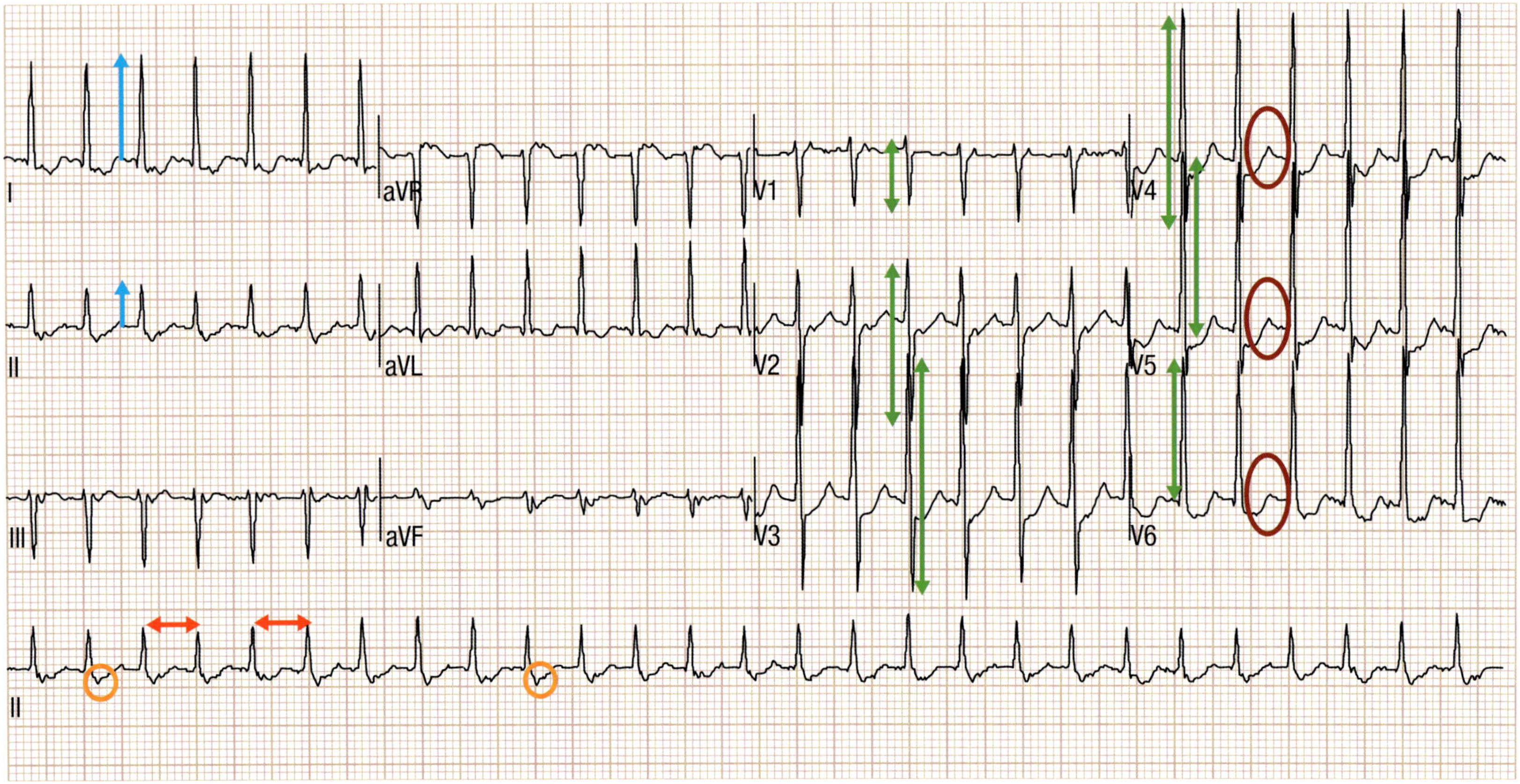

图 10　室上心动过速伴心室反应 180 次/分(房室结折返性心动过速(AVNRT),注意 QRS 波前无 P 波),电轴正常,间期正常,R 波递增良好,侧壁导联 ST 段压低符合频率依赖性心肌缺血(注意 QRS 波后的逆行 P 波,以Ⅱ导联最明显)。

心电图练习 11(★★★)

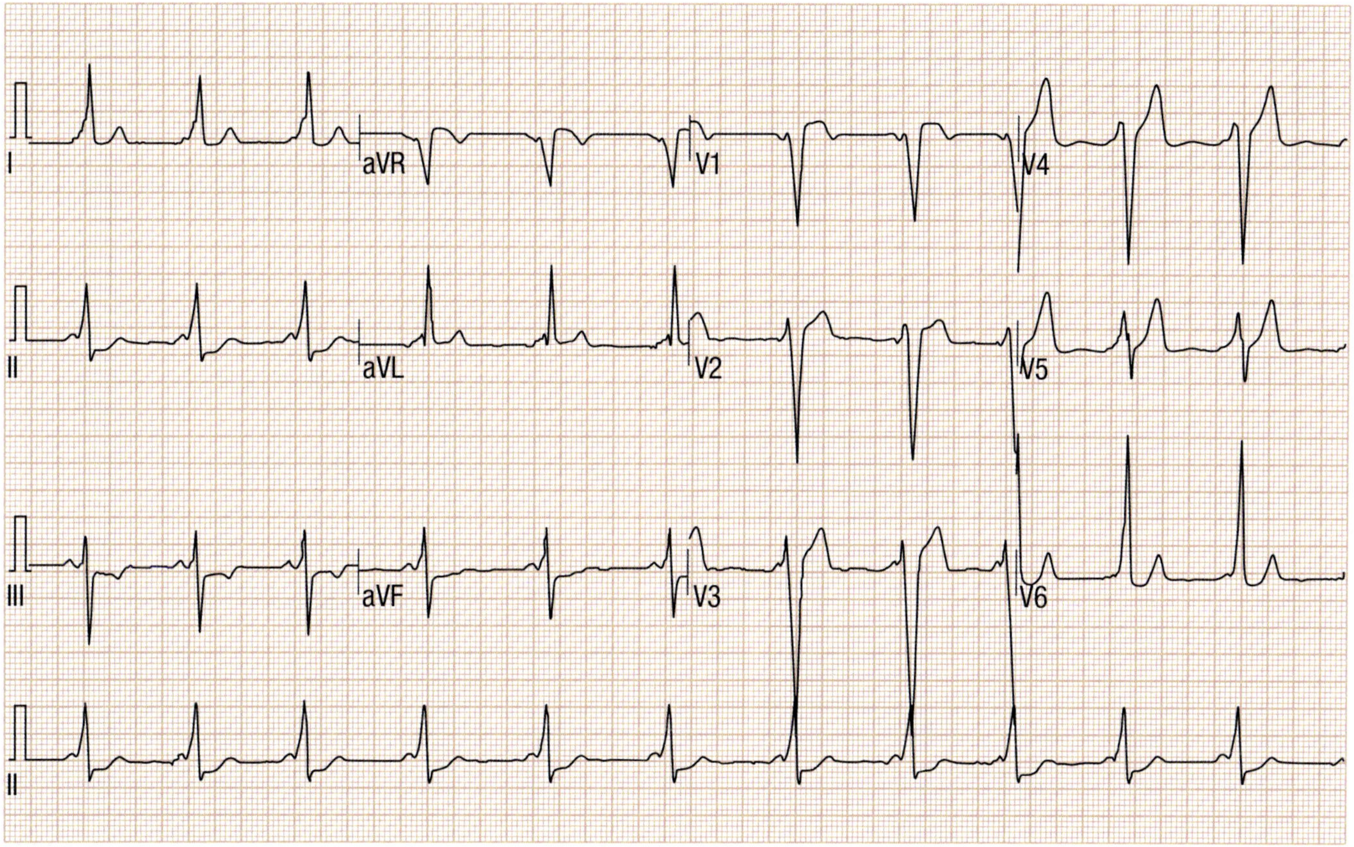

心电图练习 11 解析

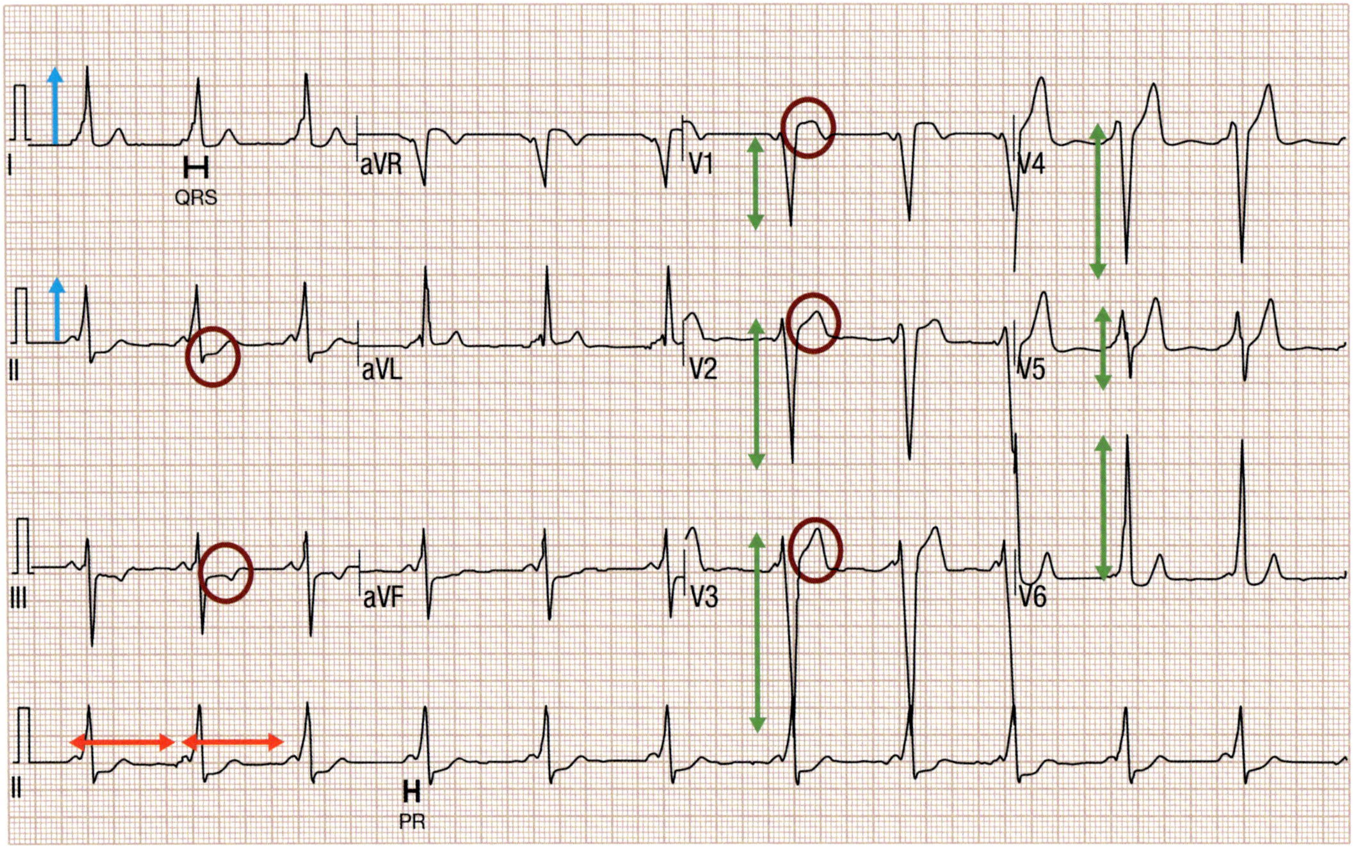

图 11 正常窦性心律,68 次/分,电轴正常,短 PR 间期伴 PR 段粗钝(δ 波),不完全性左束支传导阻滞伴非特异性复极异常,R 波移行较晚(继发于旁路导致的除极异常——典型的 Wolff-Parkinson-White 综合征)。

心电图练习 12(★★)

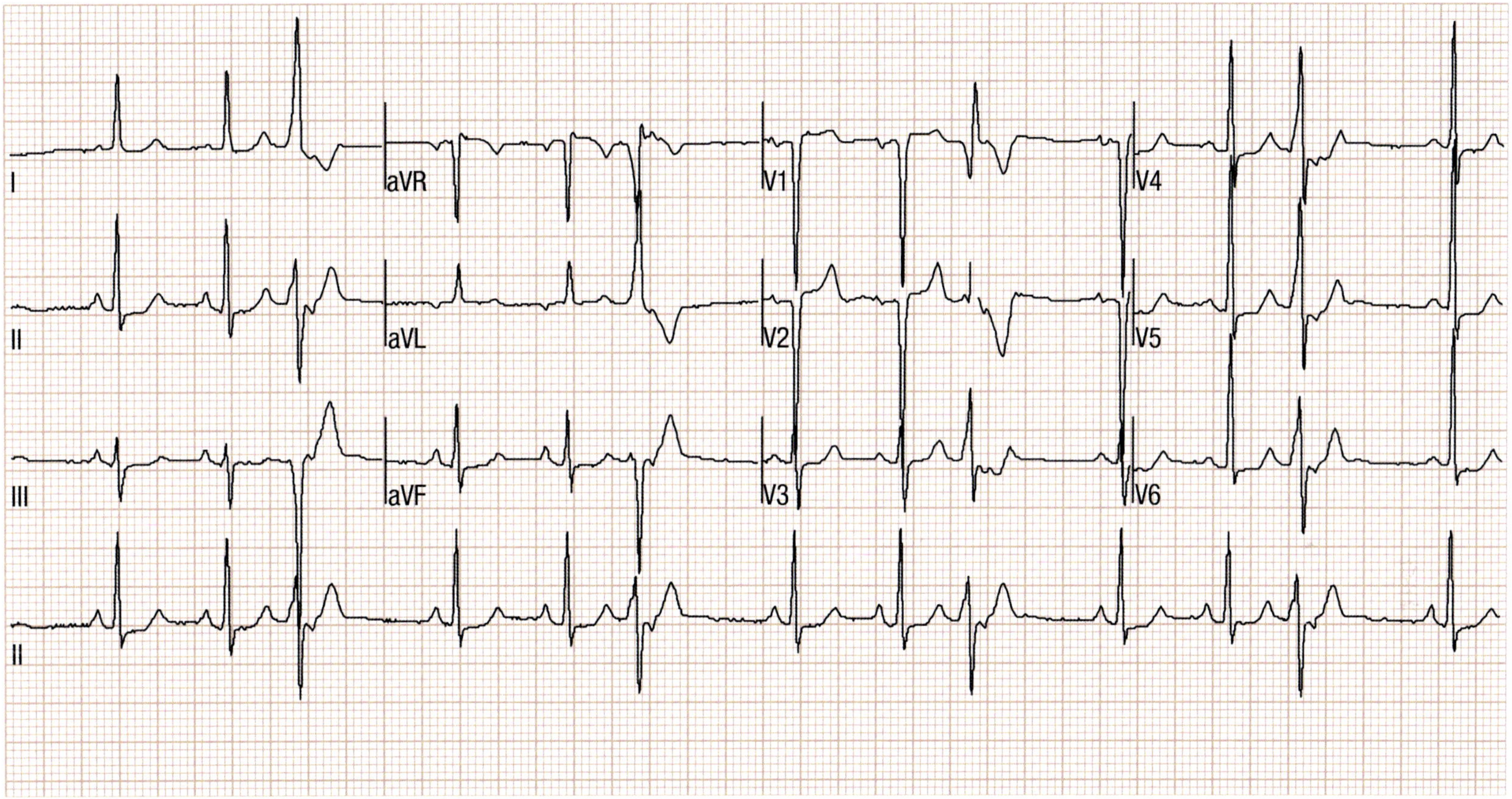

心电图练习 12 解析

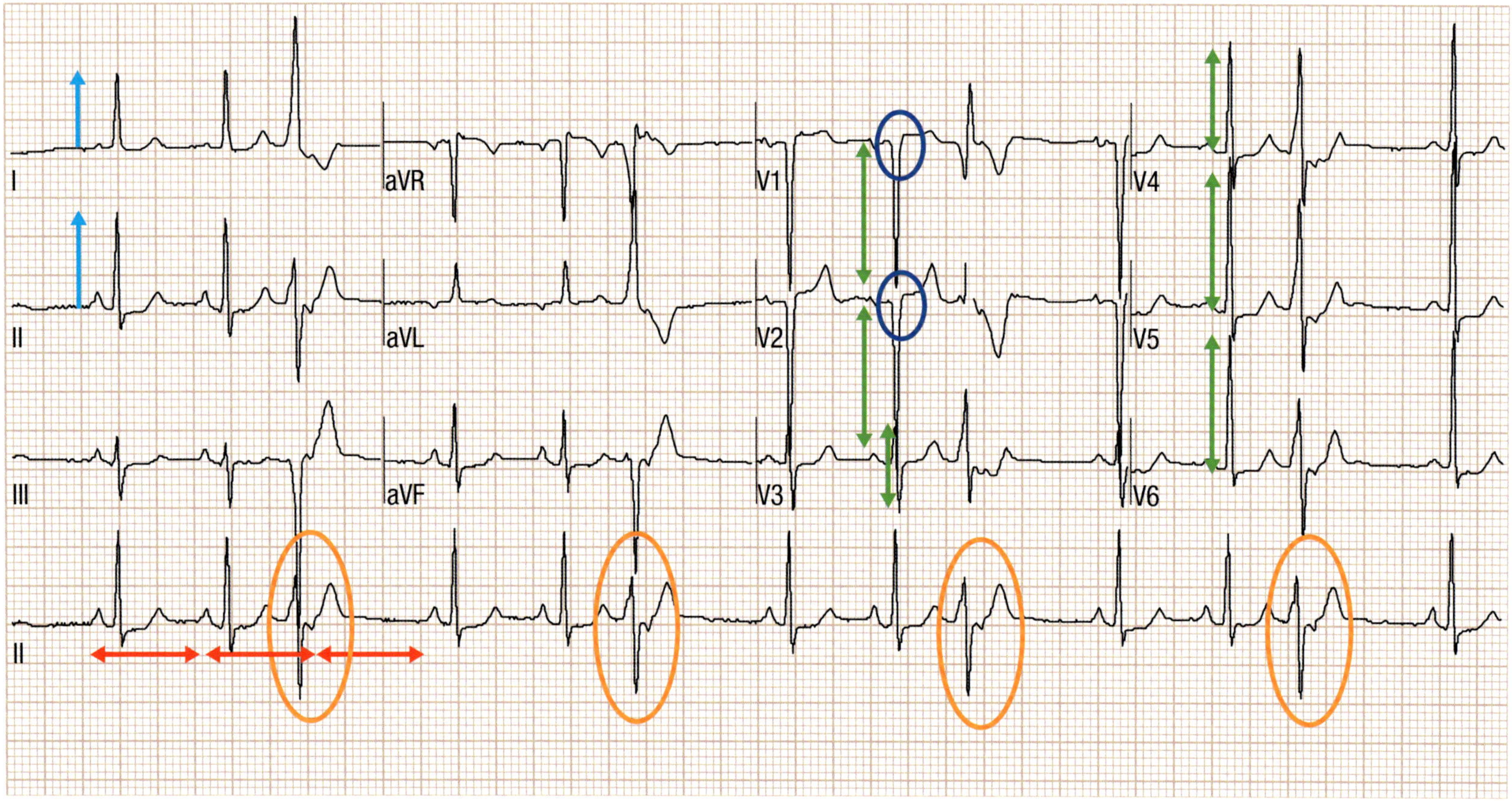

图 12　窦性心动过速，100 次/分，室性期前收缩三联律（该室性期前收缩起源于希氏束分支以下，形态宽大畸形；室性期前收缩后有长代偿间歇，常伴 P 波未下传），电轴正常，间期正常，R 波移行良好，无明显复极异常，V1 及 V2 导联 Q 波提示陈旧性前间壁心肌梗死心电图表现。

心电图练习 13(★★)

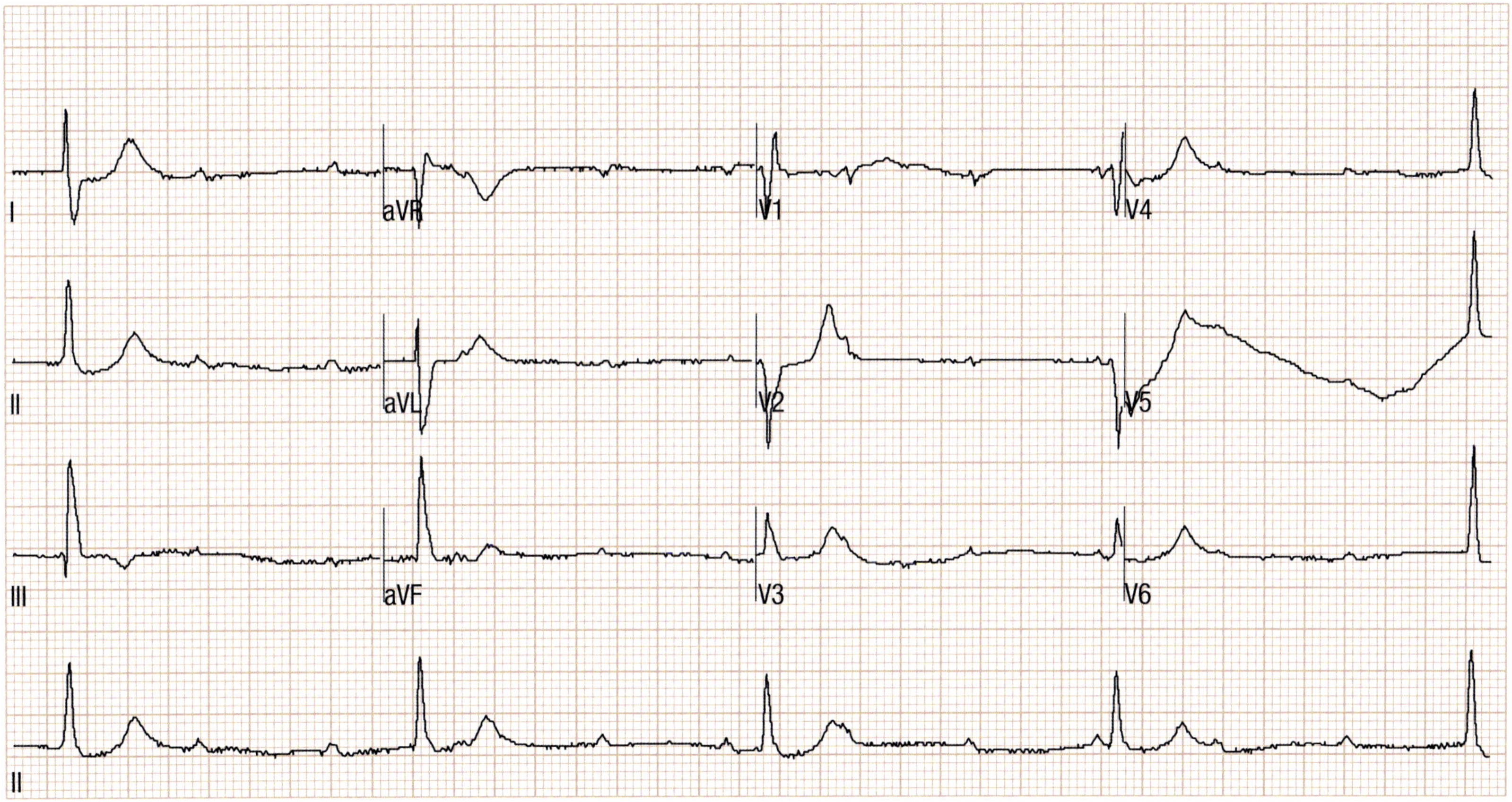

心电图练习 13 解析

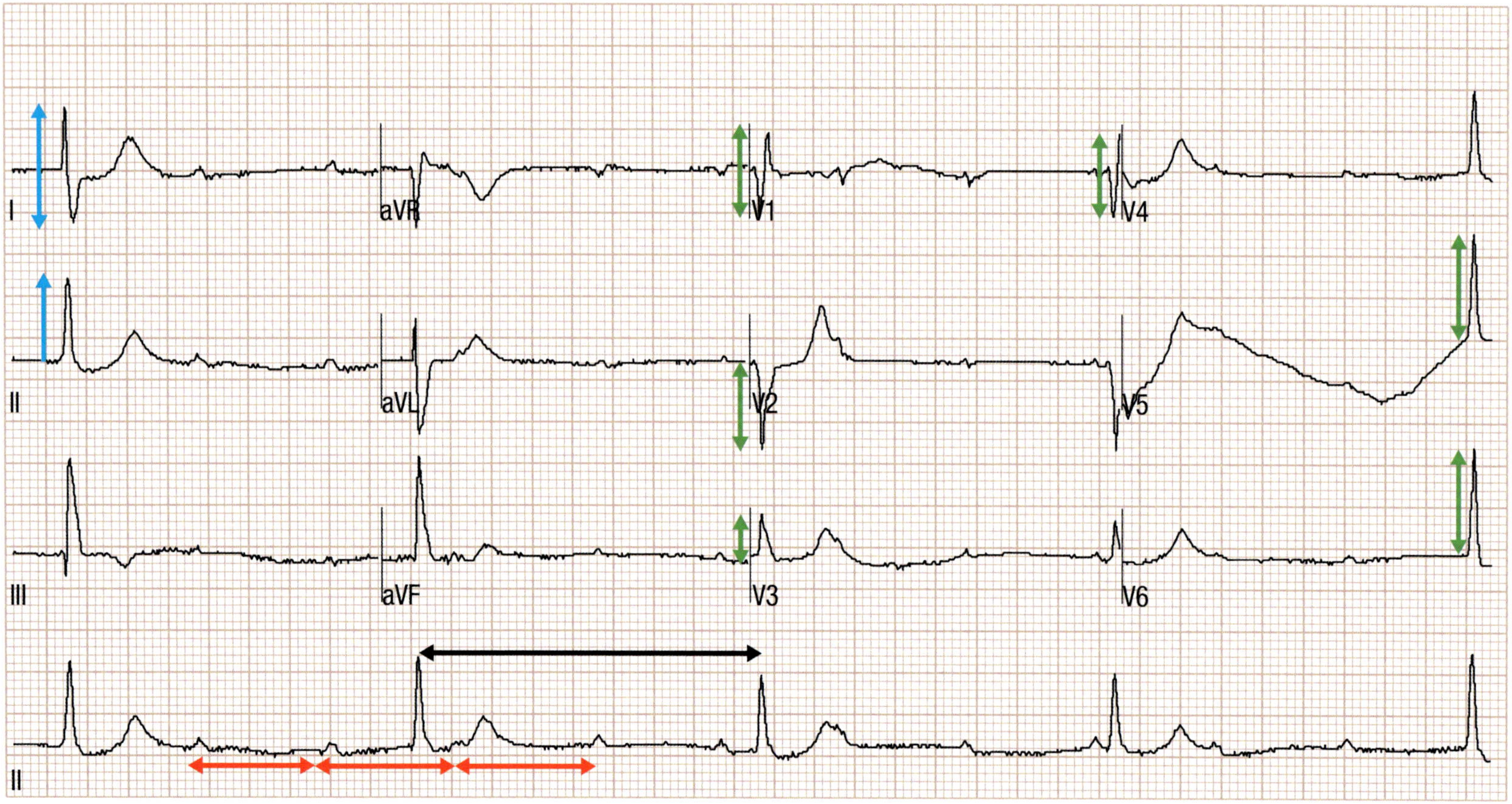

图 13　正常窦性心律，心房率 93 次/分，电轴正常，三度（完全性）房室传导阻滞伴交界区逸搏，心室率 22 次/分，R 波递增良好，无明显复极异常（完全性房室传导阻滞：P 波及 QRS 波各自规律出现，两者无关；图中 QRS 波较窄，提示其起源于房室交界区、希氏束以上水平）。

心电图练习 14(★★★)

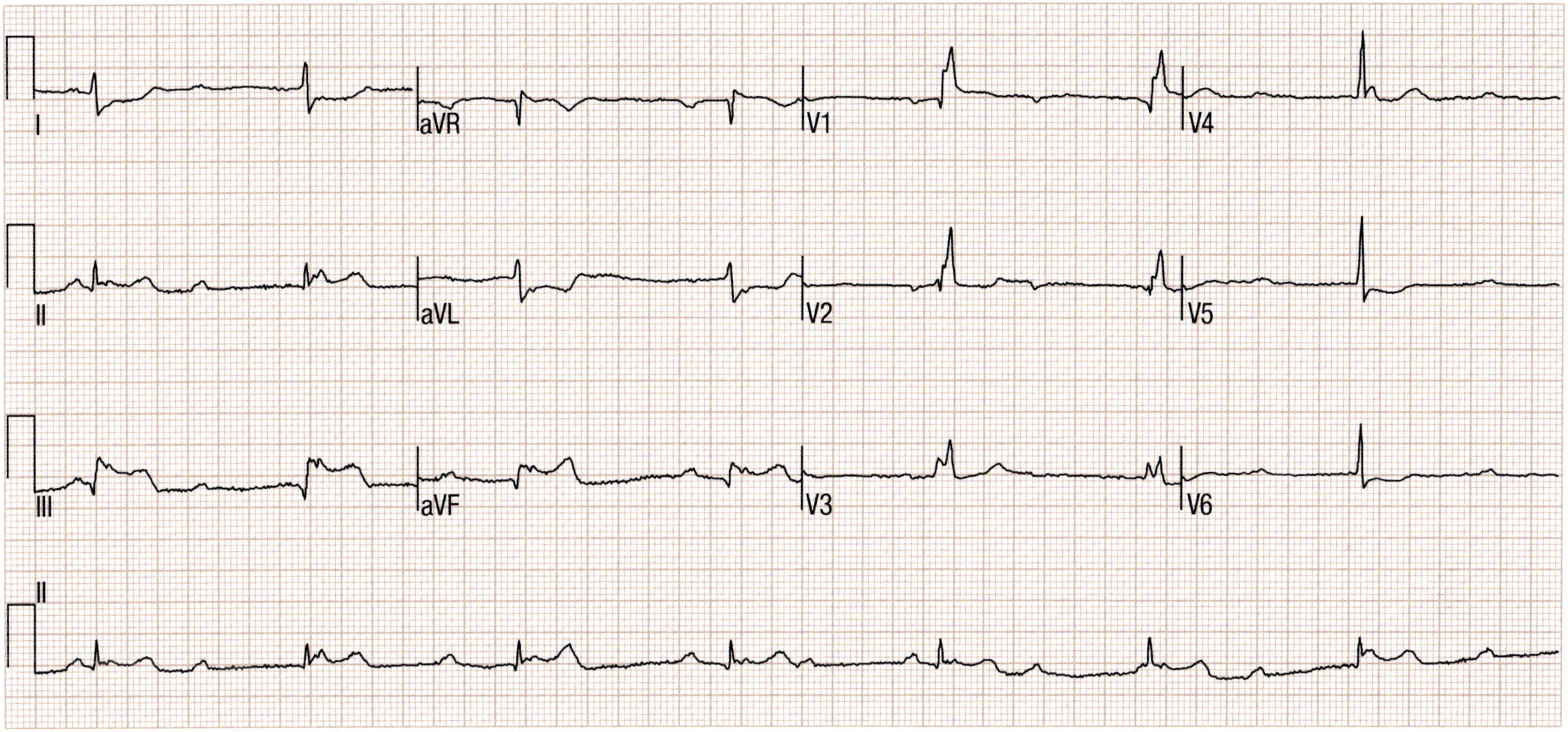

心电图练习 14 解析

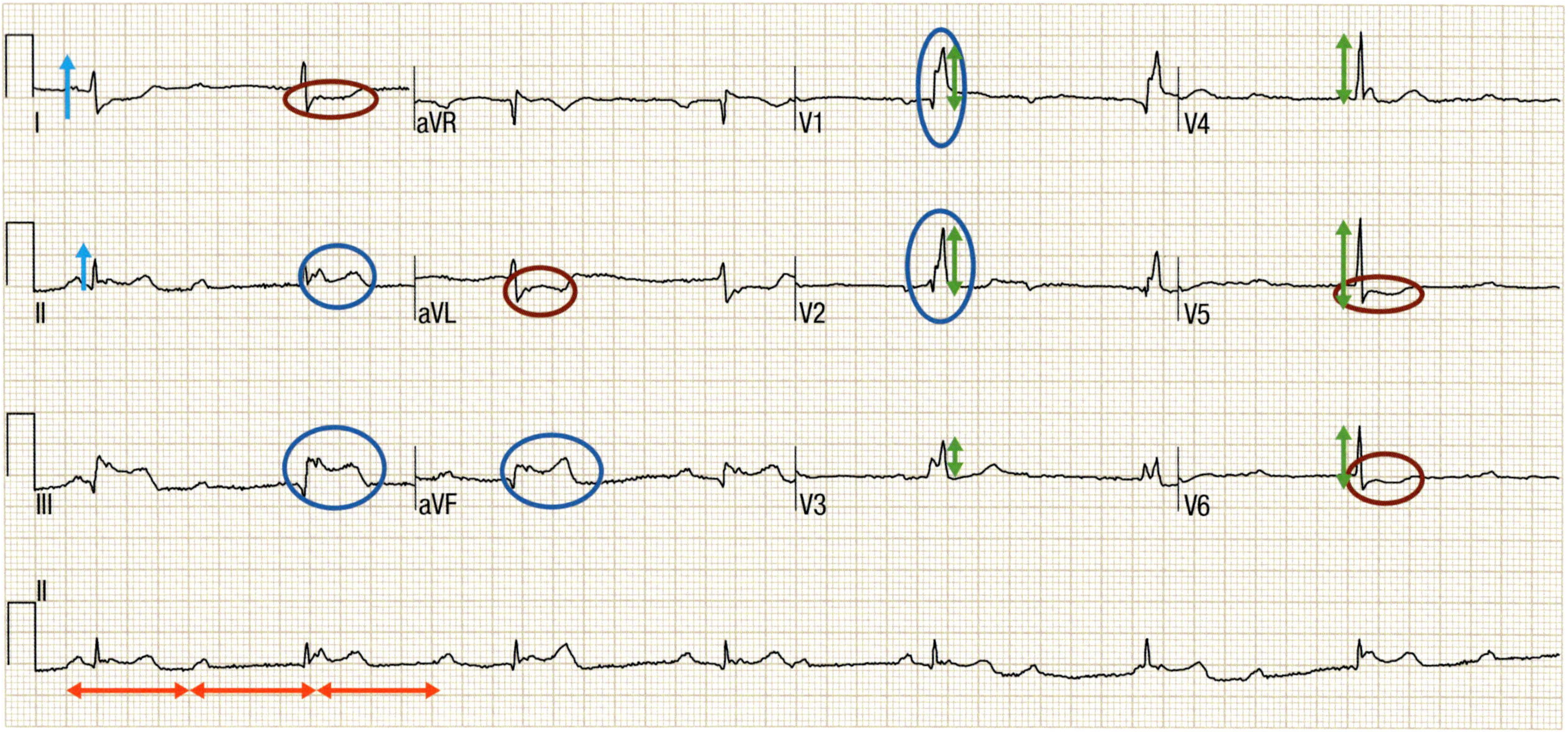

图 14　正常窦性心律，心房率 75 次/分，电轴正常；三度（完全性）房室传导阻滞伴交界区逸搏心律 48 次/分；R 波移行较早，伴 Ⅱ、Ⅲ、aVF 导联 ST 段抬高；R 波移行较早，Ⅰ、aVL、V5、V6 导联 ST 段压低符合镜像改变特点（当发生急性心肌梗死时，非梗死相关导联 ST 段压低好像“从远处观察心肌梗死”）。

心电图练习 15(★★)

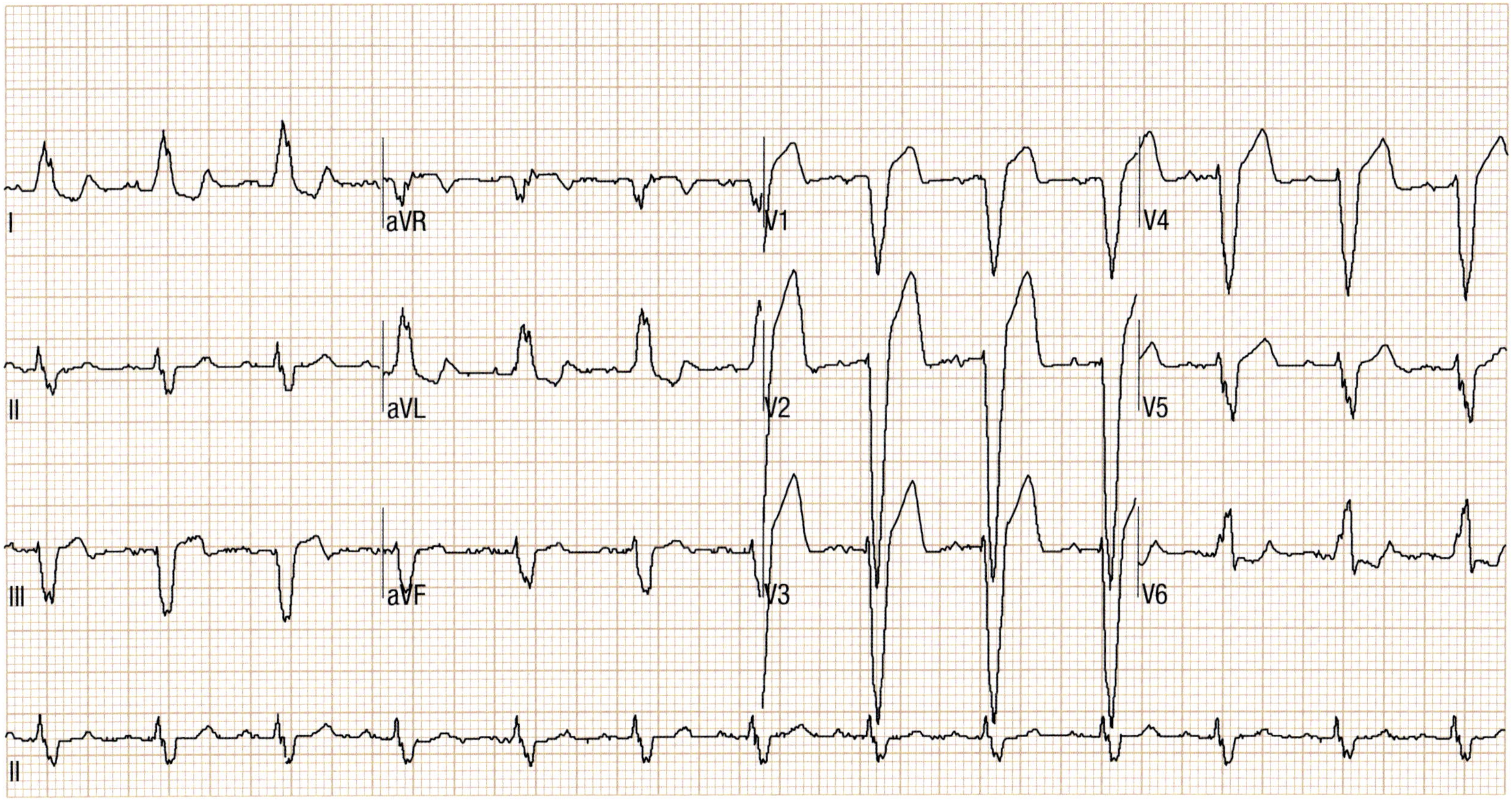

心电图练习 15 解析

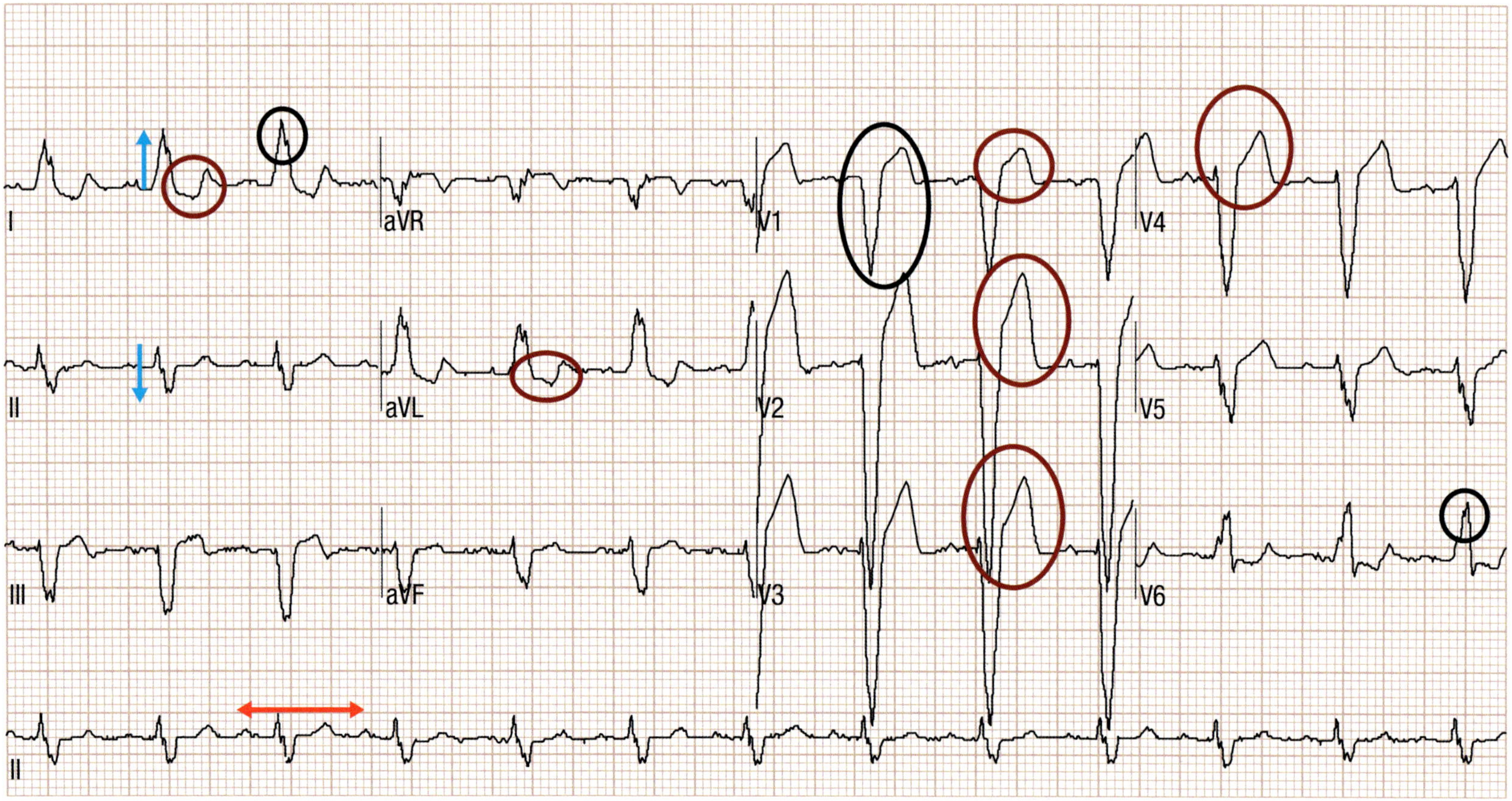

图 15　窦性心动过速，100 次/分，电轴左偏，LBBB（注意：QRS 波增宽，V1 导联 R 波消失，Ⅰ导及 V6 导联 QRS 波切迹，常称为“兔耳”征），伴继发性复极异常（LBBB 常伴非缺血性 ST 段抬高及 T 波倒置）。

心电图练习 16(★★★)

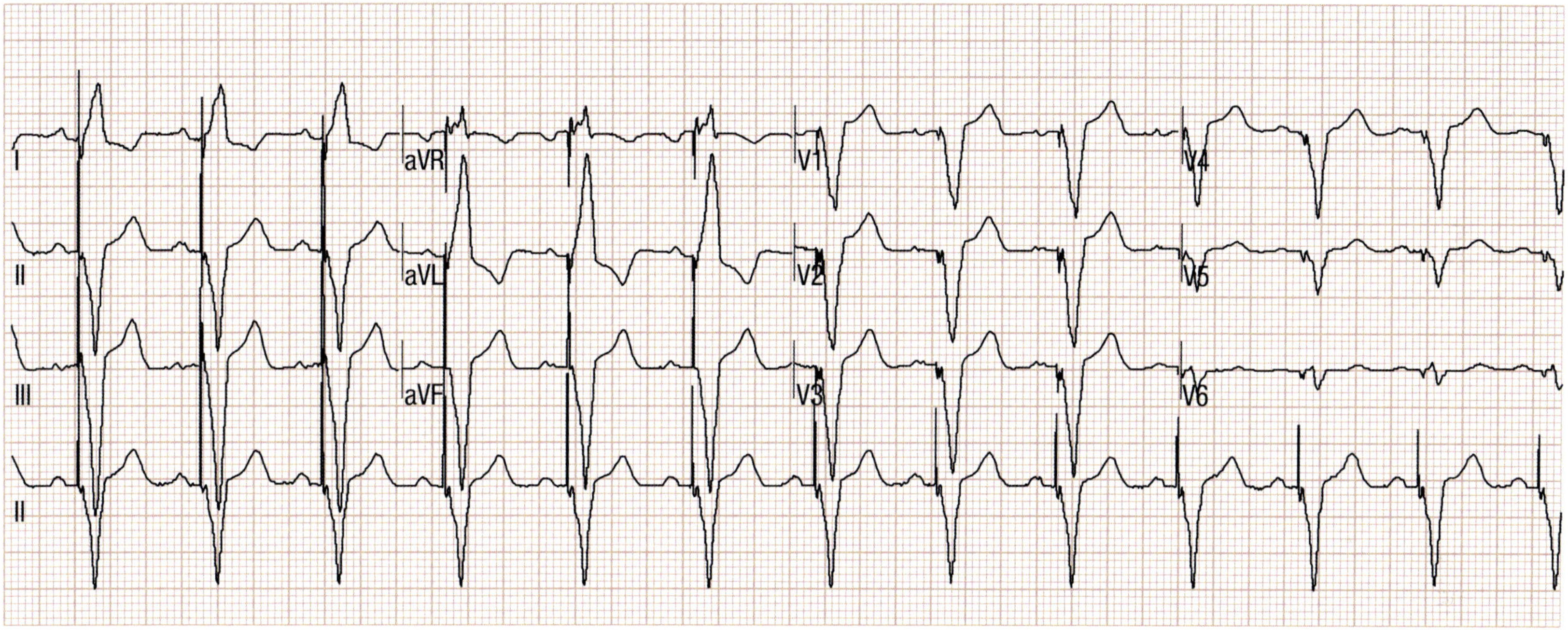

心电图练习 16 解析

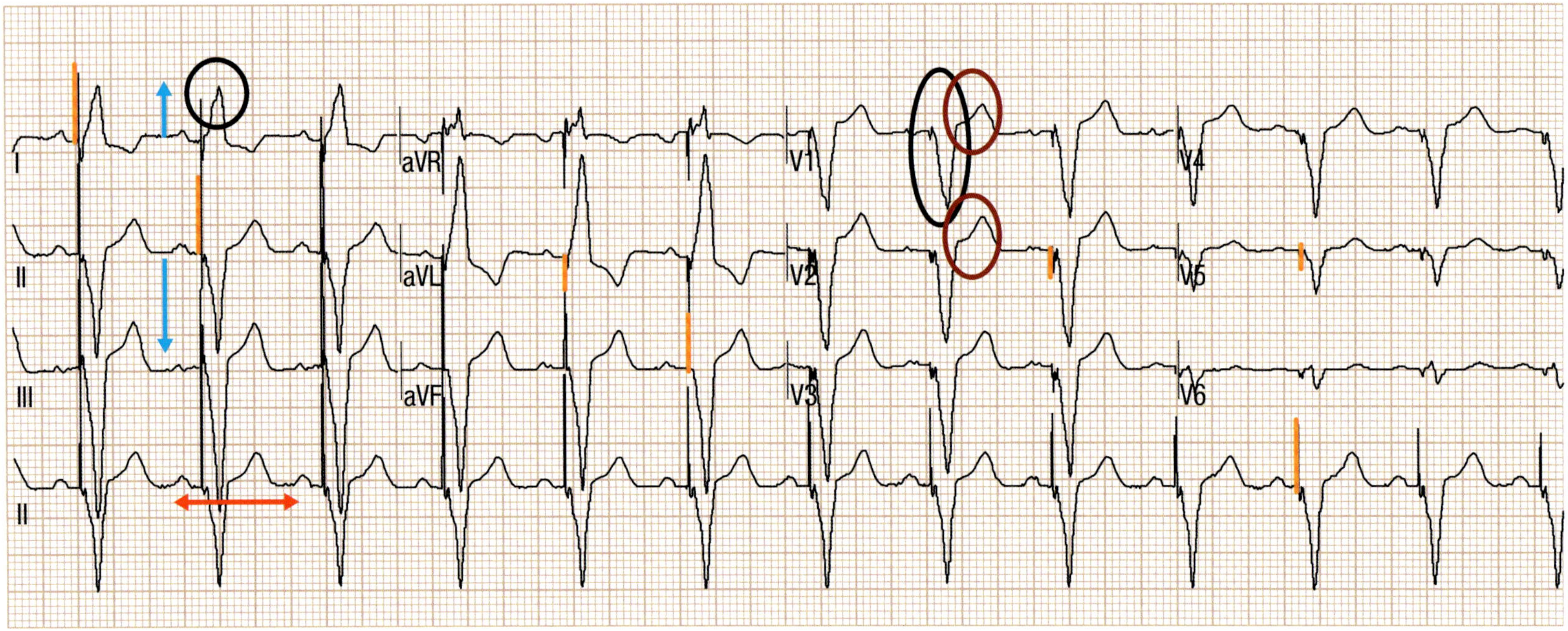

图 16 正常窦性心律，75 次/分，电轴左偏，伴 100%心房感知及心室起搏（注意：各 QRS 波前均有“棘样”起搏信号；起搏电极置于右心室心尖部，从而形成左束支传导阻滞样图形伴继发复极异常）。

心电图练习 17(★★)

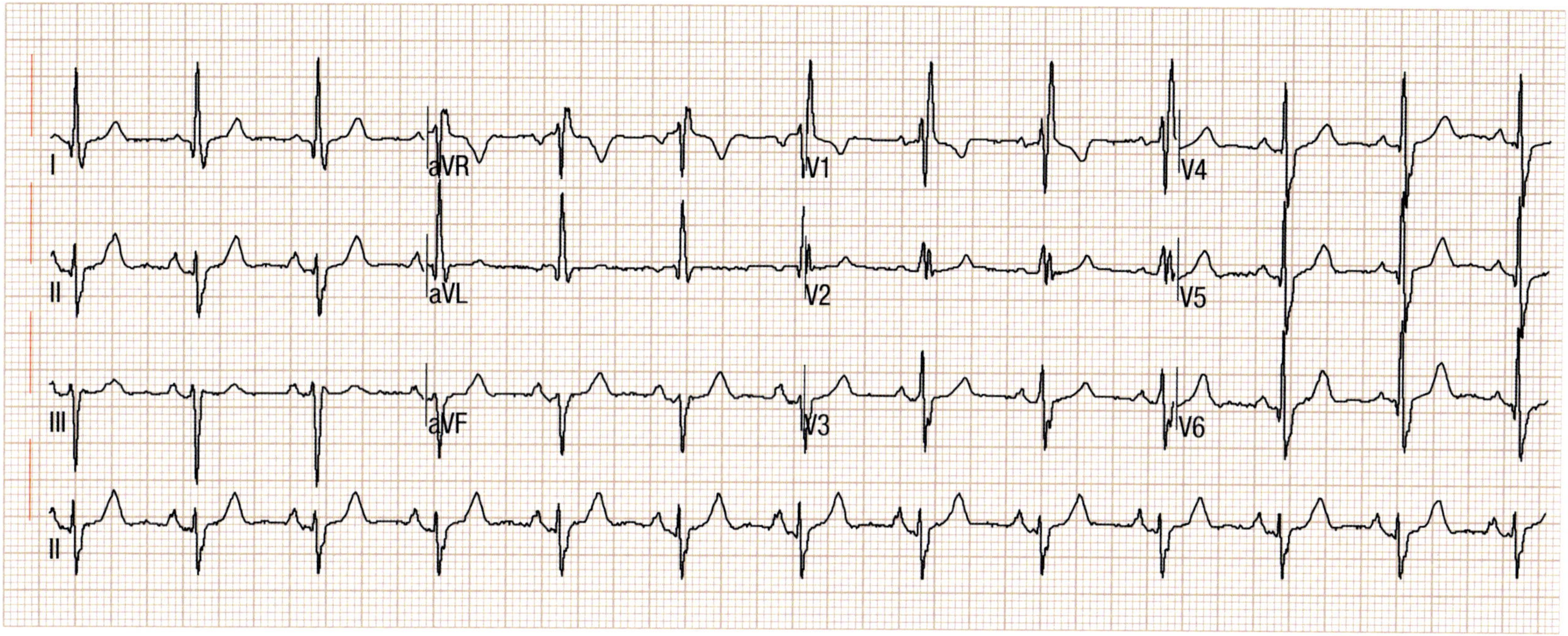

心电图练习 17 解析

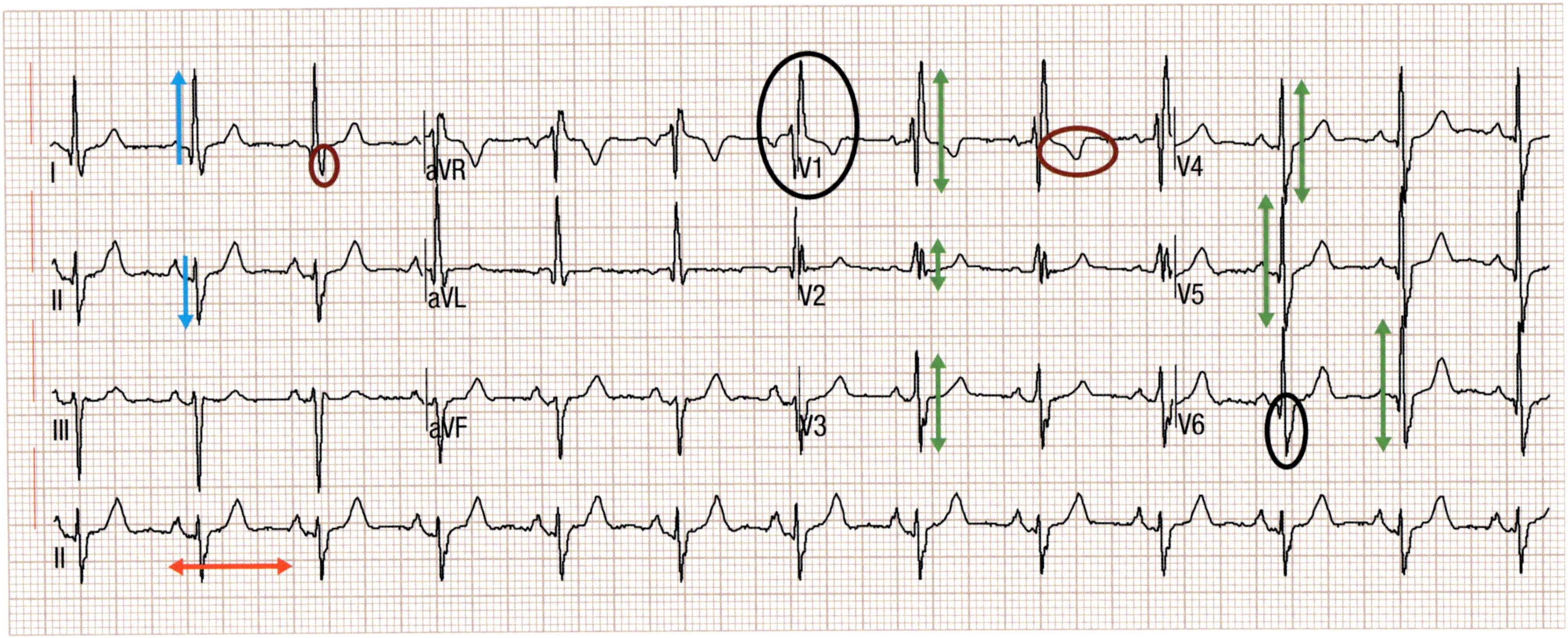

图 17 正常窦性心律，88 次/分，电轴左偏（QRS 波形态符合左前分支传导阻滞），右束支传导阻滞（V1 导联呈 rSR'型，Ⅰ和 V6 导联 S 波终末部分加深；胸前导联 R 波移行受异常除极影响），伴继发性复极异常。

心电图练习 18(★★★)

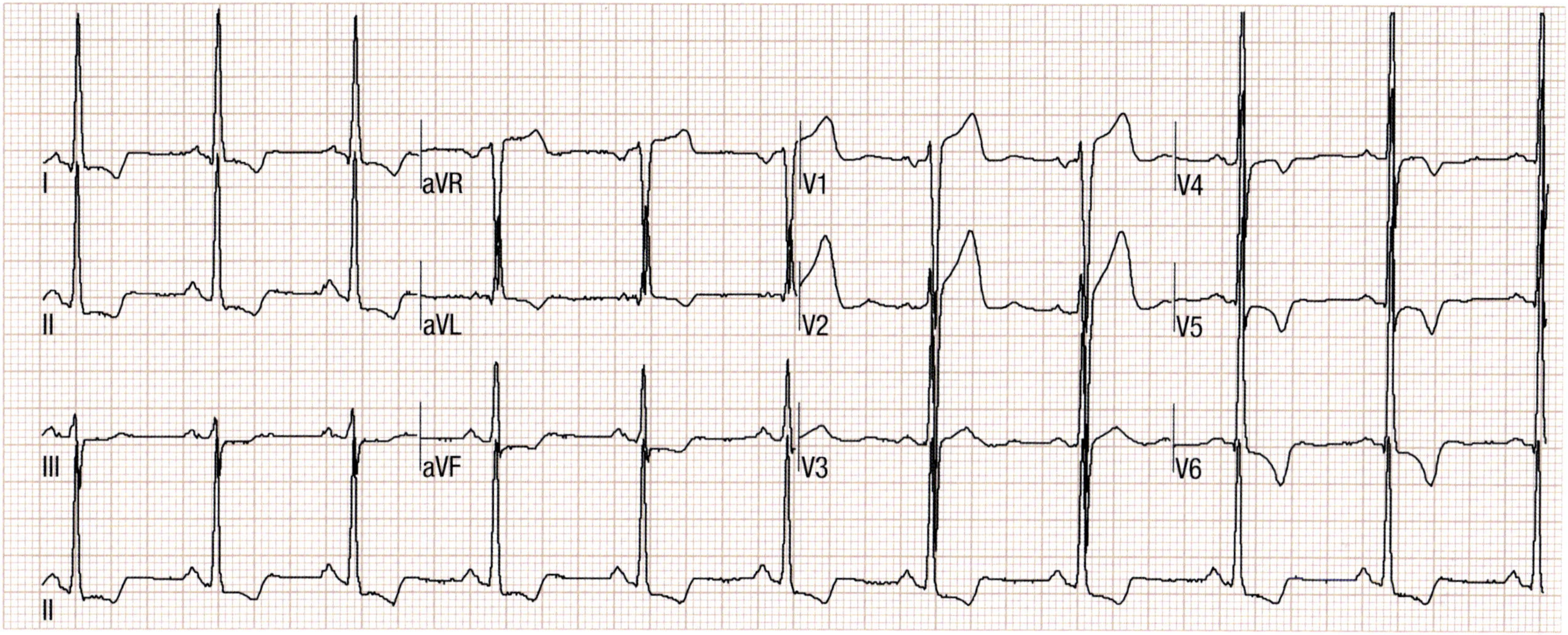

心电图练习 18 解析

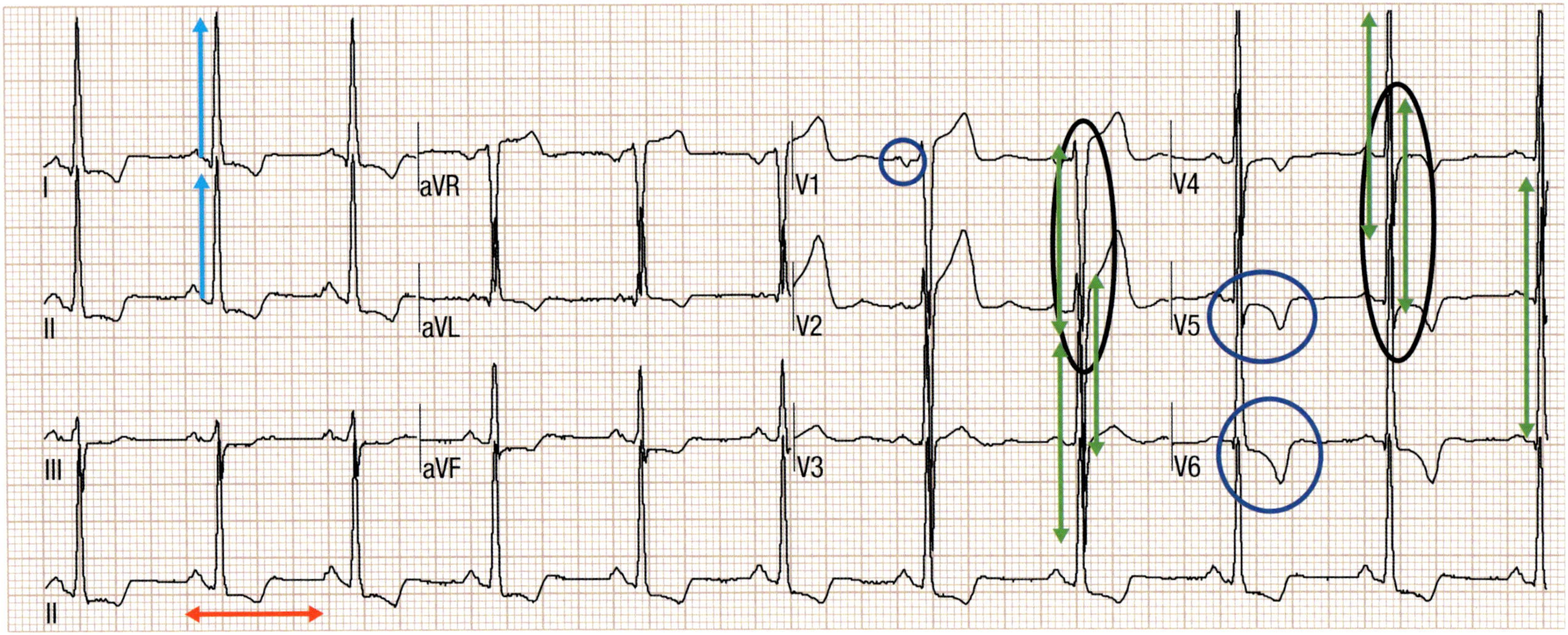

图 18 正常窦性心律，68 次/分，电轴正常，左心房增大，间期正常，R 波递增良好，左心室肥大符合电压和复极标准。

心电图练习 19(★★)

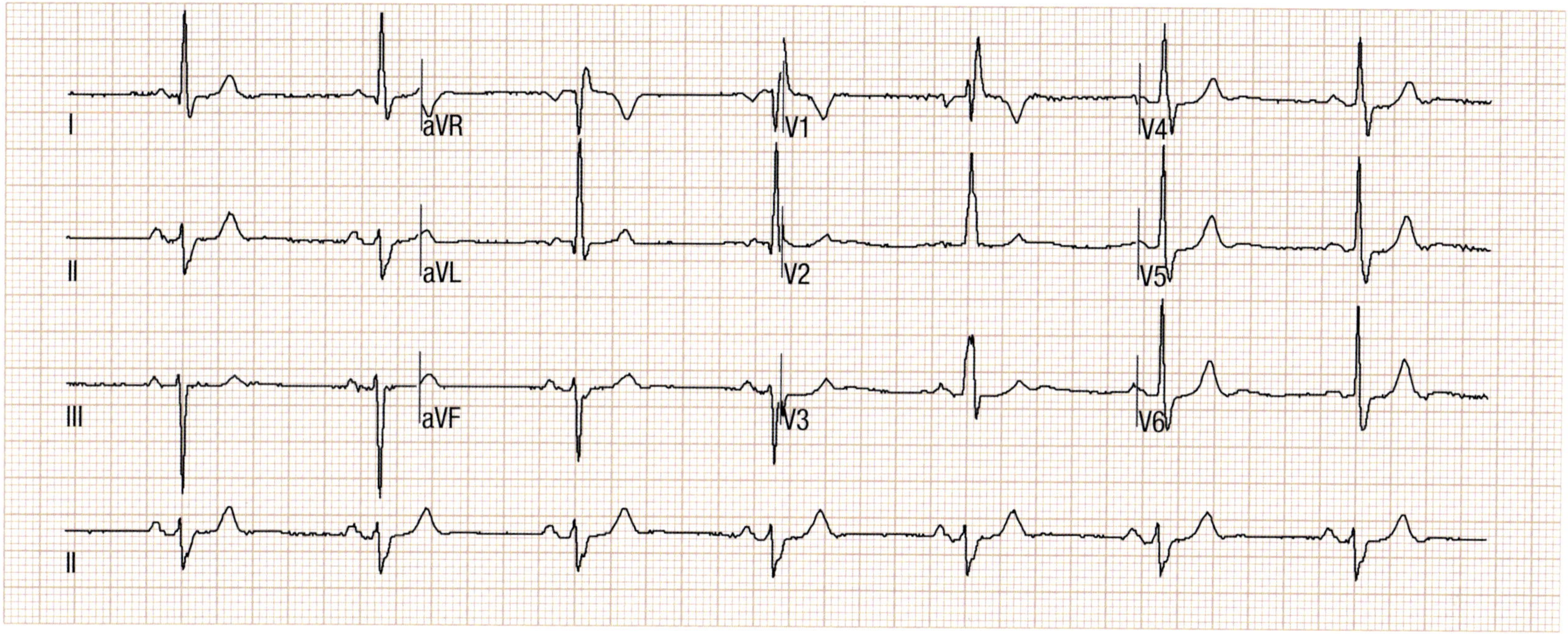

心电图练习 19 解析

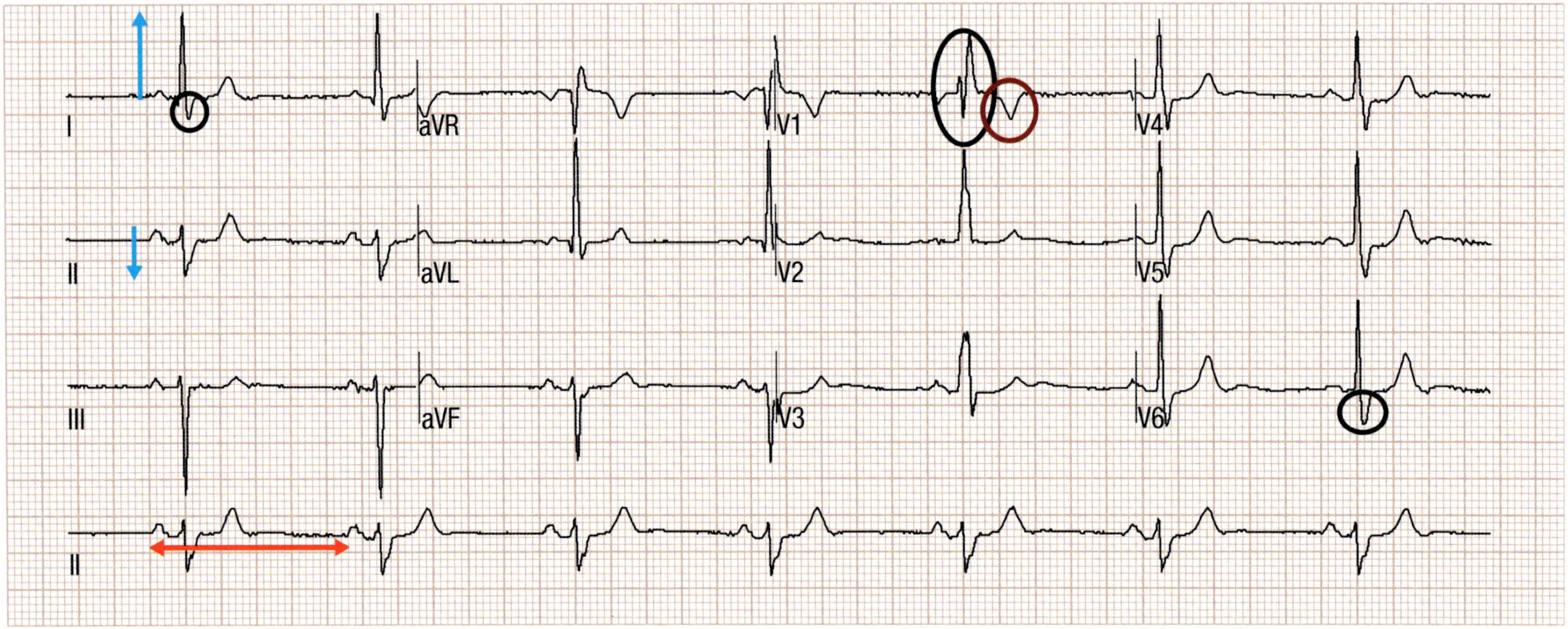

图 19　窦性心动过缓，53 次/分，电轴左偏（左前分支传导阻滞），右束支传导阻滞（V1 导联呈 rSR'型，Ⅰ导联及 V6 导联 S 波终末部分加深）伴继发性复极异常。

心电图练习 20（★★★）

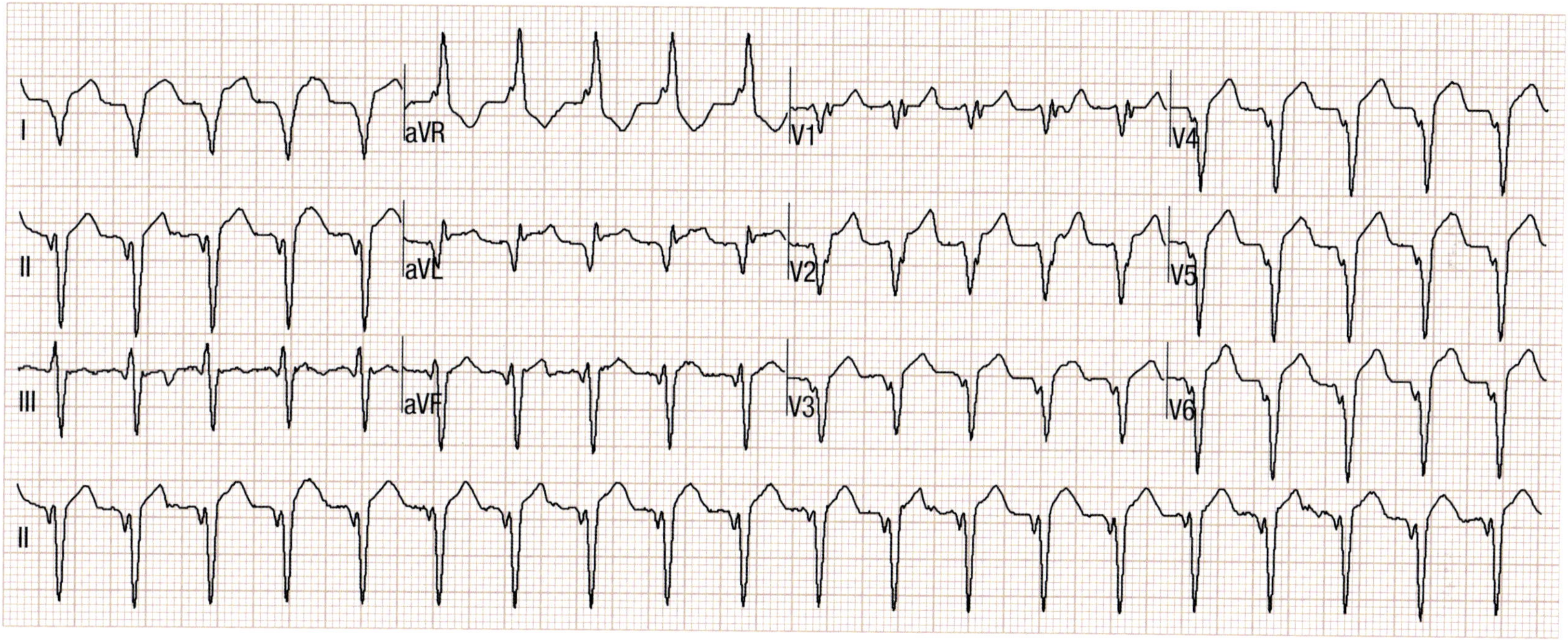

心电图练习 20 解析

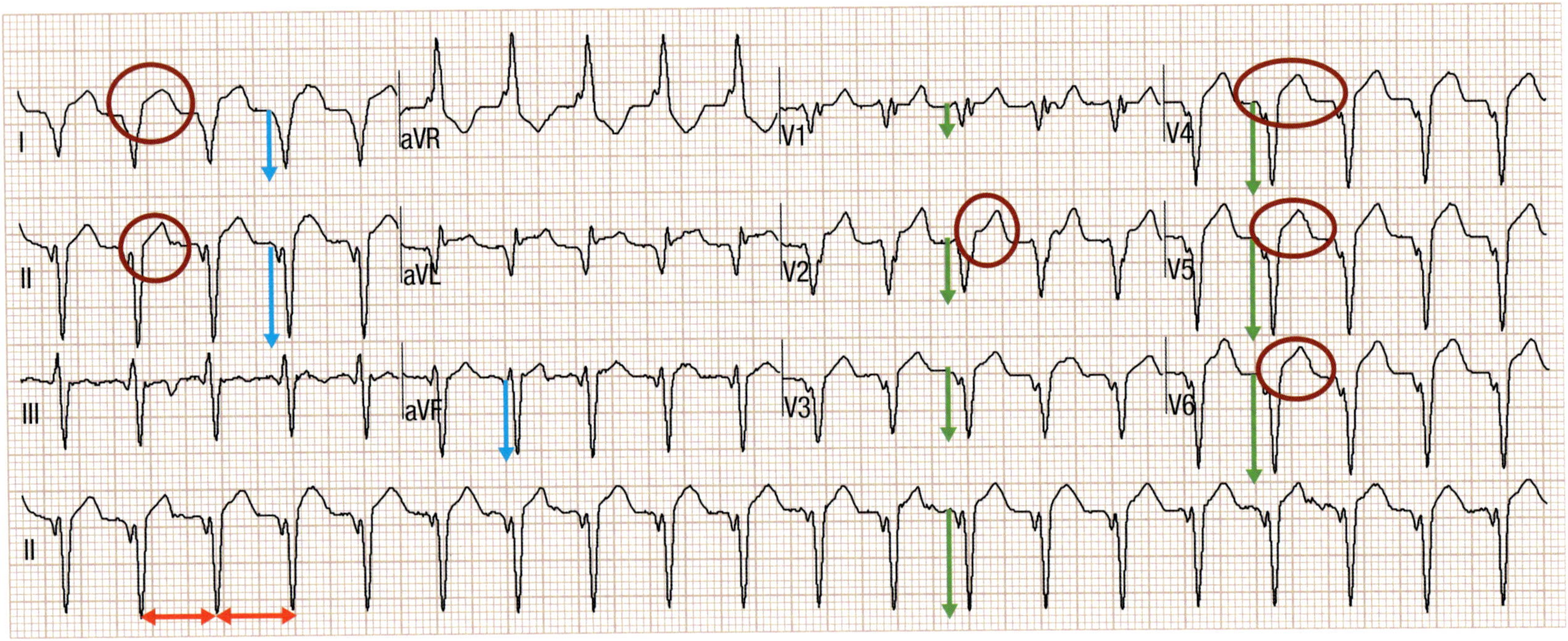

图 20　室性心动过速，150 次/分（图中无法识别 P 波，QRS 波时限>120ms，胸前导联 QRS 波主波负向一致性），不确定电轴（QRS 波在 Ⅰ、Ⅱ 和 aVF 导联呈负向提示电轴指向左上象限，心动过速起源于心室并向上、向左传导）；图中可见 V1~V6 导联 QRS 波主波方向均向下，即负向一致性，通常在室性心动过速中可见。

心电图练习 21(★★)

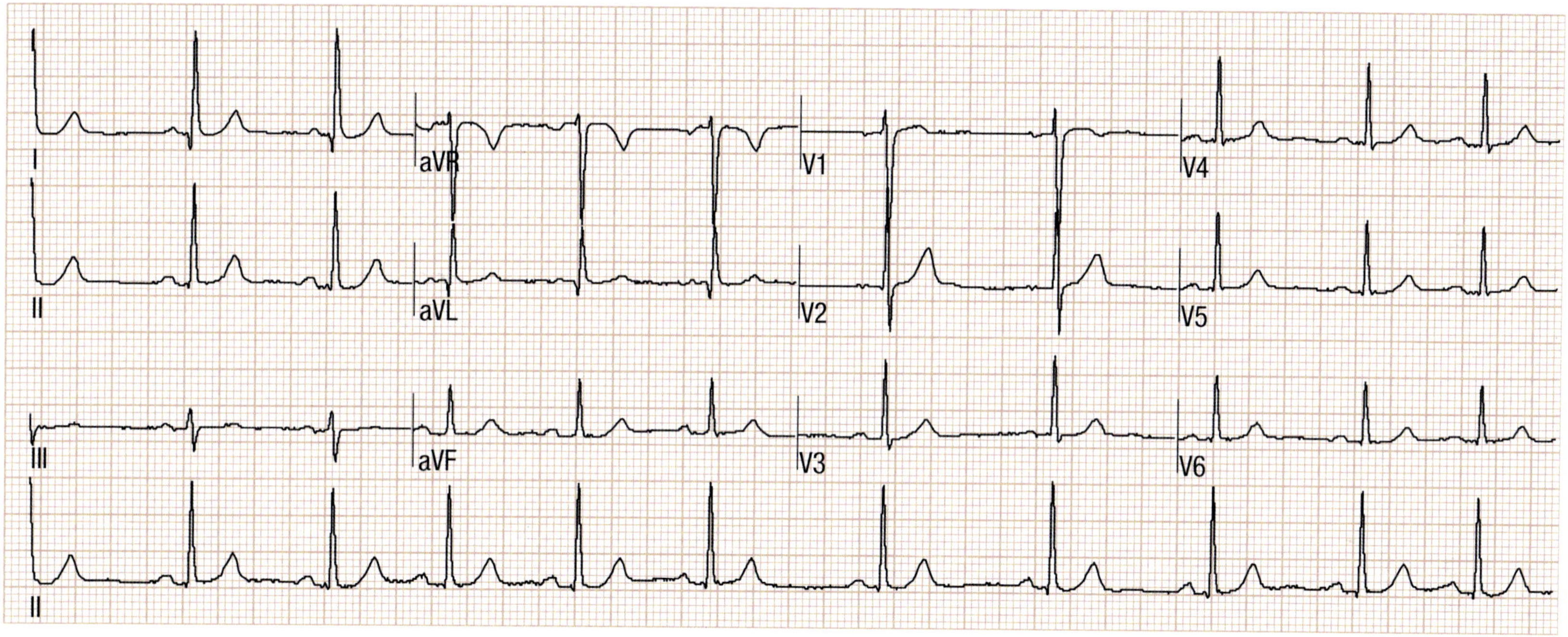

心电图练习 21 解析

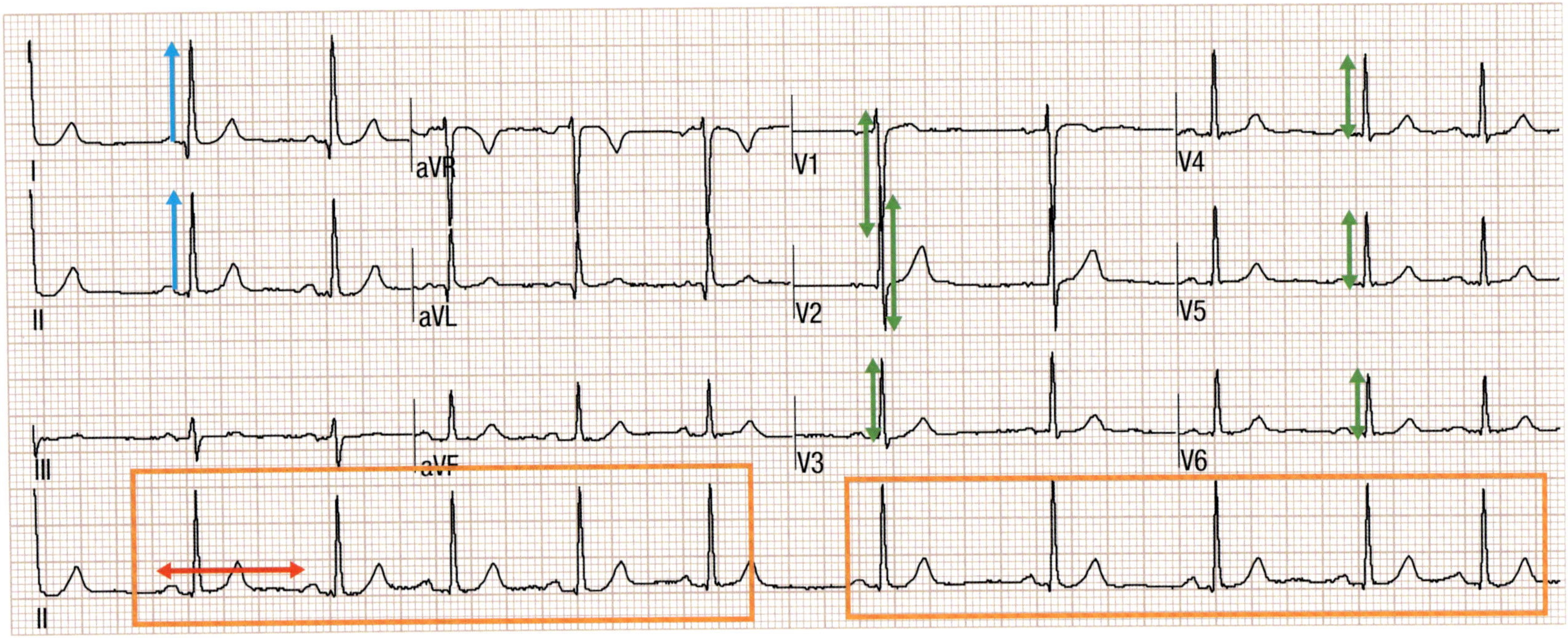

图 21　窦性心律失常，66 次/分（RR 间期周期变化与呼吸周期相对应）、电轴正常、间期正常、R 波移行较早，无明显复极异常。

心电图练习 22(★★)

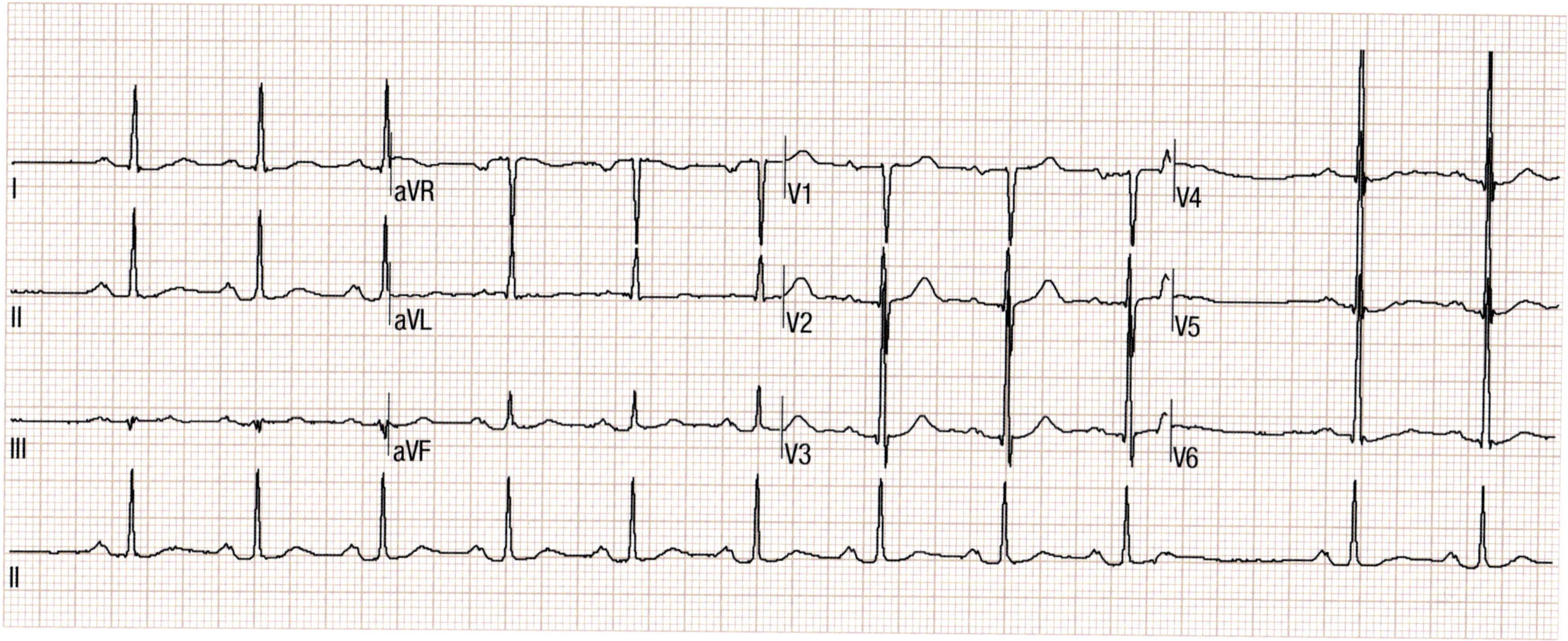

心电图练习 22 解析

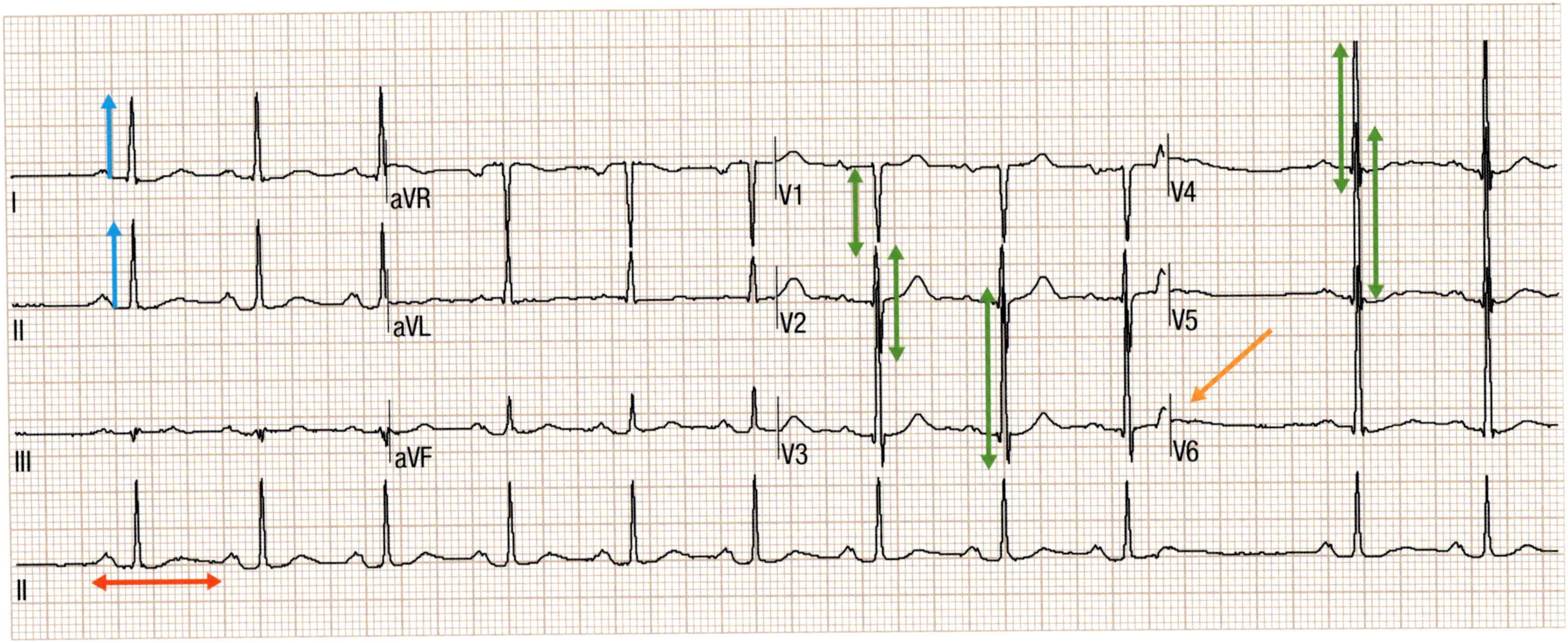

图 22 正常窦性心律，90 次/分，伴房性期前收缩未下传（T 波起始有轻微切迹，提示房性期前收缩。由于房性期前收缩很早，激动到达时房室结仍处于不应期，房性期前收缩不会产生 QRS 波）。电轴正常，左心房扩大，间期正常，R 波递增良好，无明显复极异常。

心电图练习 23(★)

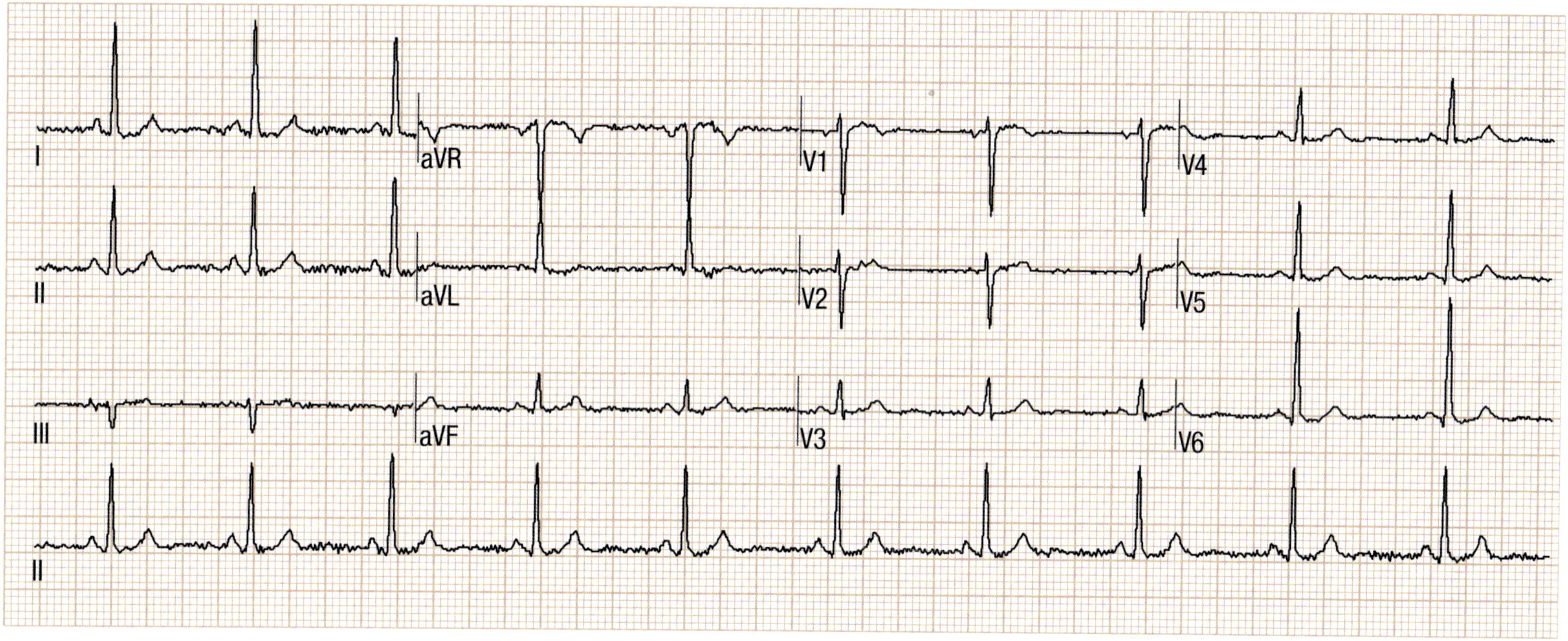

心电图练习 23 解析

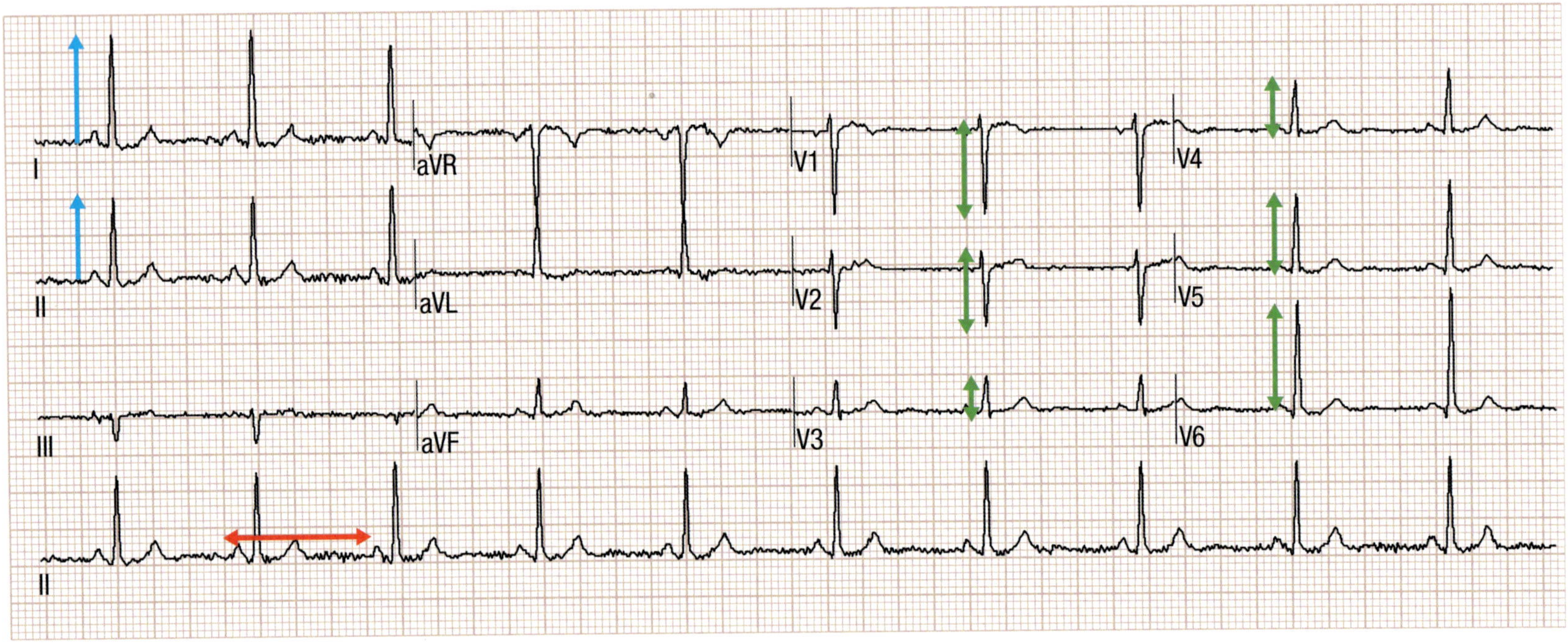

图 23 正常窦性心律，68 次/分，电轴正常，间期正常，R 波递增良好，无明显复极异常。

心电图练习 24(★★)

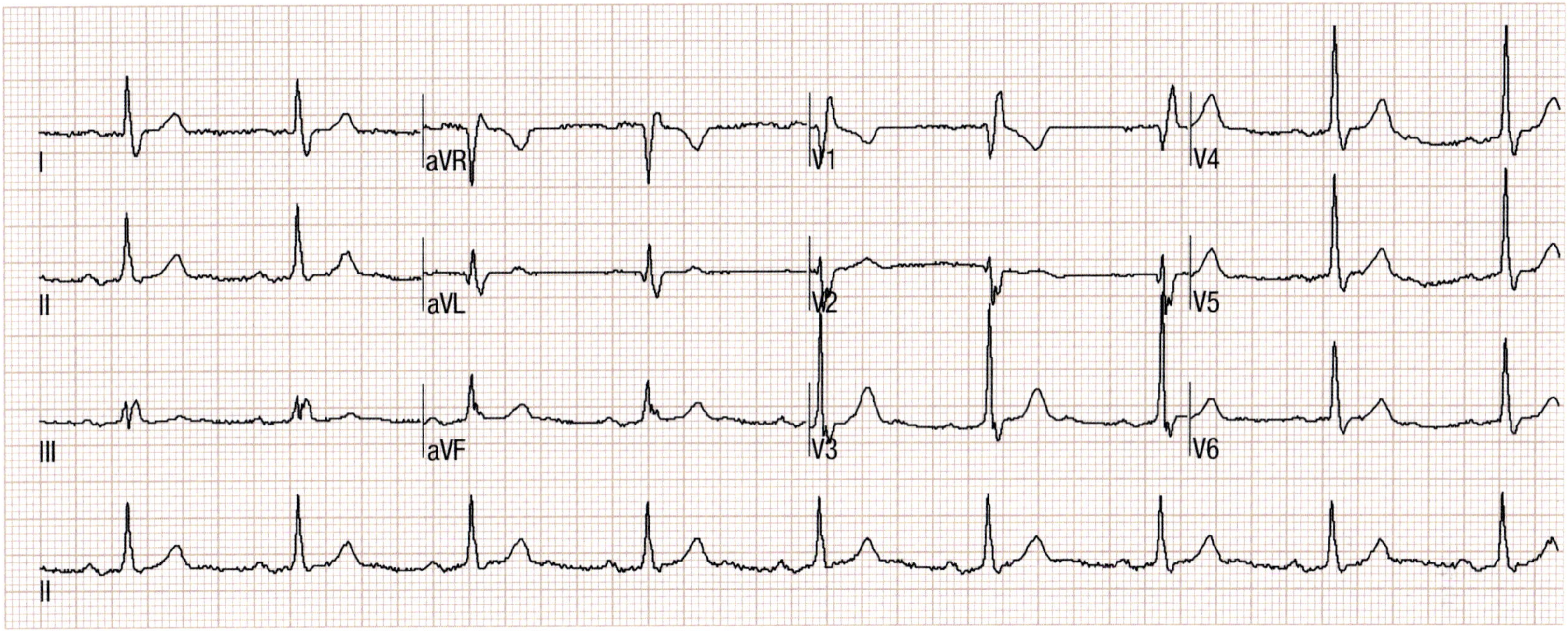

心电图练习 24 解析

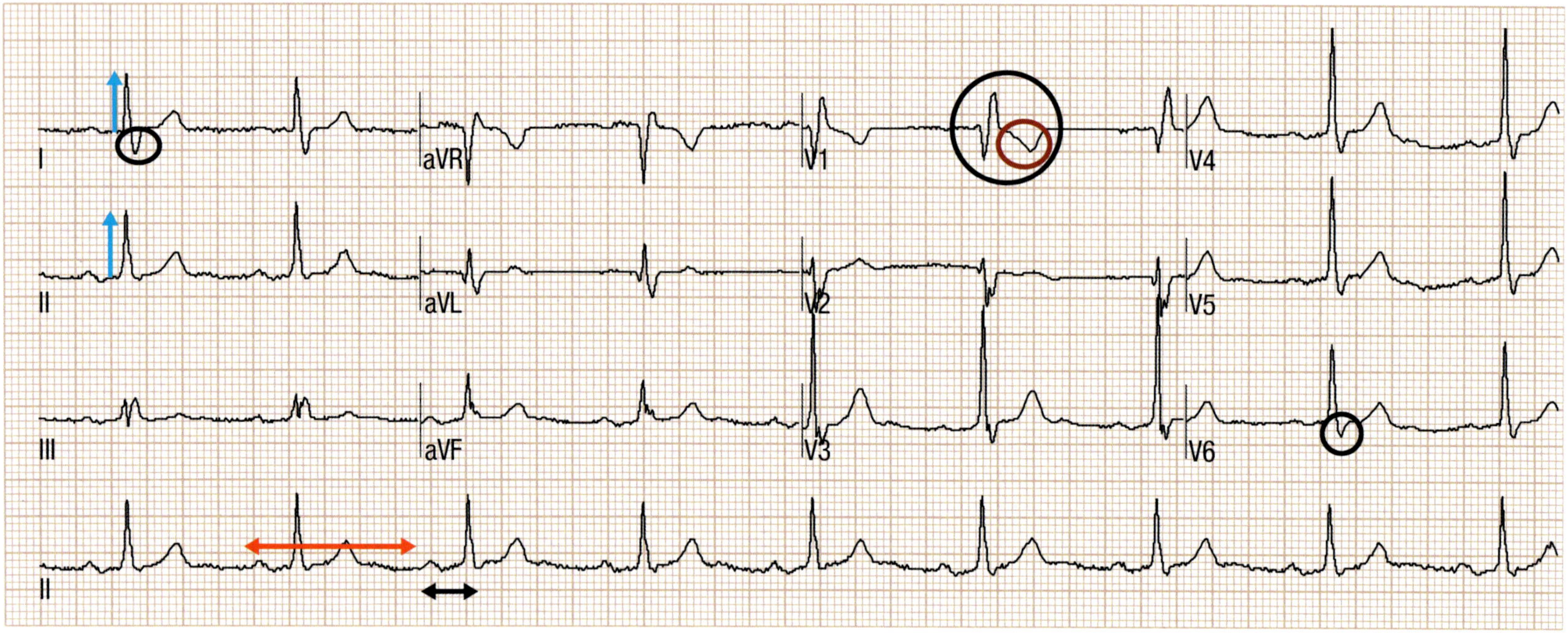

图 24　正常窦性心律，62 次/分，电轴正常，一度房室传导阻滞（PR 间期约 210ms），右束支传导阻滞（异常去极影响 R 波递增）伴继发性复极异常。

心电图练习 25(★)

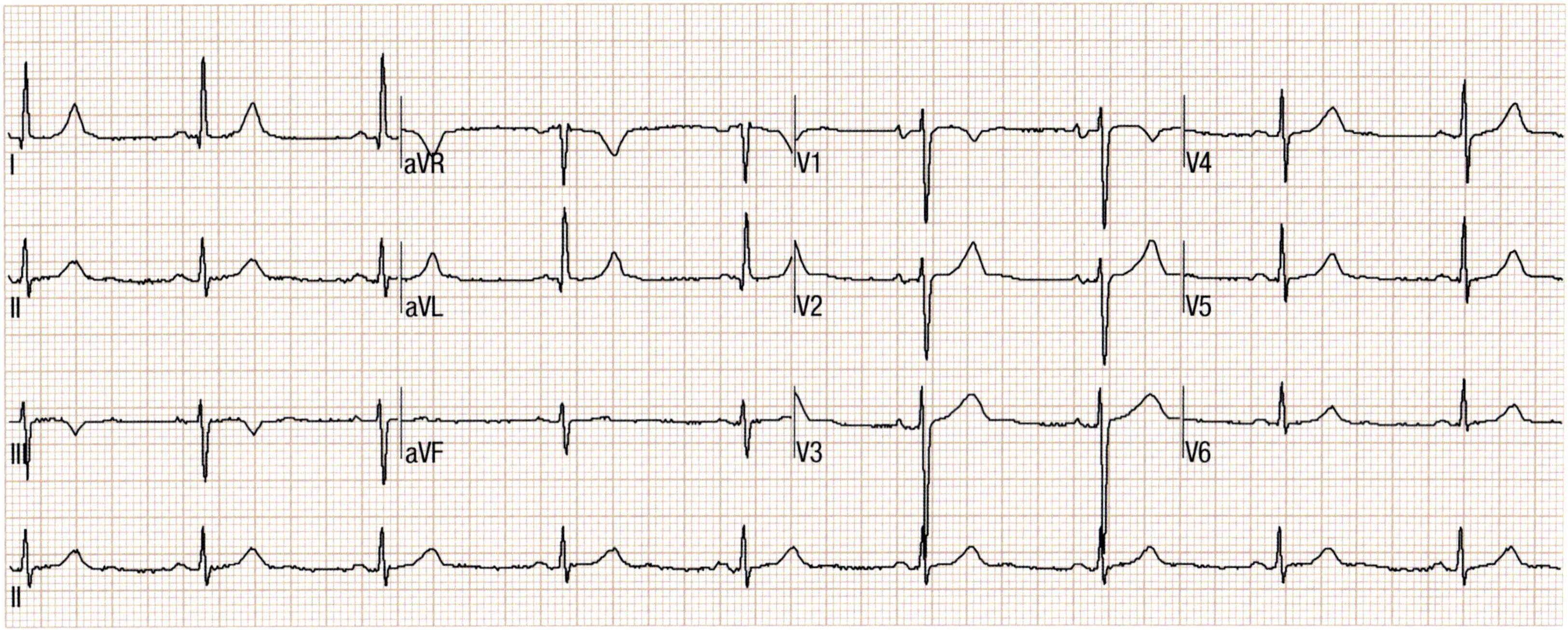

心电图练习 25 解析

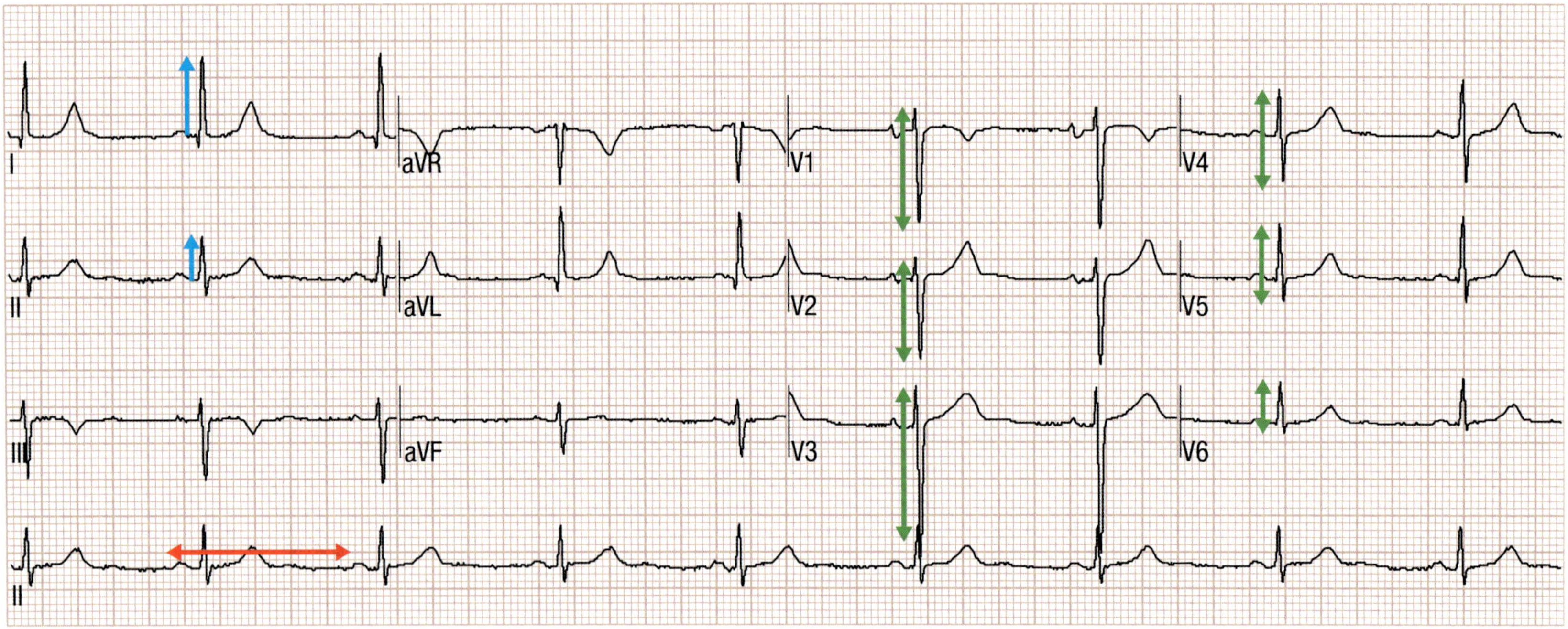

图 25 正常窦性心律，60 次/分，电轴正常，间期正常，R 波递增良好，无明显复极异常。

心电图练习 26(★)

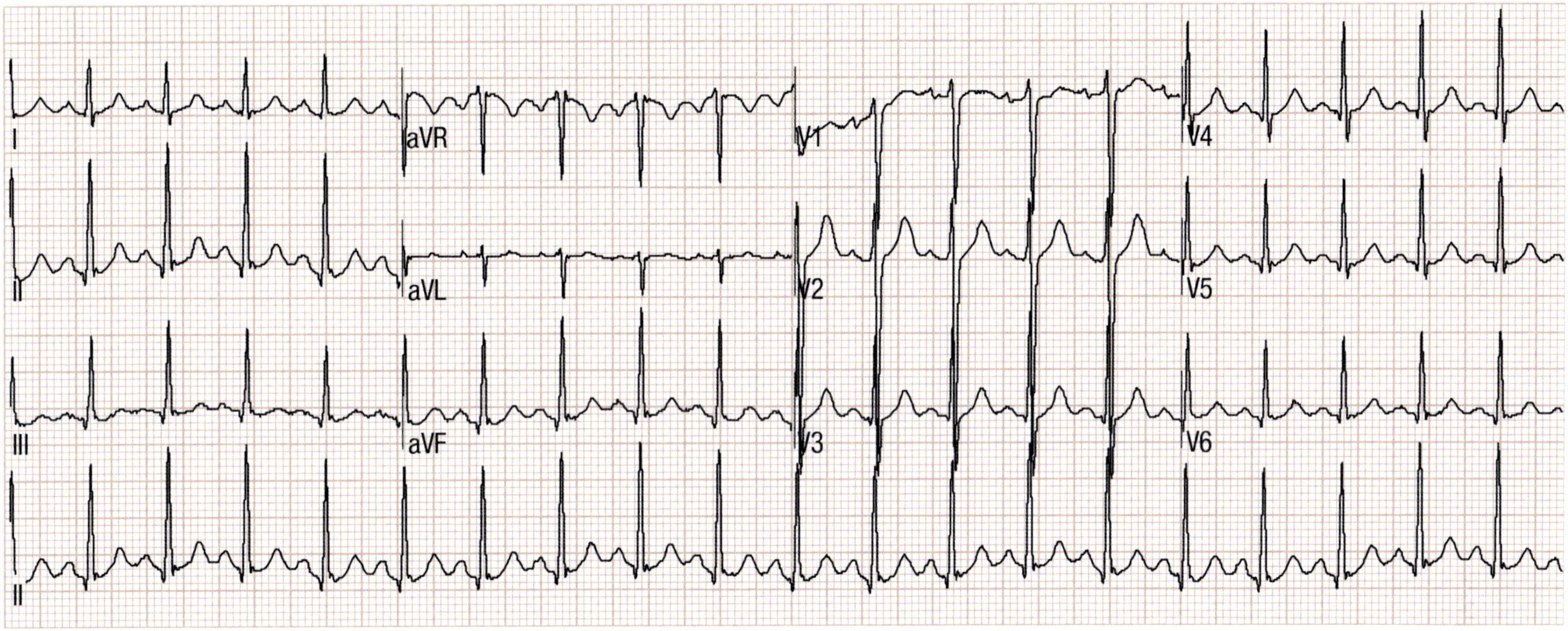

心电图练习 26 解析

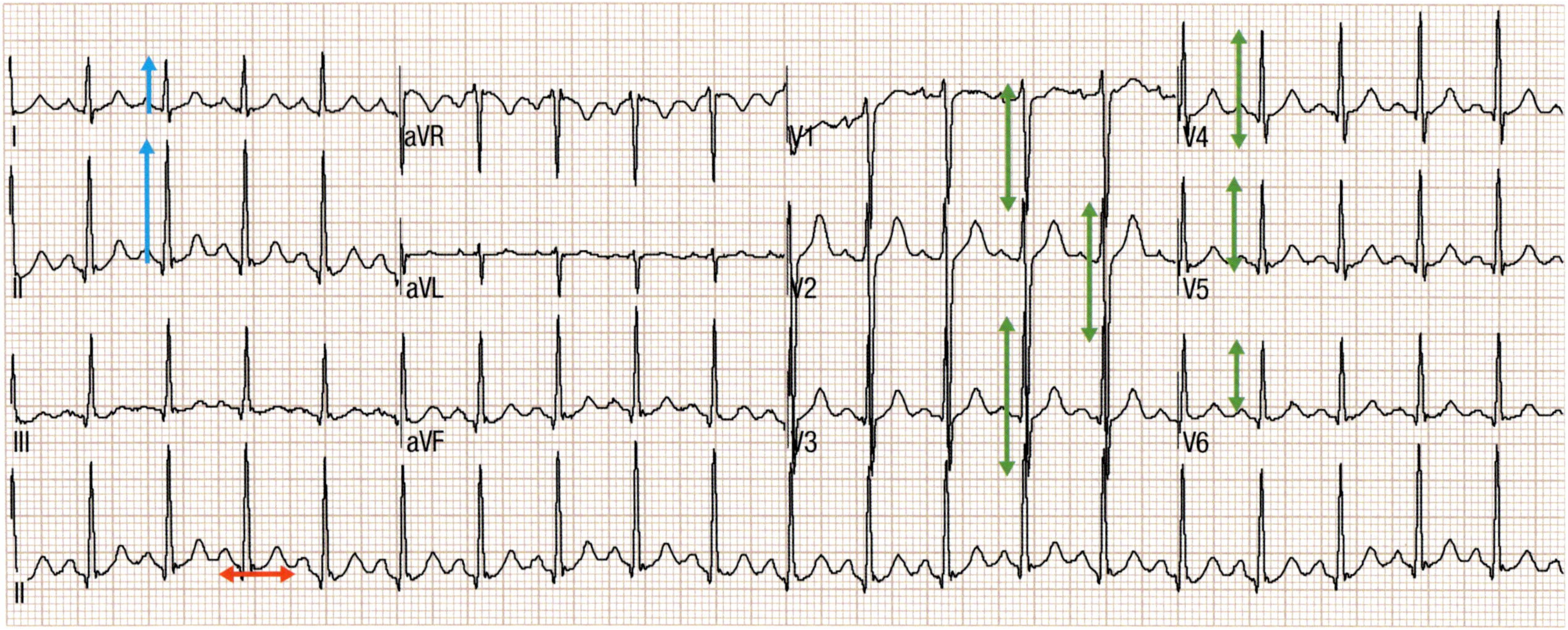

图 26　窦性心动过速，125 次/分，电轴正常，间期正常，R 波递增良好，无明显复极异常。

心电图练习 27（★★）

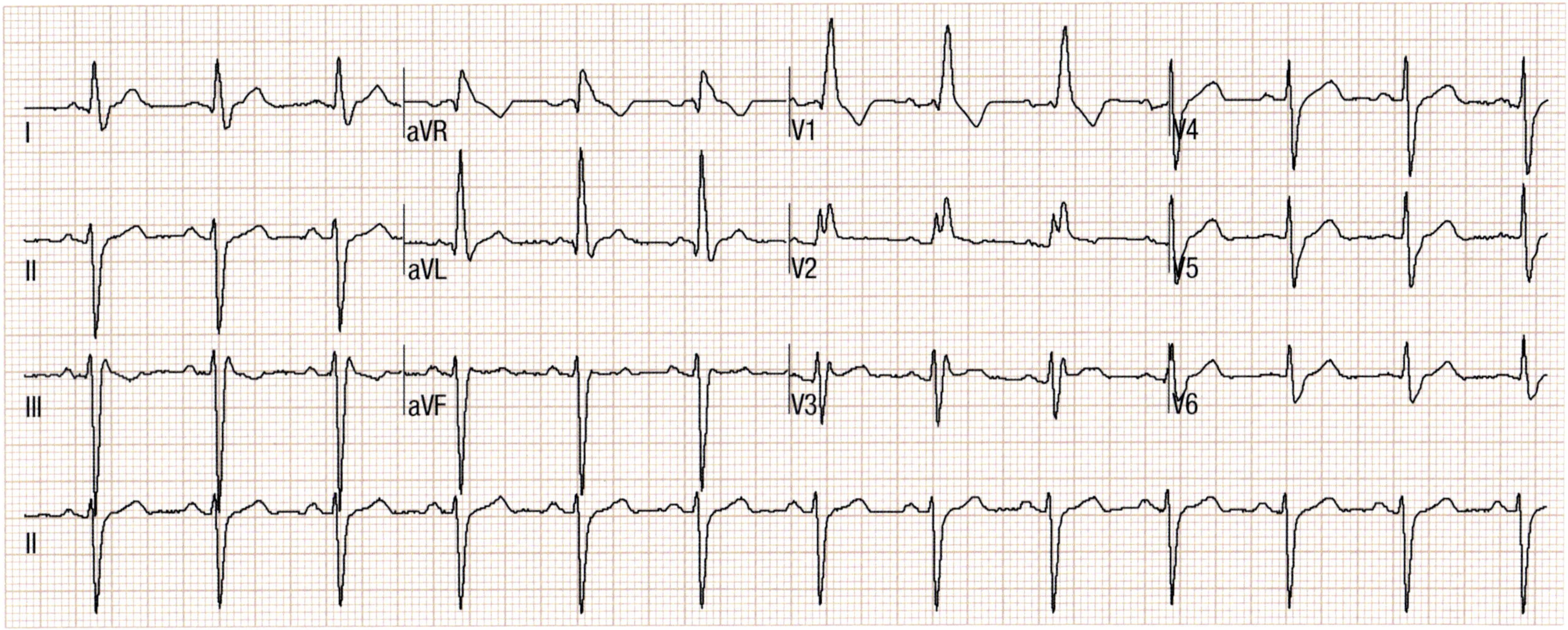

心电图练习 27 解析

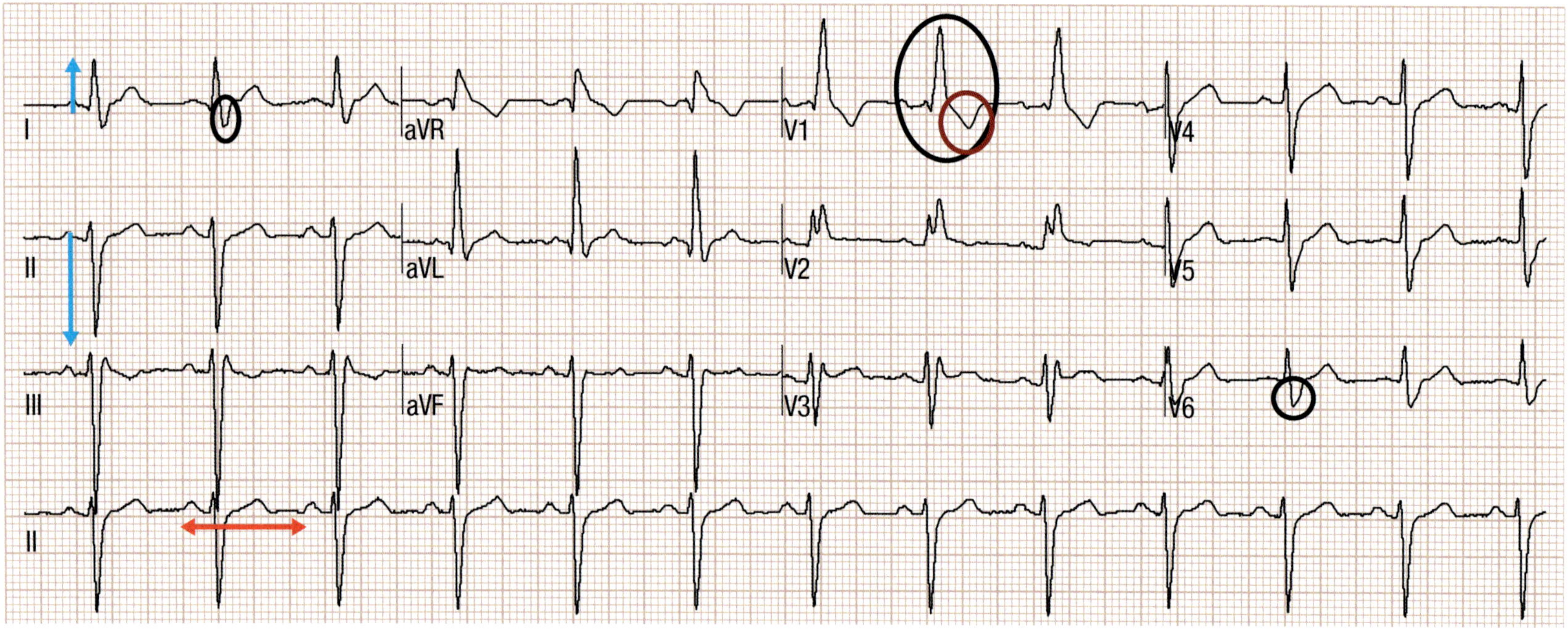

图 27 正常窦性心律，83 次/分，电轴左偏，右束支传导阻滞伴继发性复极异常（V1 导联呈 rSR’型，Ⅰ 和 aVL 导联出现深 S 波；心室去极化异常导致复极化异常，因此，V1 导联出现 T 波倒置，有时其他导联也可出现 T 波倒置），电轴极度左偏常见于左前分支传导阻滞。

心电图练习 28(★)

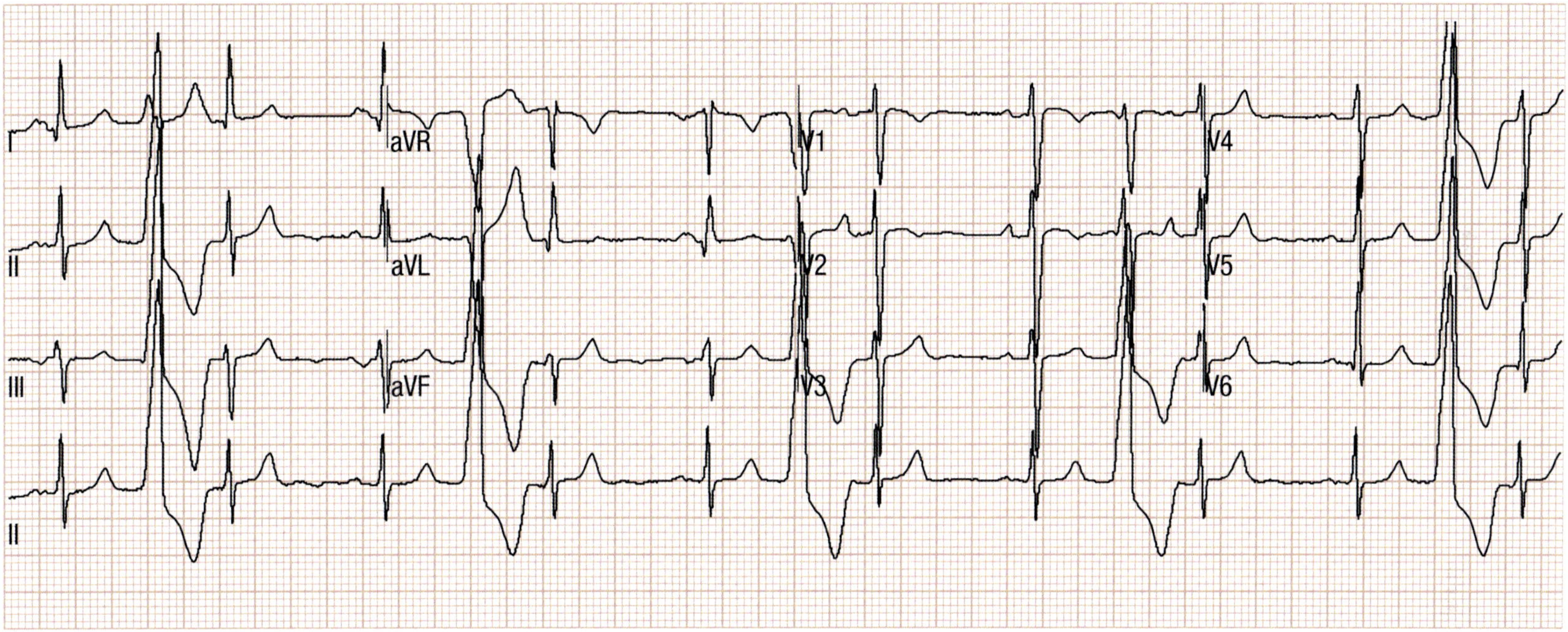

心电图练习 28 解析

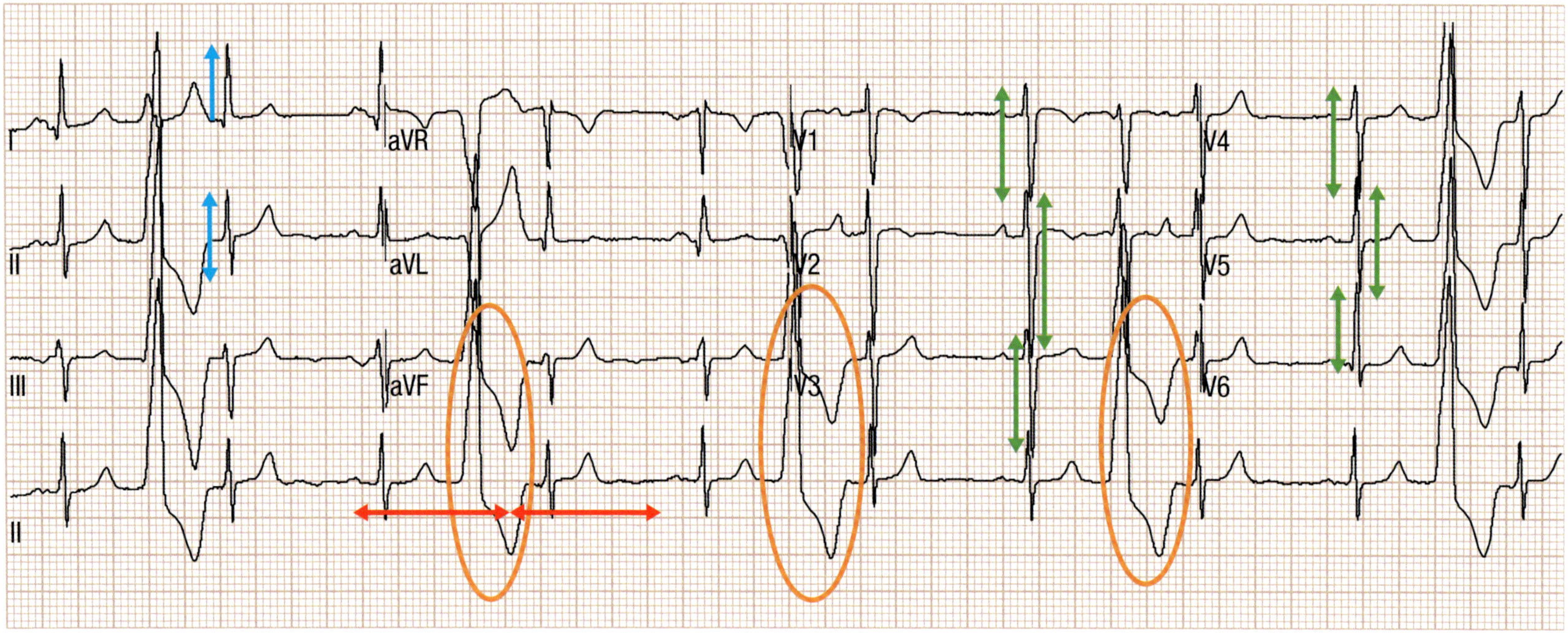

图 28　正常窦性心律，68 次/分，伴间位性室性期前收缩三联律，电轴 −30°，间期正常，R 波移行较晚，无明显复极异常。间位性室性期前收缩不会阻断下一个 P 波的 AV 传导，因此，无代偿间期。

心电图练习 29(★★)

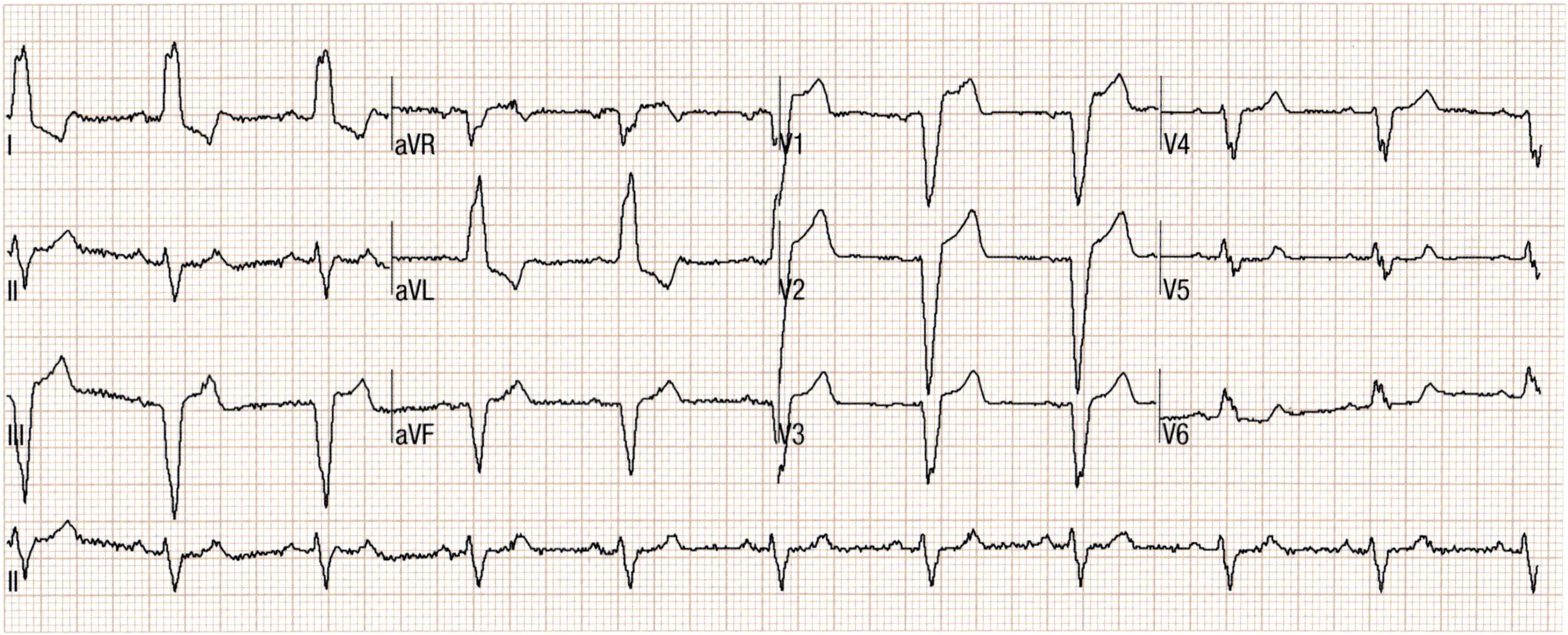

心电图练习 29 解析

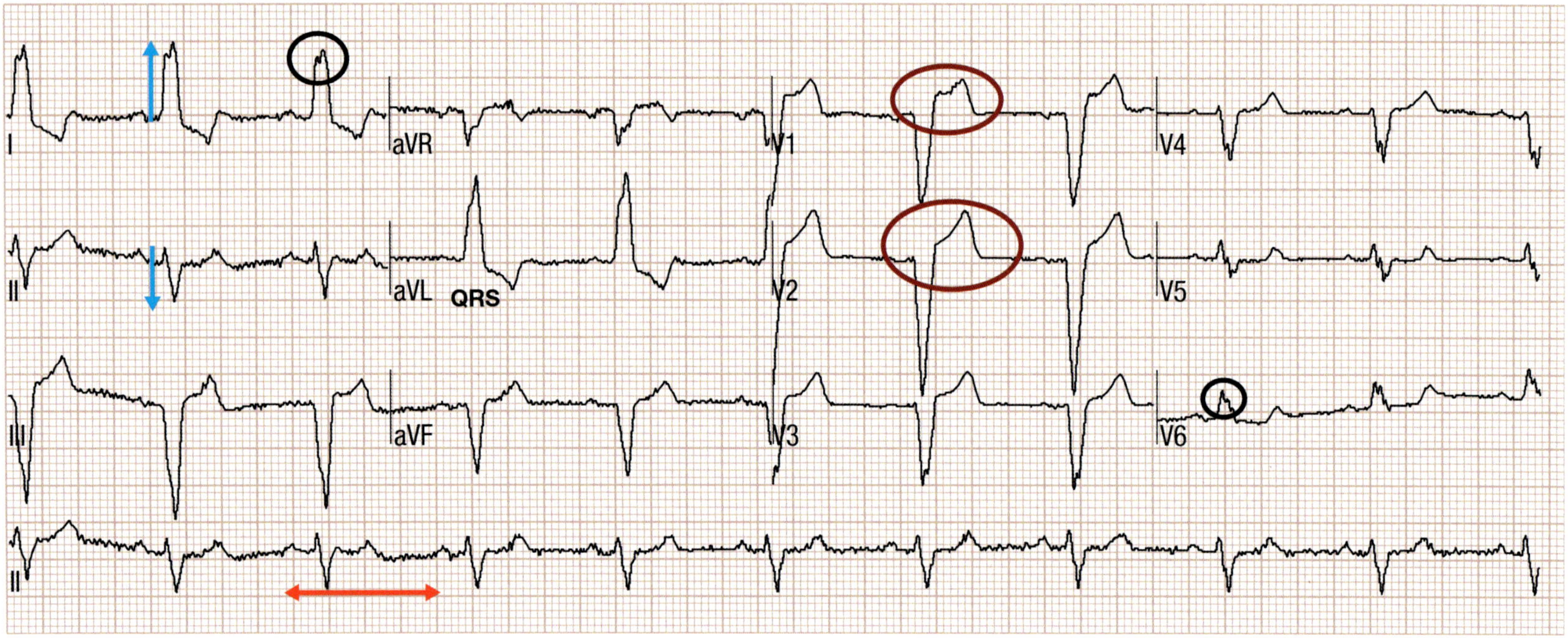

图 29 正常窦性心律，71 次/分，电轴左偏，LBBB（QRS 波时限>120ms 伴 I 和 V6 导联 QRS 波切迹，称为“兔耳”征）伴继发性复极异常[当发生 LBBB 时，V1 导联无 R 波，胸前导联 T 波反转（T 波直立）和 ST 段抬高]。

心电图练习 30(★★★)

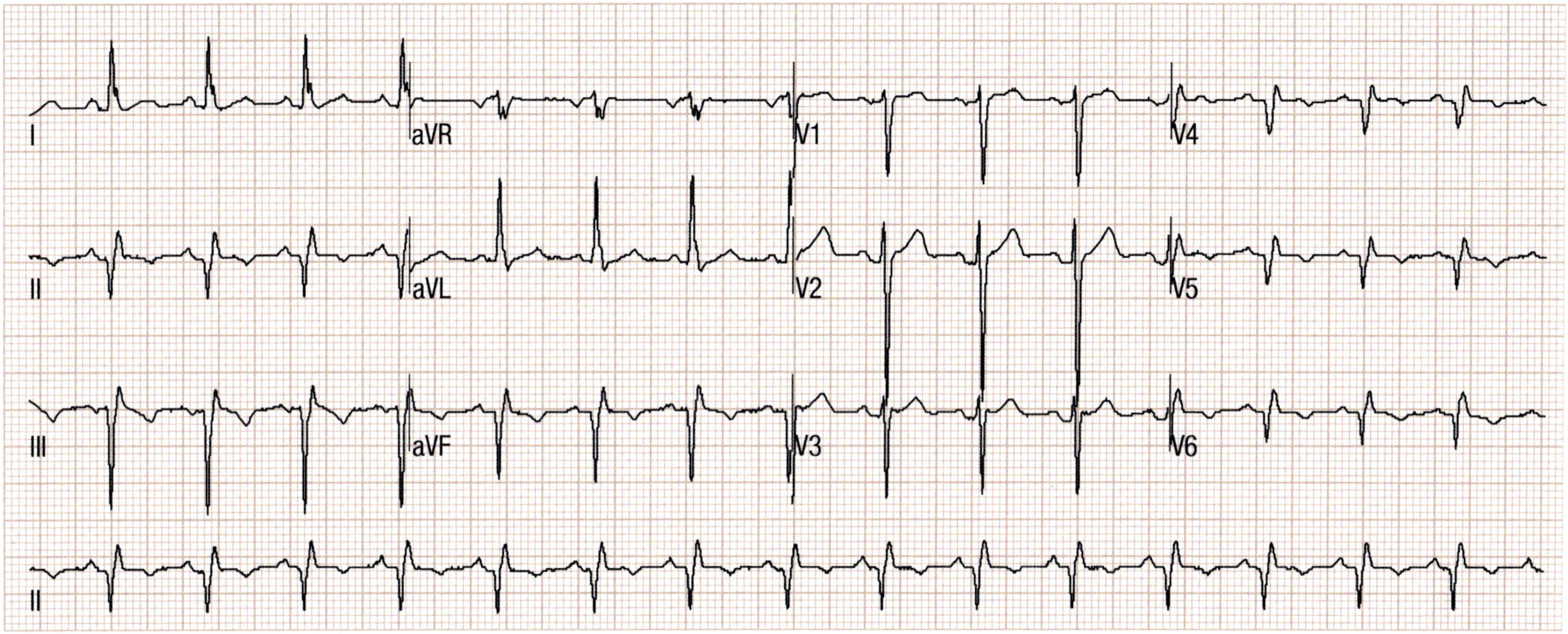

心电图练习 30 解析

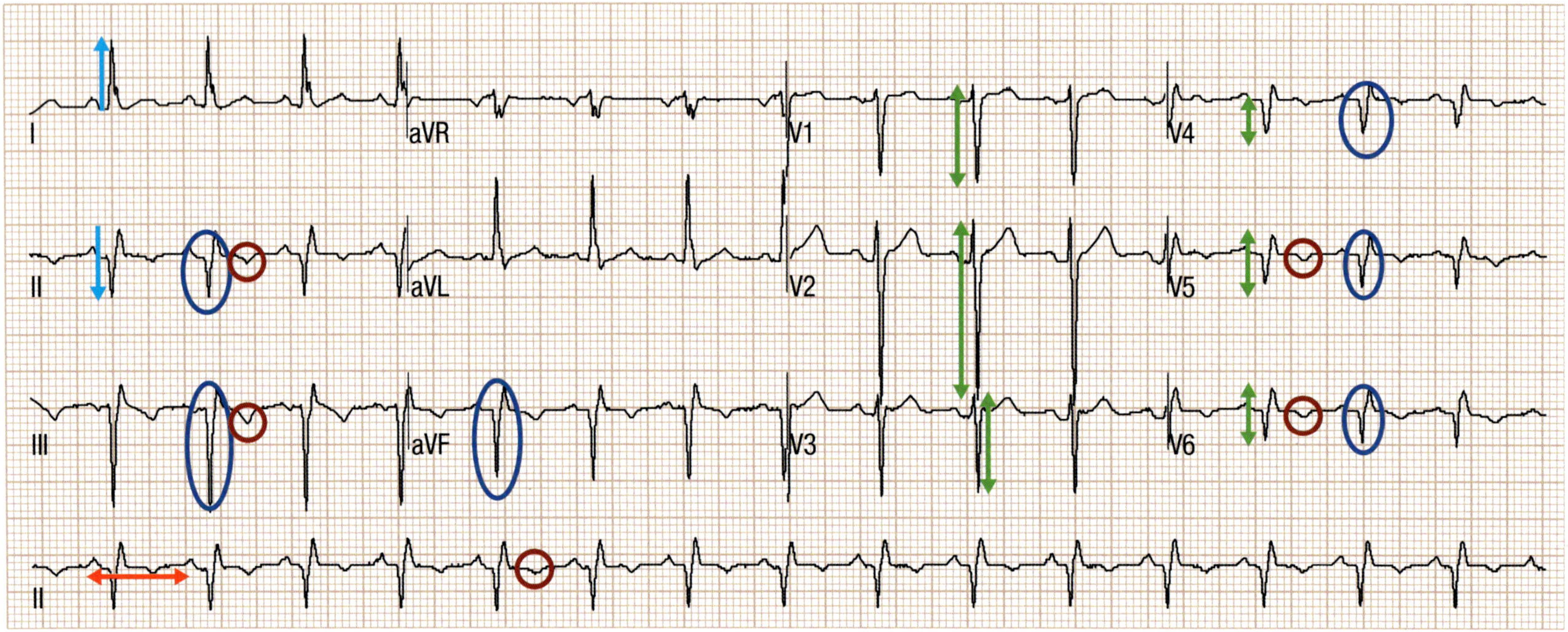

图 30 窦性心动过速，115 次/分，电轴左偏，间期正常，R 波移行较晚。Ⅱ、Ⅲ、aVF 和 V4~V6 导联 Q 波伴 T 波倒置，符合陈旧性下外侧壁心肌梗死。

心电图练习 31(★★)

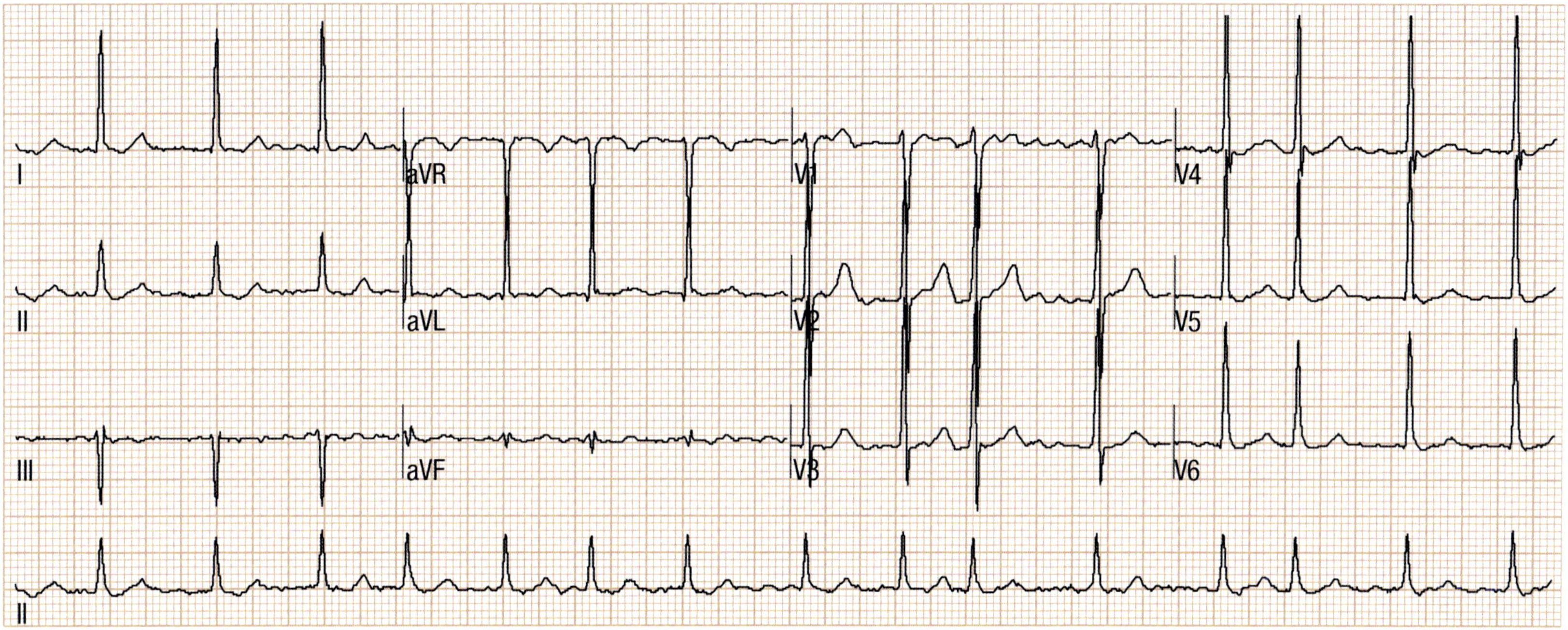

心电图练习 31 解析

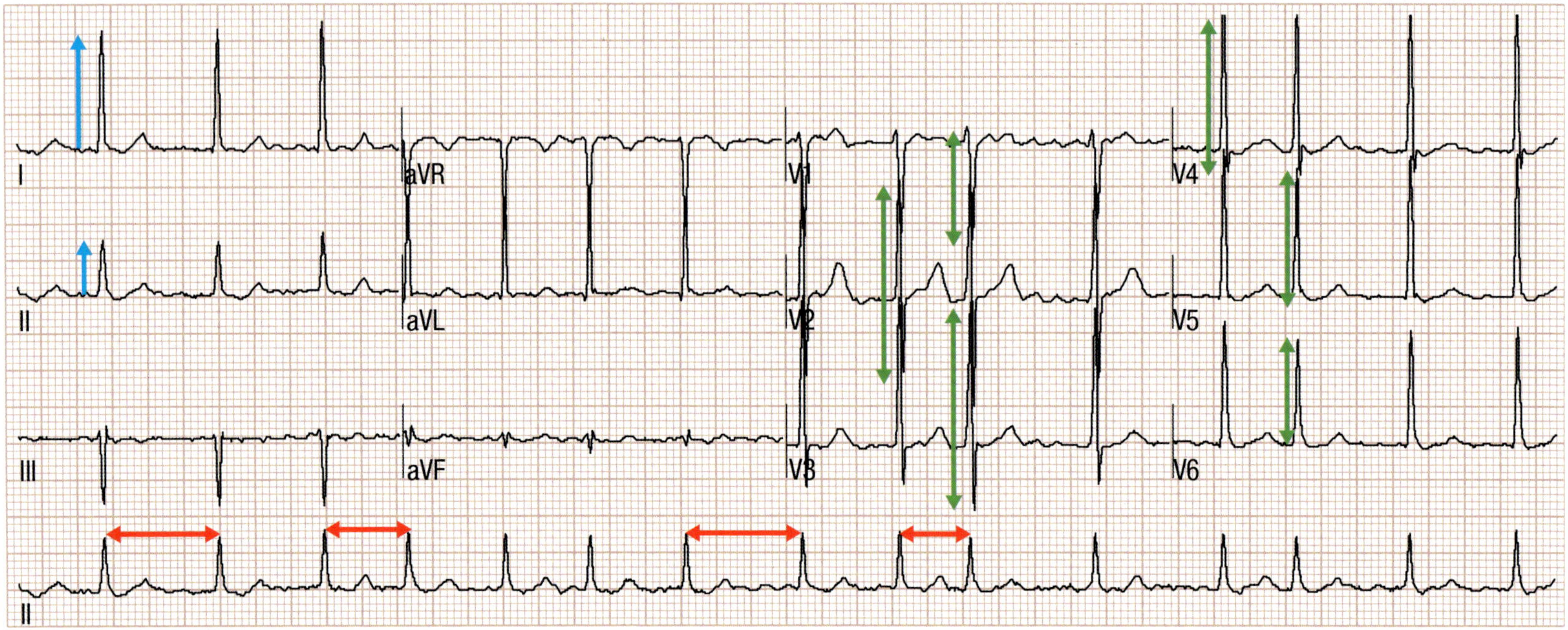

图 31 心房颤动伴心室反应 90 次/分(未见 P 波和绝对不规则心室节律),电轴正常,间期正常(无 PR 间期,QRS<100ms,QT<RR/2),R 波递增良好,无明显复极异常。

心电图练习 32(★★)

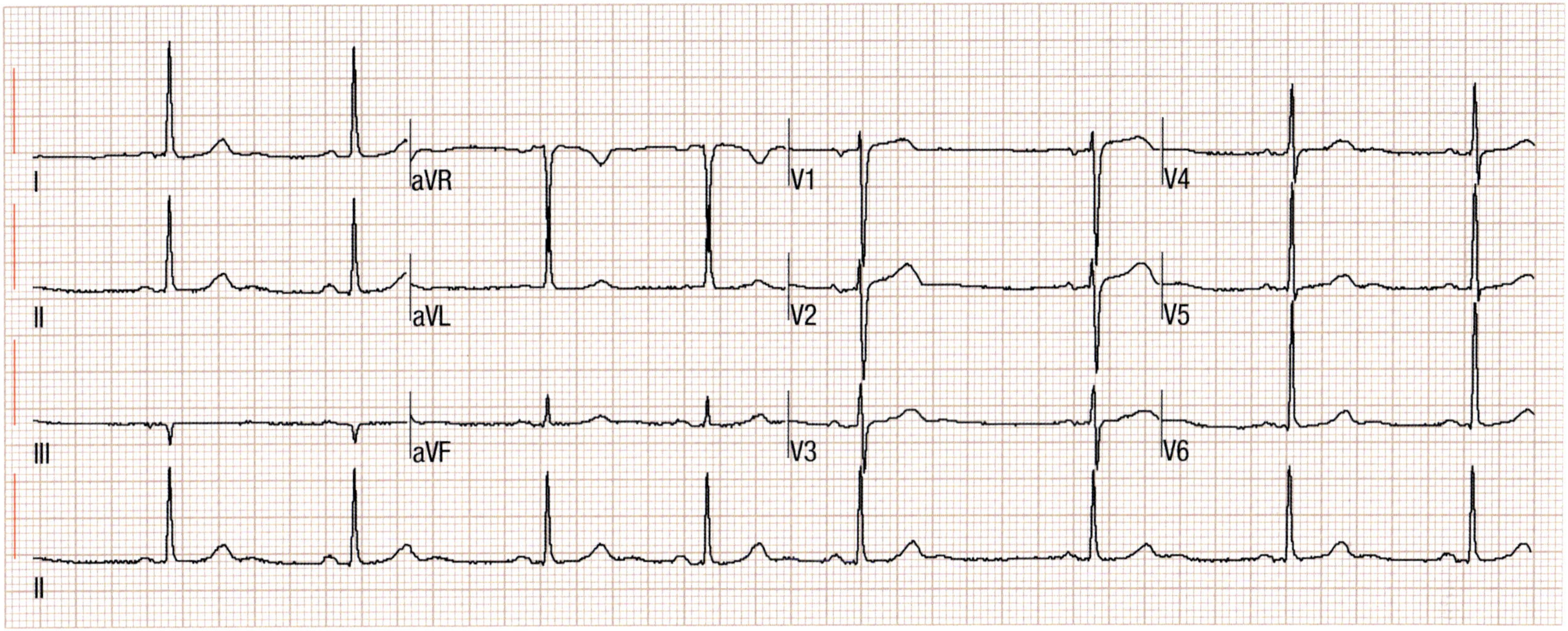

心电图练习 32 解析

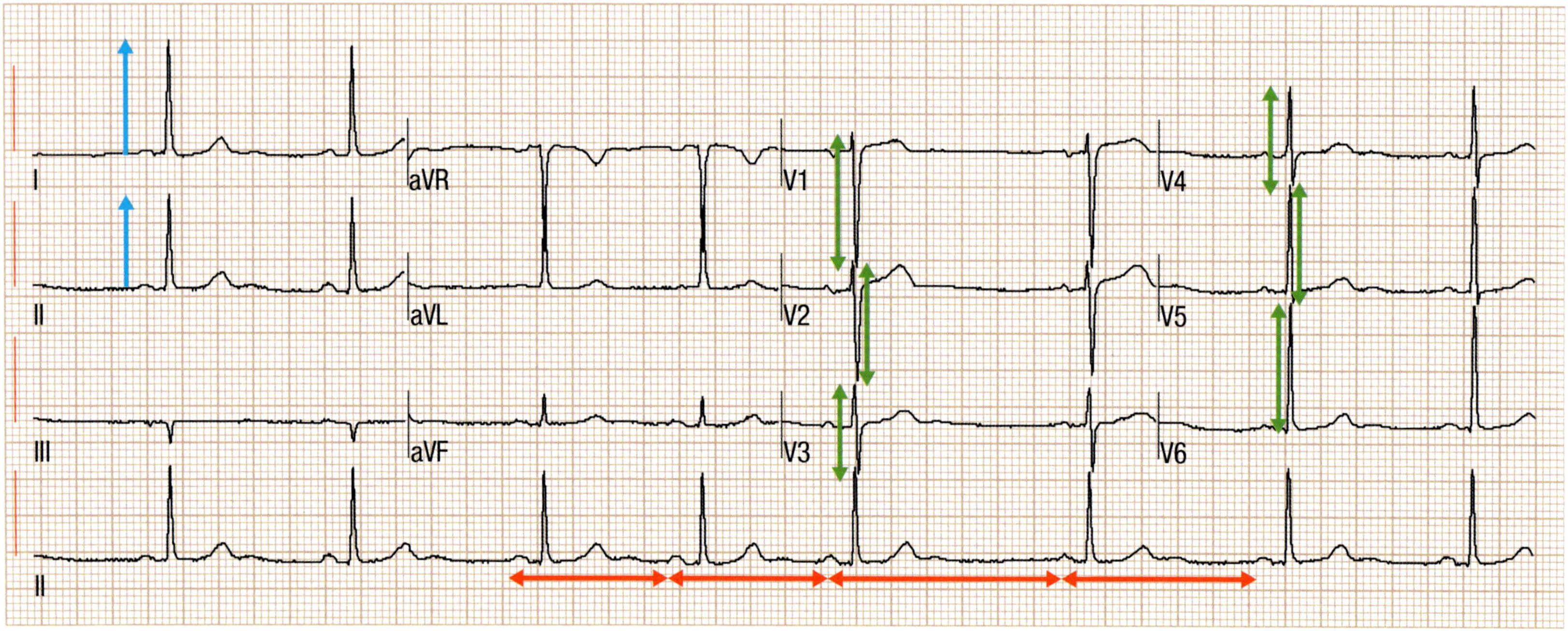

图 32 窦性心律失常，48 次/分（注意 P 波频率的周期性改变，心电图中央的 PP 间期比周边的 PP 间期短，通常继发于呼吸节律改变）。电轴正常，间期正常（无 PR 间期延长，QRS<100ms，QT<RR/2），R 波递增良好，无明显复极异常。

心电图练习 33（★）

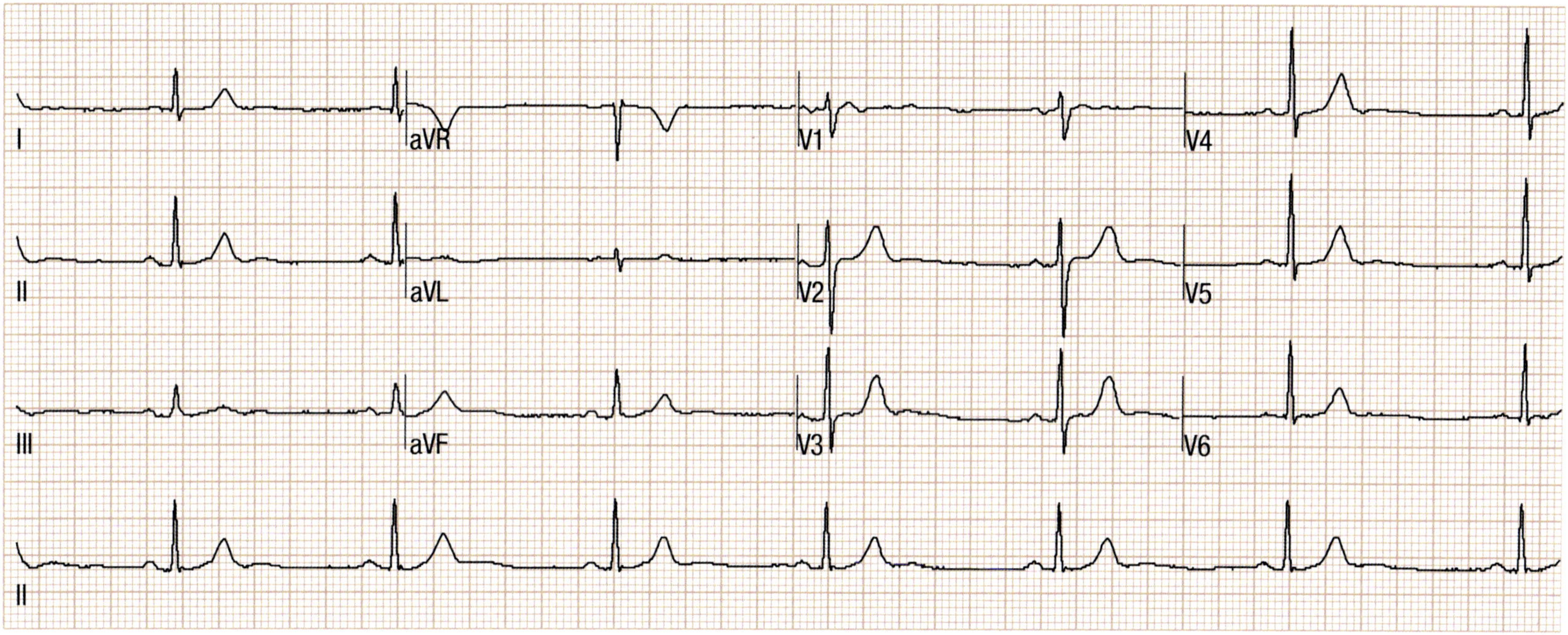

心电图练习 33 解析

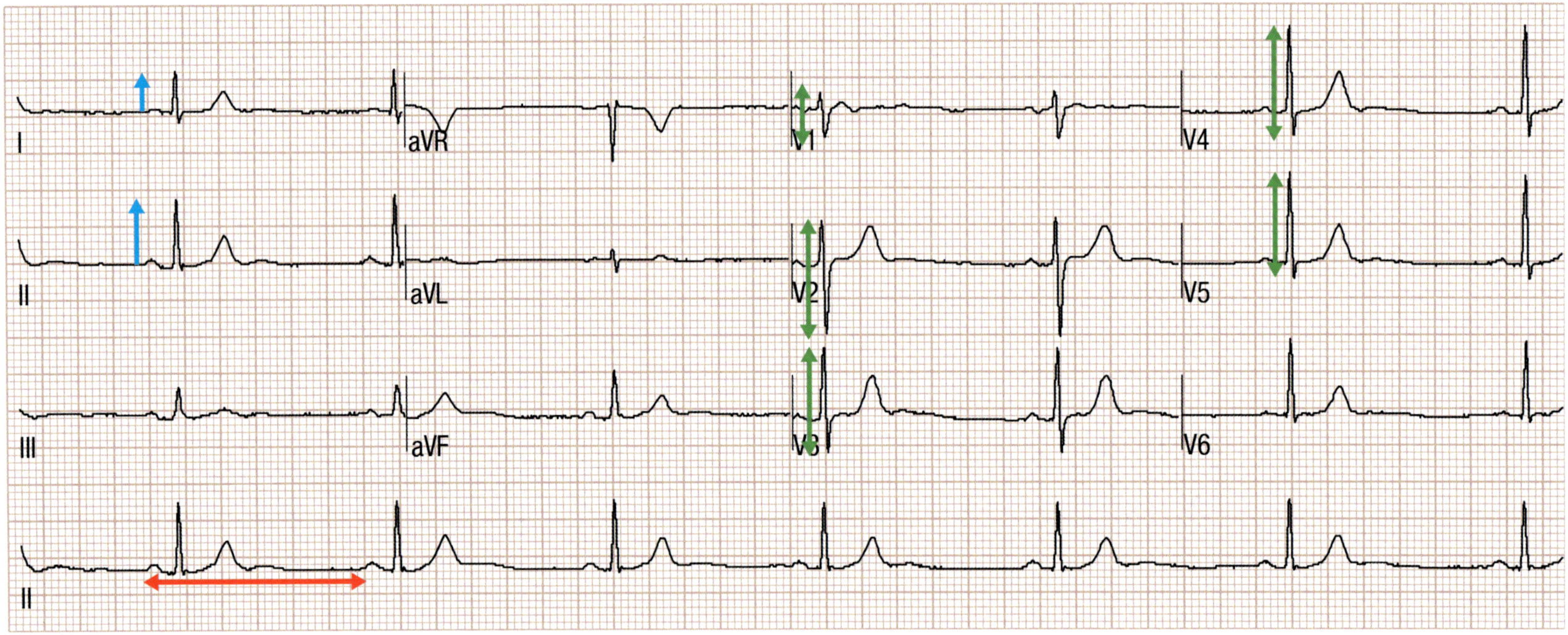

图 33　窦性心动过缓，46 次/分，电轴正常，间期正常（PR=120~200ms，QRS<100ms，QT<RR/2），R 波递增良好，无明显复极异常。

心电图练习 34(★★)

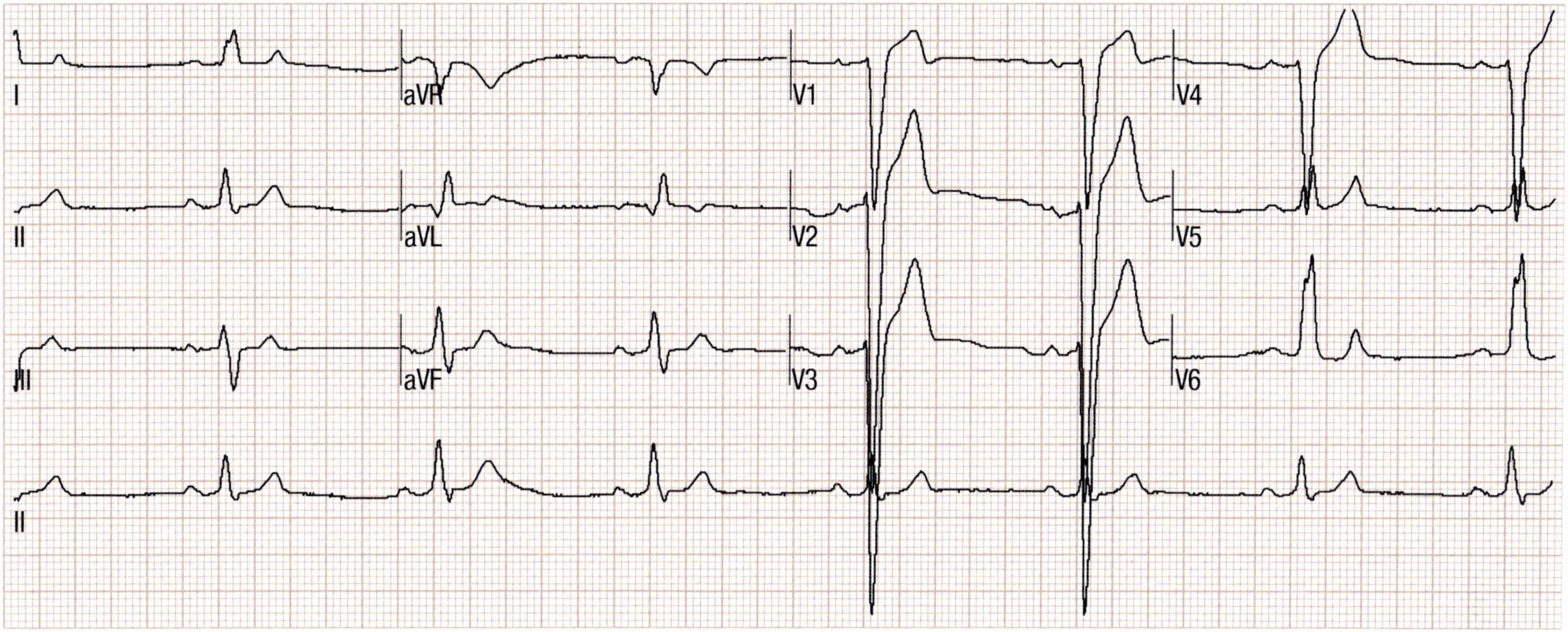

心电图练习 34 解析

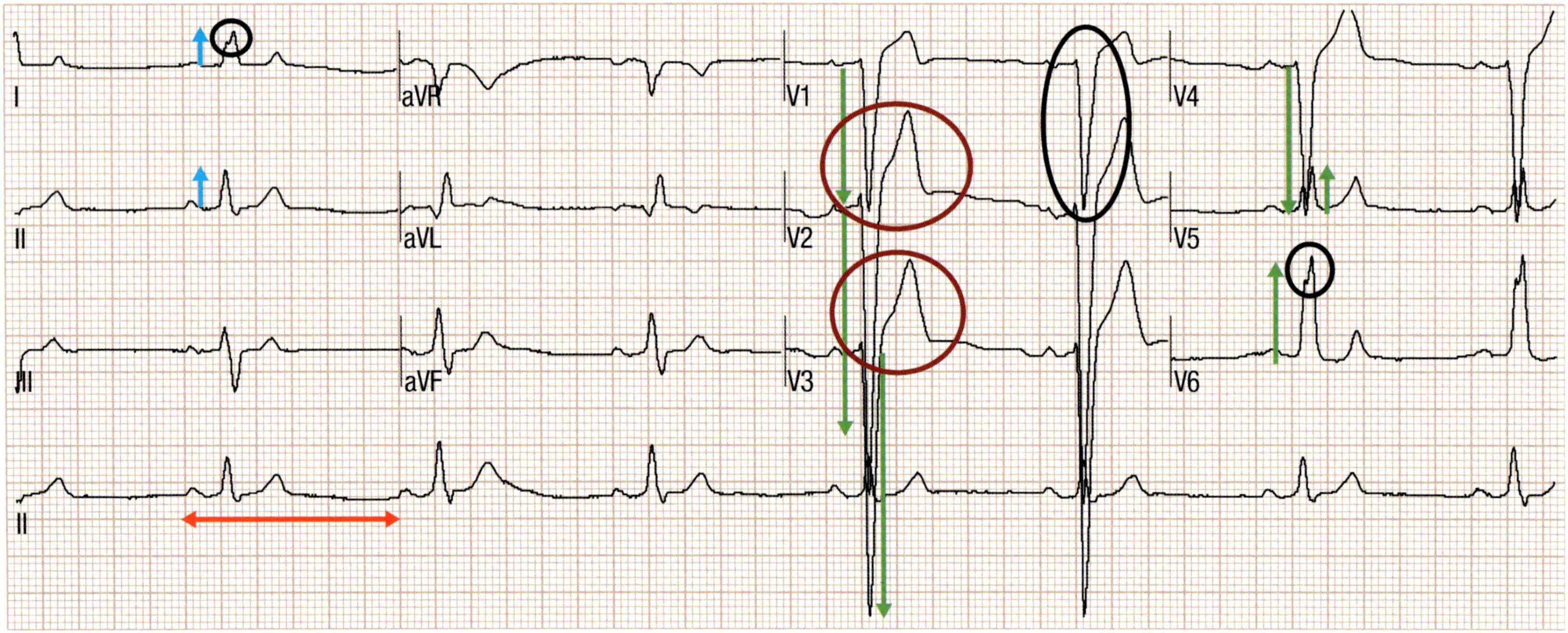

图 34 窦性心动过缓，50 次/分，电轴正常，LBBB（宽 QRS 波，Ⅰ和 V6 导联 QRS 波有切迹），伴继发复极改变（ST 段抬高，有时 T 波倒置）。

心电图练习 35(★★)

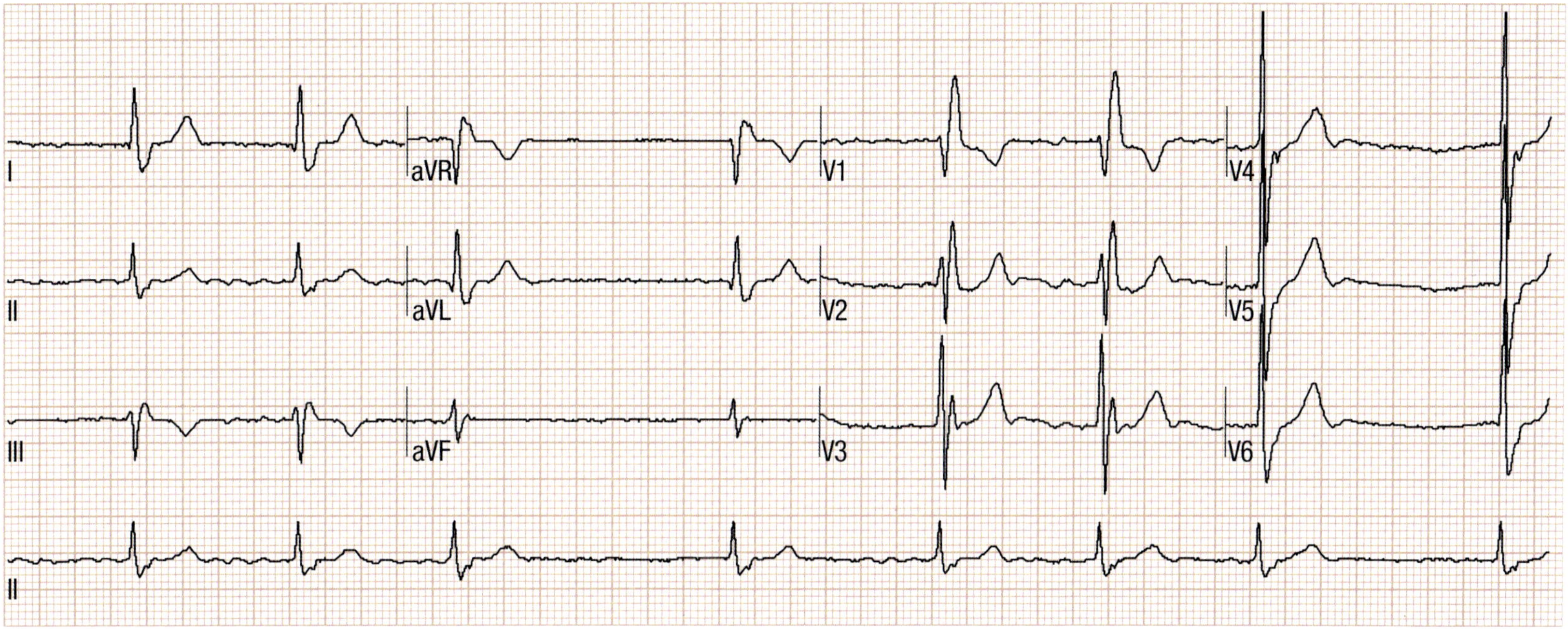

心电图练习 35 解析

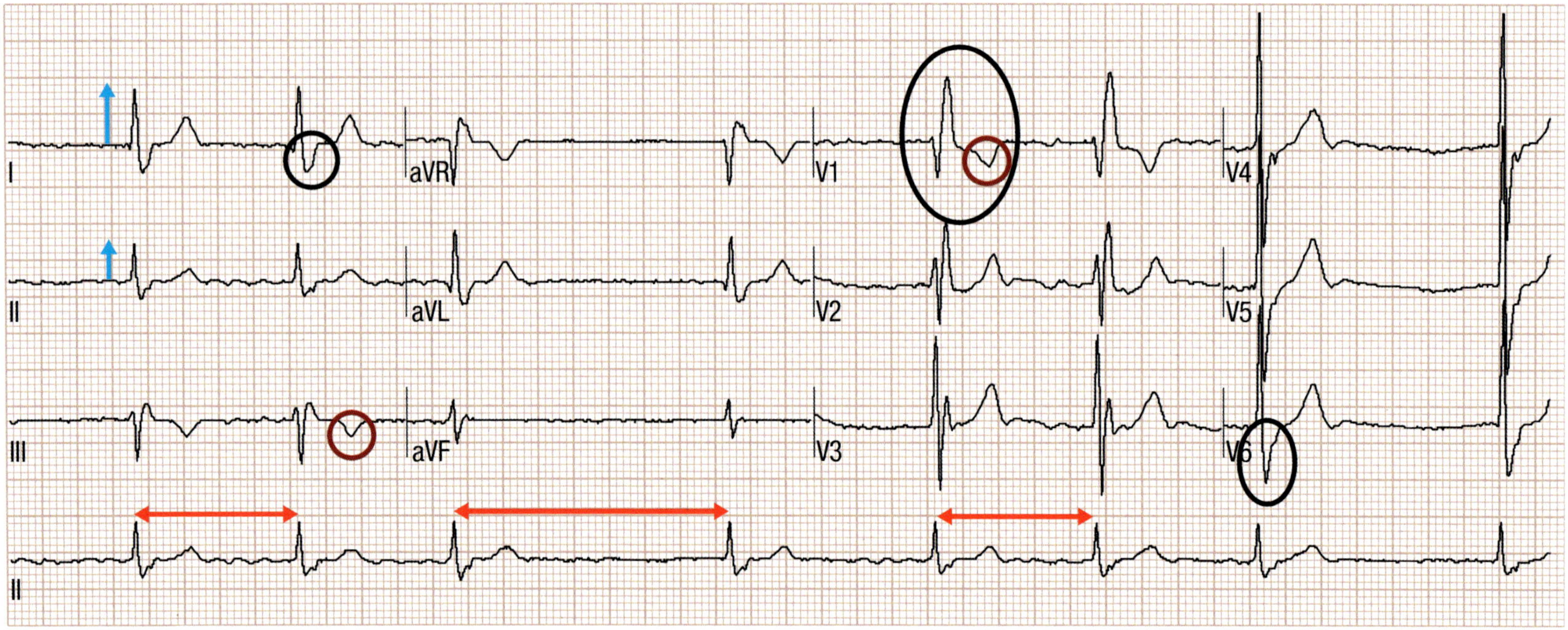

图 35　心房颤动伴心室反应，48 次/分（未见 P 波和绝对不规则心室心律），电轴正常，右束支传导阻滞（QRS>120ms，V1 导联呈 rSR'型，Ⅰ、V6 导联出现深 S 波）伴继发性复极异常（心室去极化异常经常导致复极化异常）。

心电图练习 36(★★★)

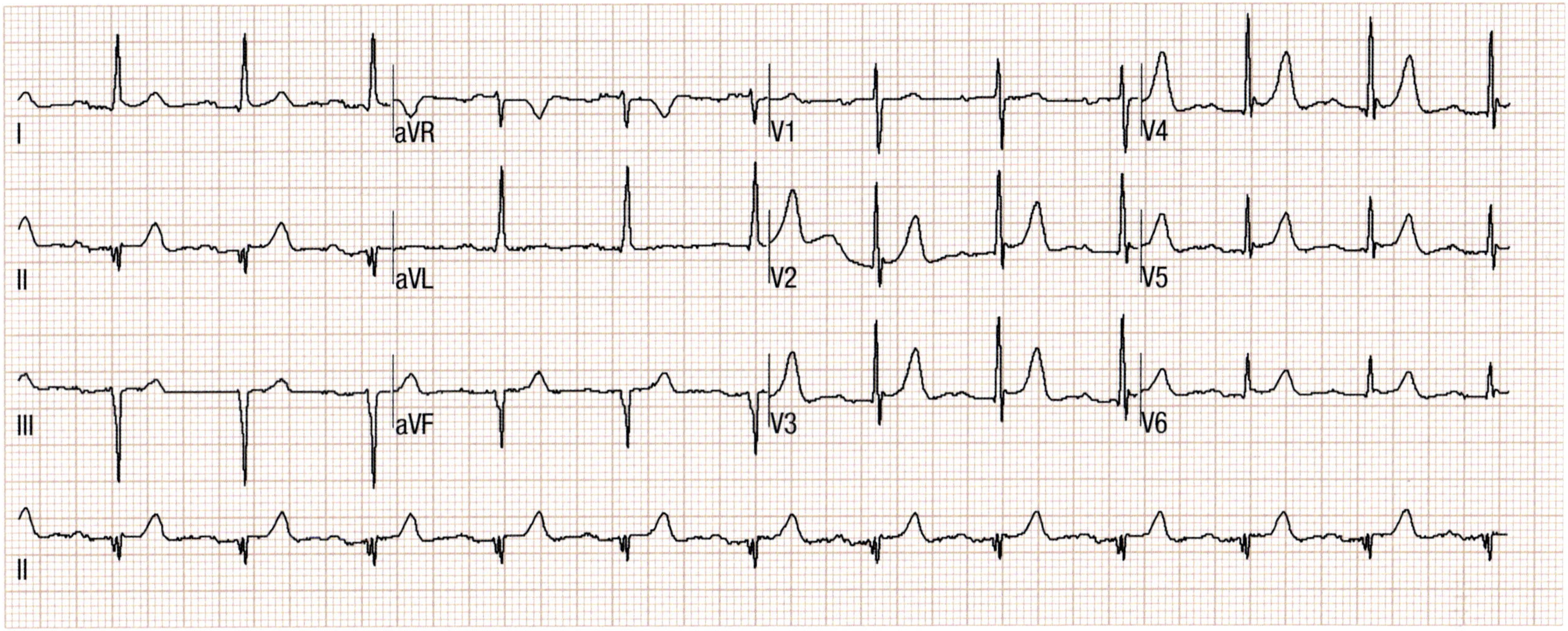

心电图练习 36 解析

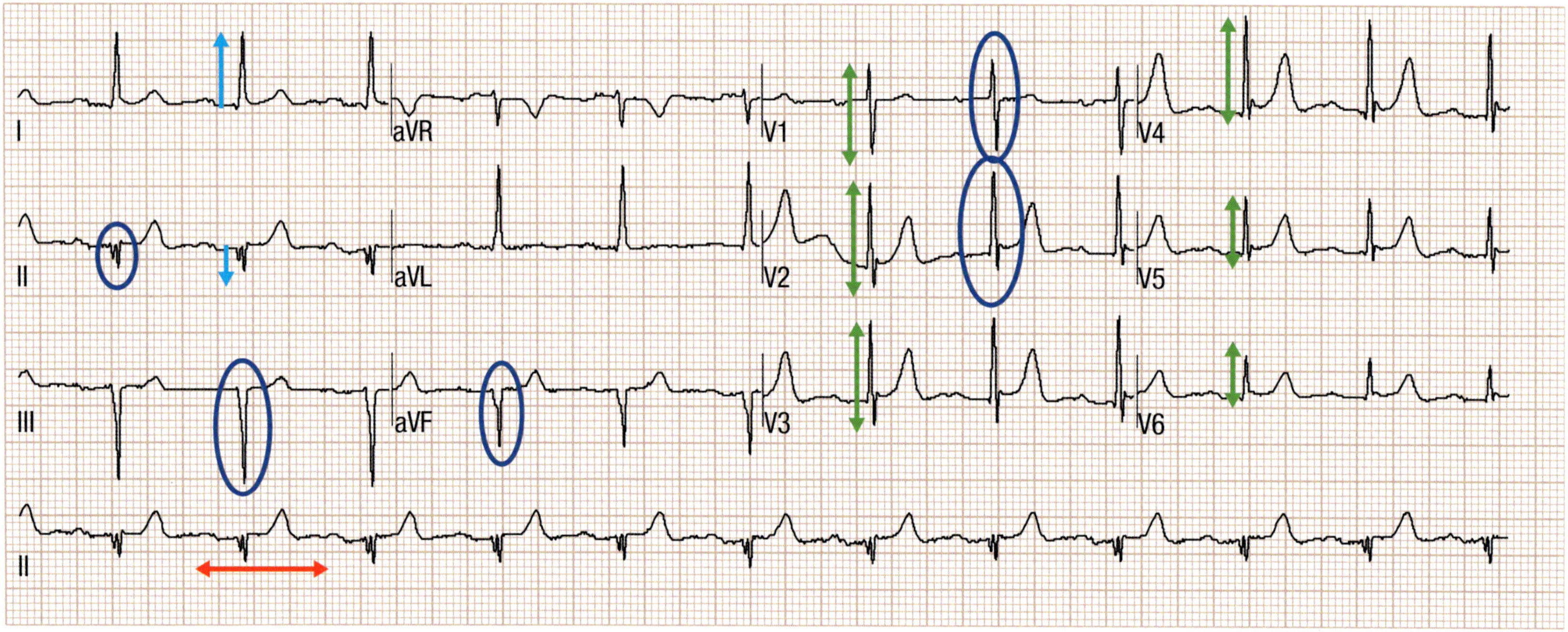

图 36 正常窦性心律，83 次/分，电轴左偏，间期正常（PR=120~200ms，QRS<100ms，QT<RR/2），R 波移行较早，无明显复极异常。Ⅱ、Ⅲ、aVF 导联 Q 波和胸前导联移行较早，符合陈旧性下后壁心肌梗死。

心电图练习 37(★★★)

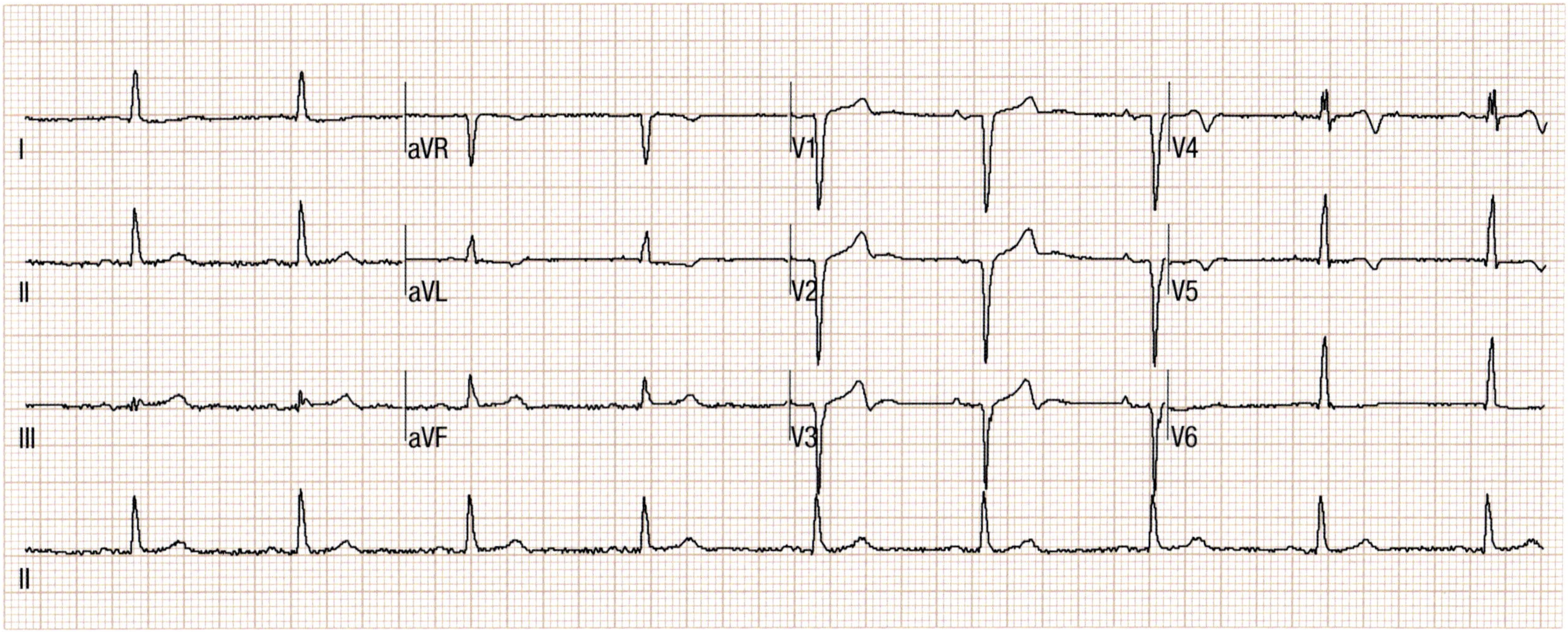

心电图练习 37 解析

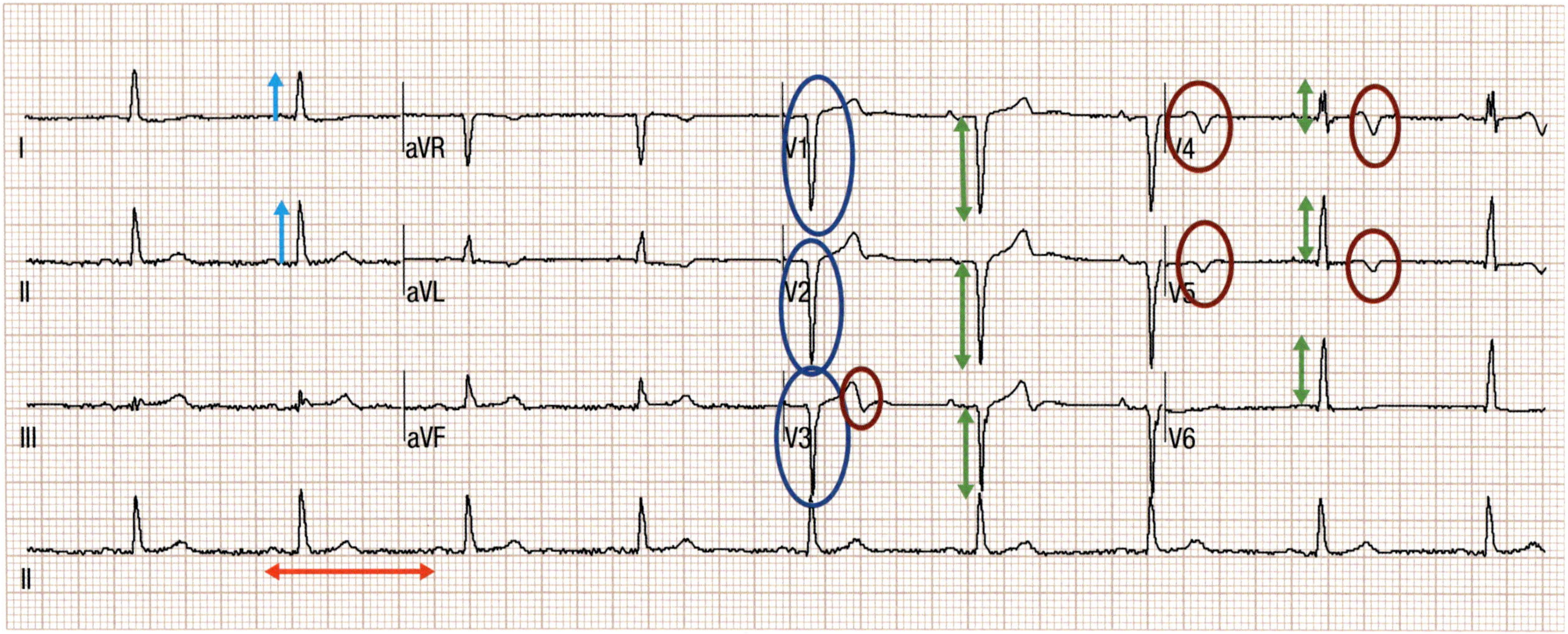

图 37 正常窦性心律，62 次/分，电轴正常，间期正常（PR=120~200ms，QRS<100ms，QT<RR/2），R 波递增良好。V1~V3 导联 Q 波、V3~V5 导联 T 波双相或倒置，符合近期前壁心肌梗死心电图表现。

心电图练习 38(★★★)

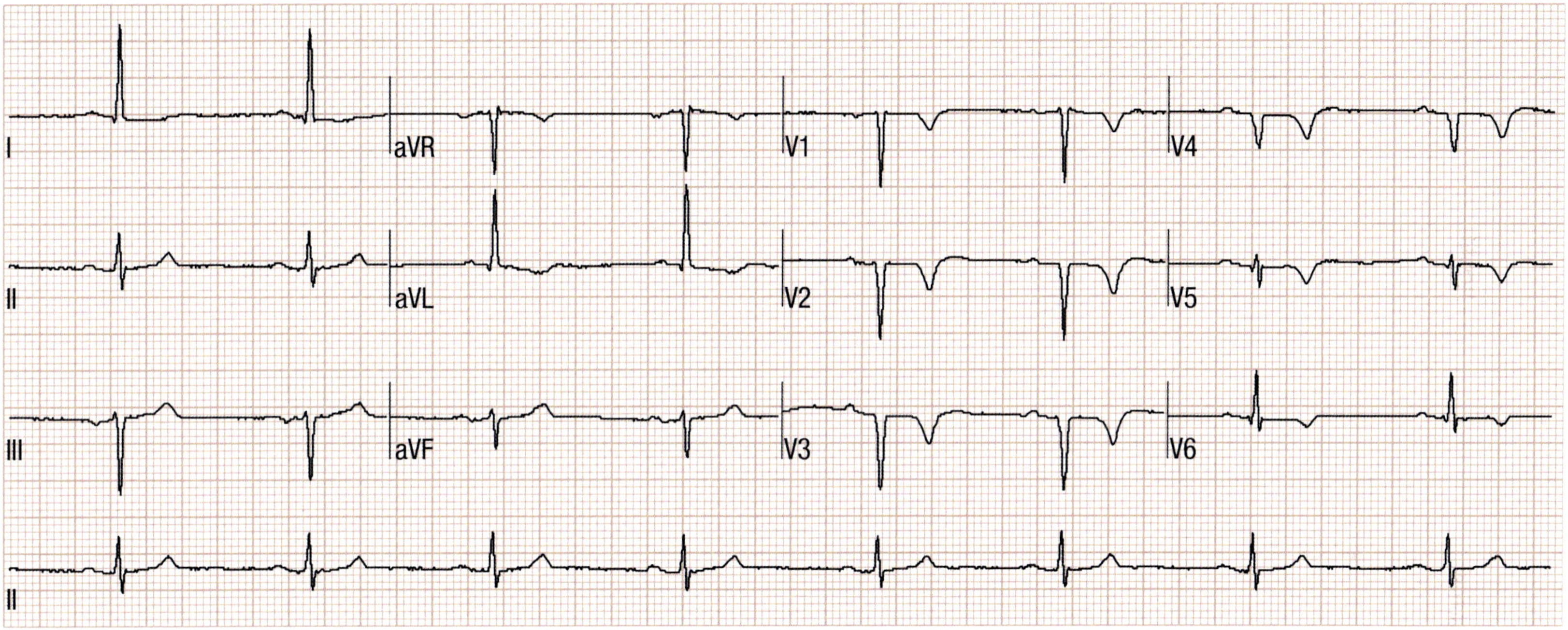

心电图练习 38 解析

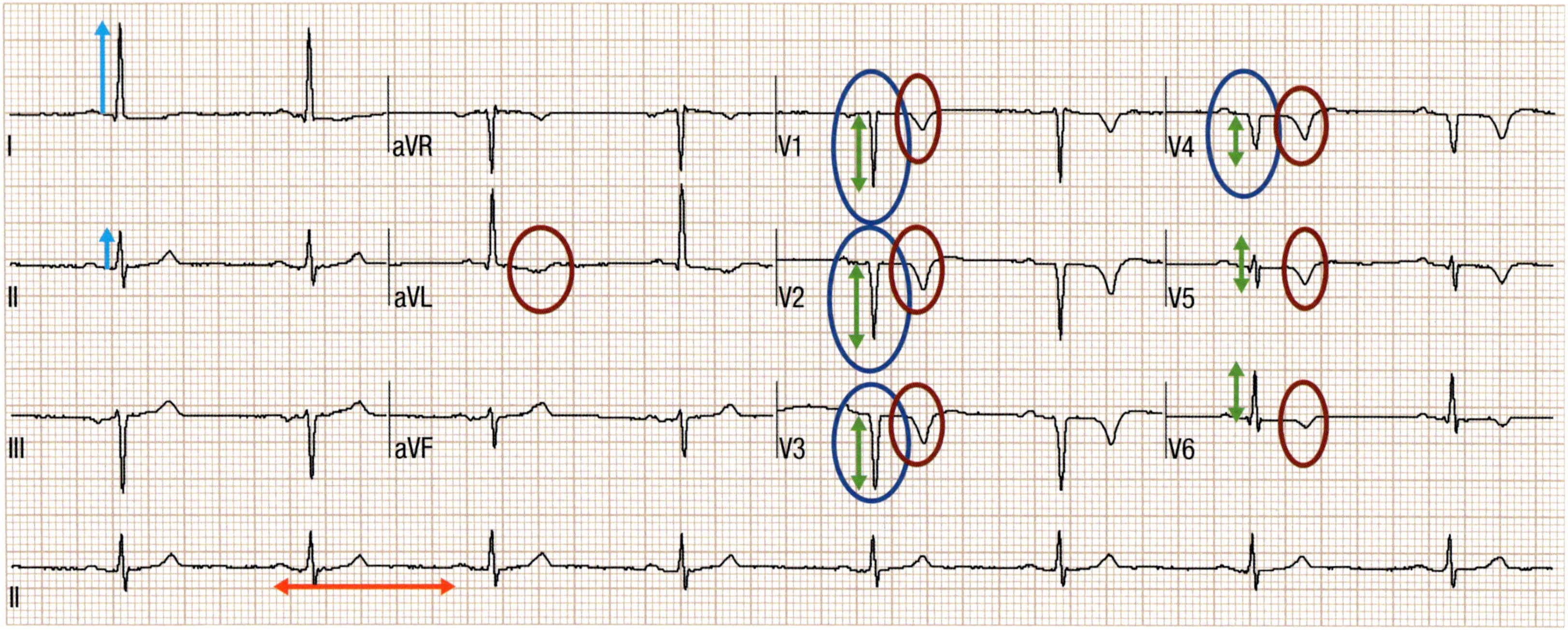

图 38　窦性心动过缓，54 次/分，电轴正常，间期正常（PR=120~200ms，QRS<100ms，QT<RR/2）伴 R 波移行较晚。V1~V4 导联 Q 波、V1~V6 和 aVL 导联 T 波倒置，符合近期前侧壁心肌梗死心电图表现。

心电图练习 39(★★)

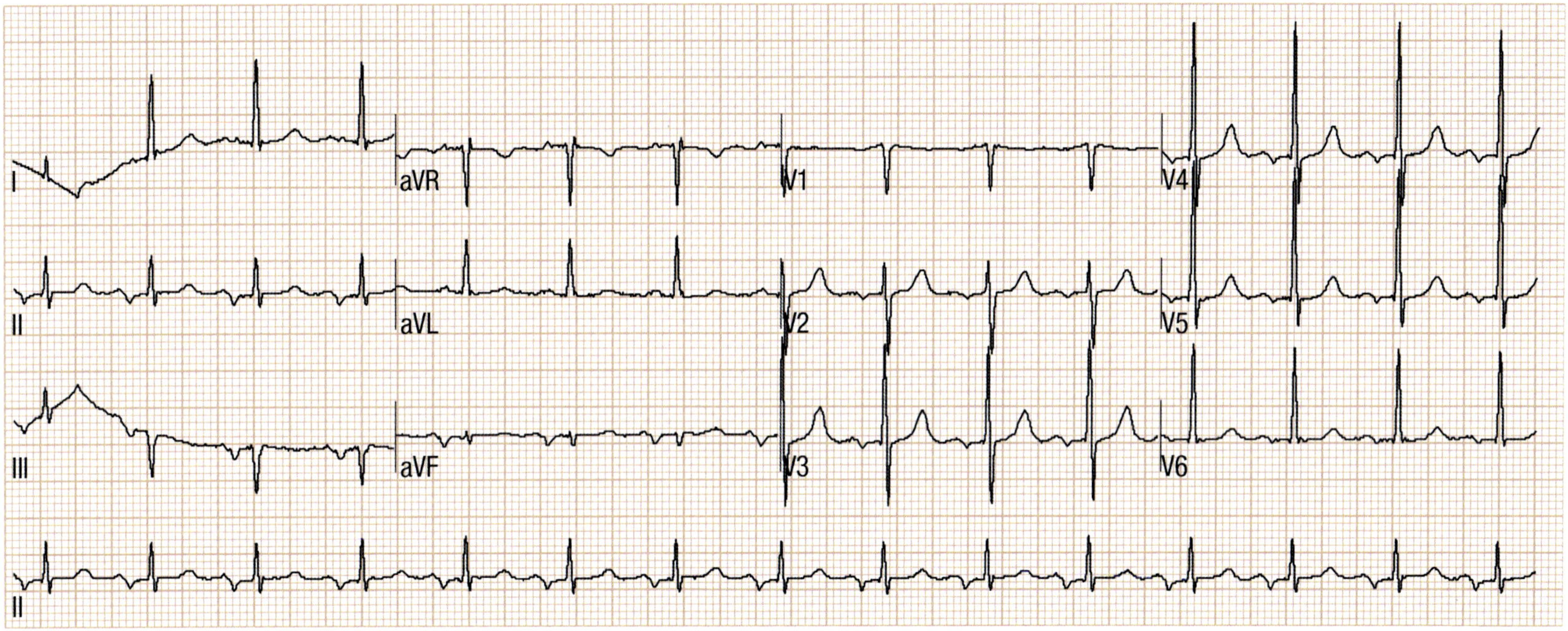

心电图练习 39 解析

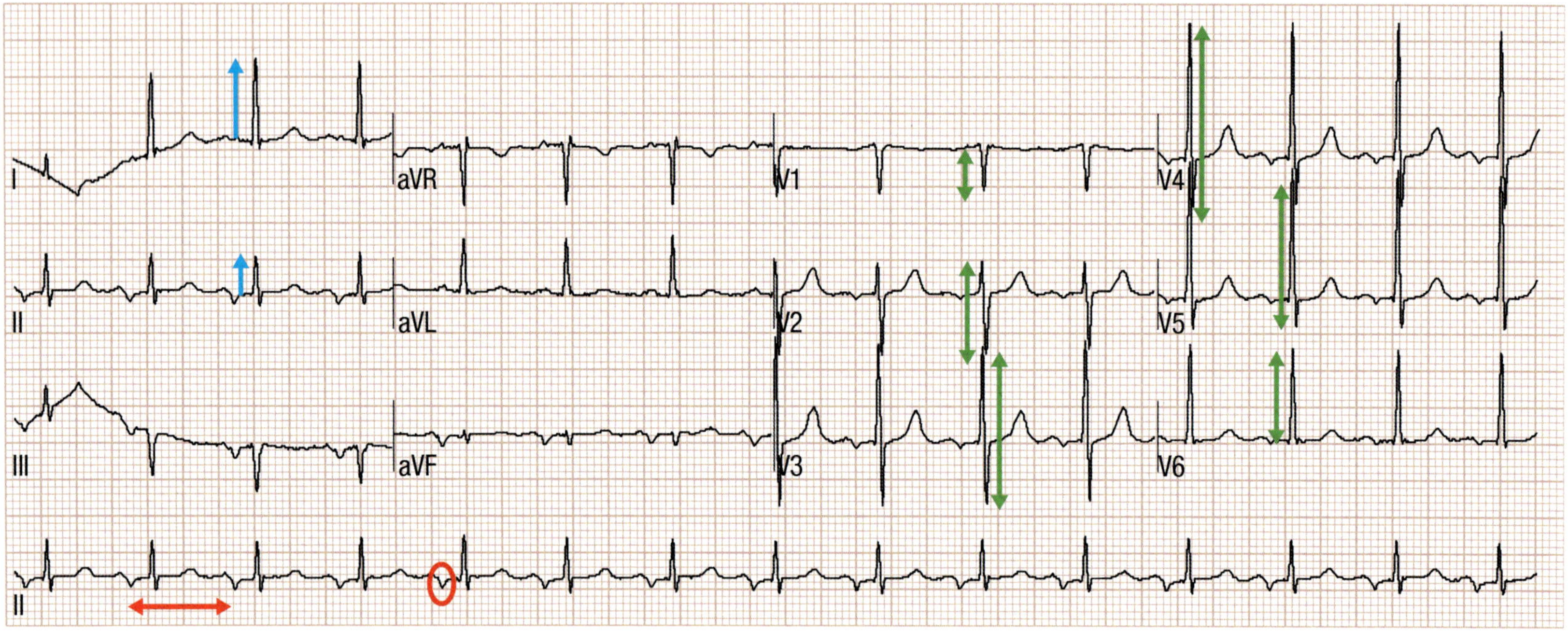

图 39　心房异位起搏节律（注意Ⅱ导联 P 波倒置），心率 100 次/分，电轴正常，间期正常，R 波递增良好，无急性复极异常。

心电图练习 40(★★)

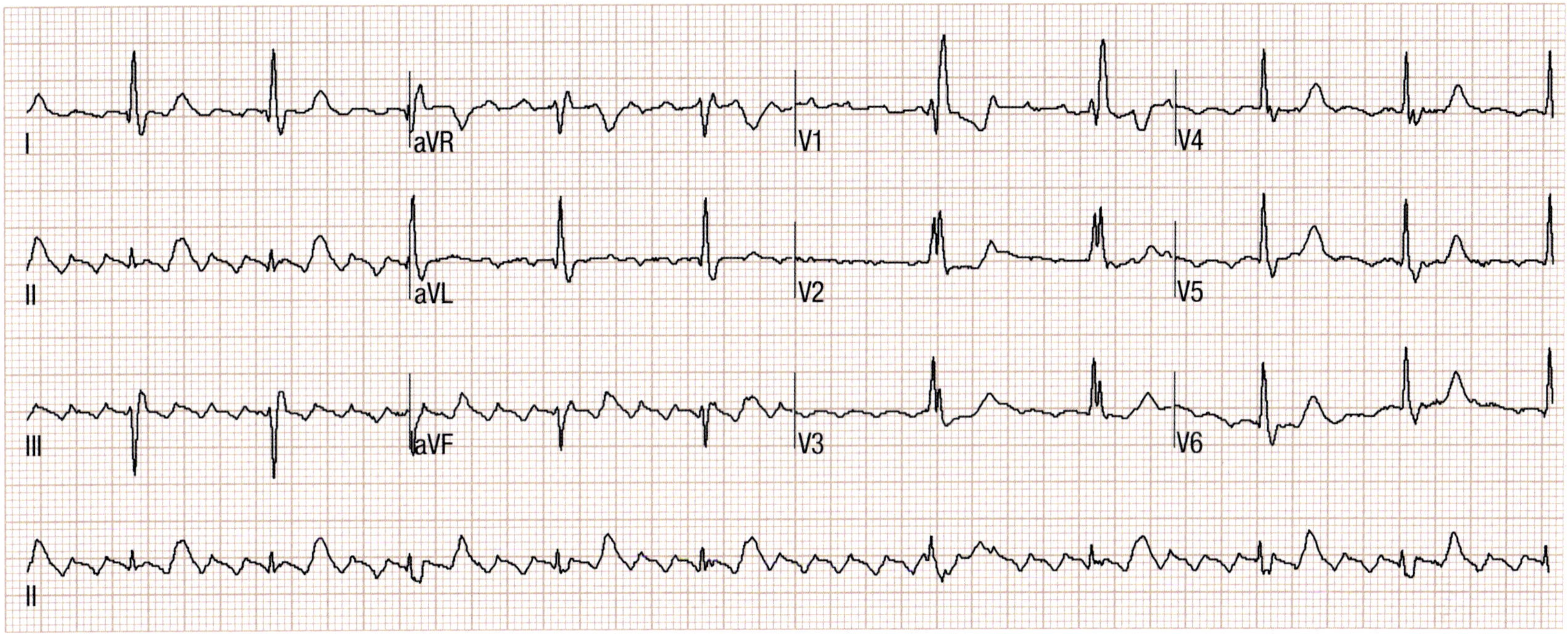

心电图练习 40 解析

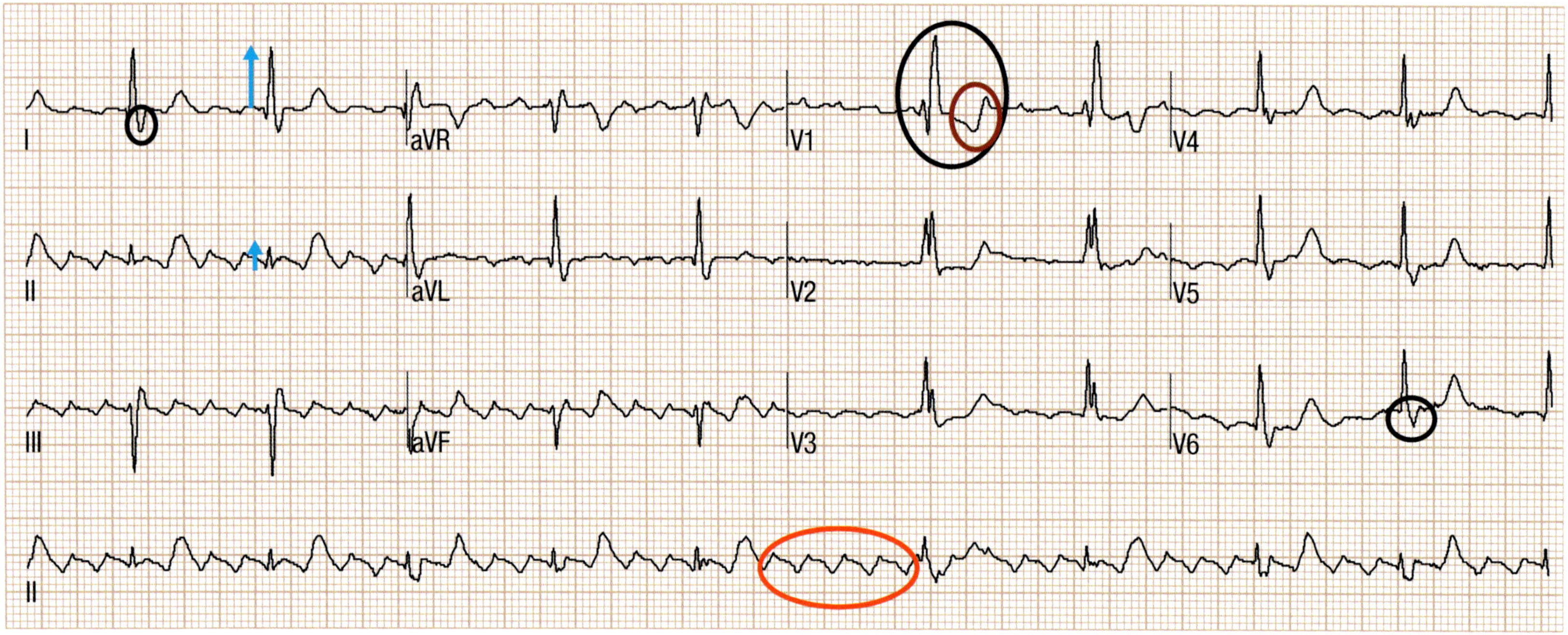

图 40　心房扑动（"锯齿状"F 波），心室反应 66 次/分，电轴正常，右束支传导阻滞（V1 导联呈 rSR'型，I 和 V6 导联出现深 S 波），继发性复极异常（心室去极化异常经常伴有复极化异常）。

心电图练习 41(★★)

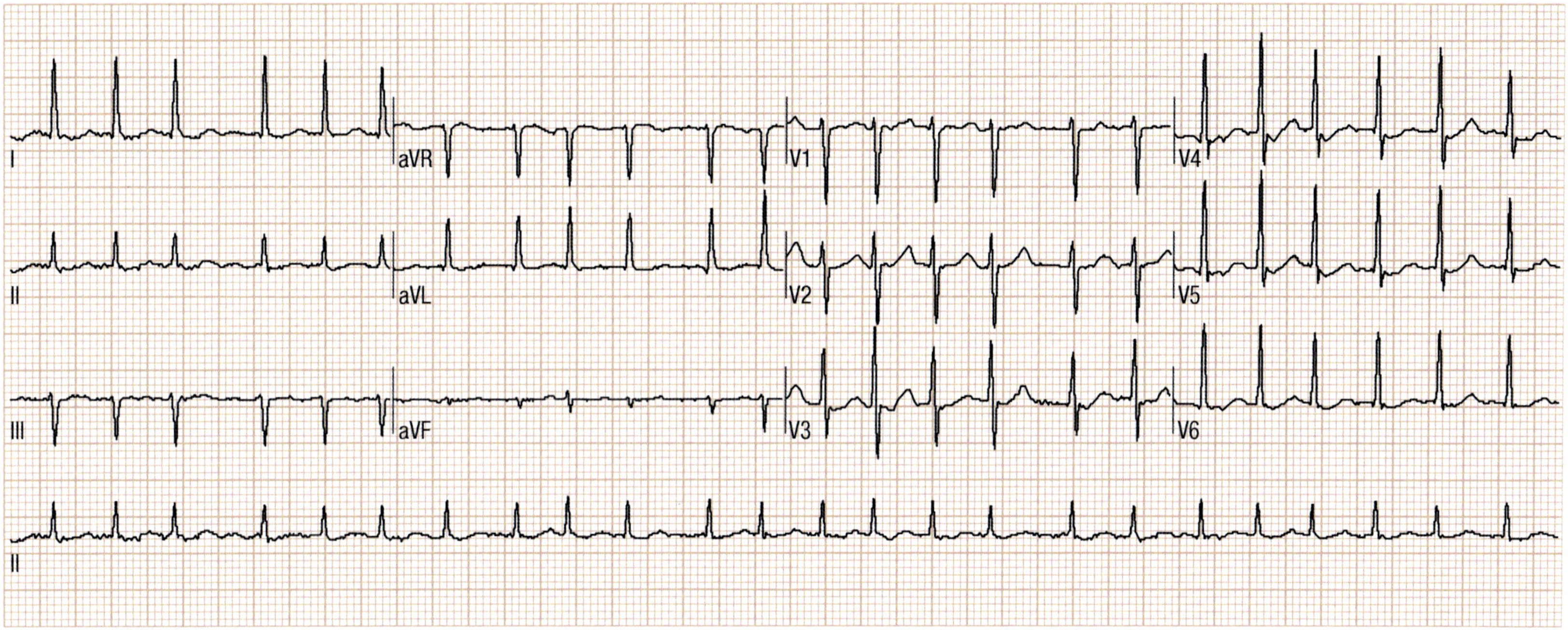

心电图练习 41 解析

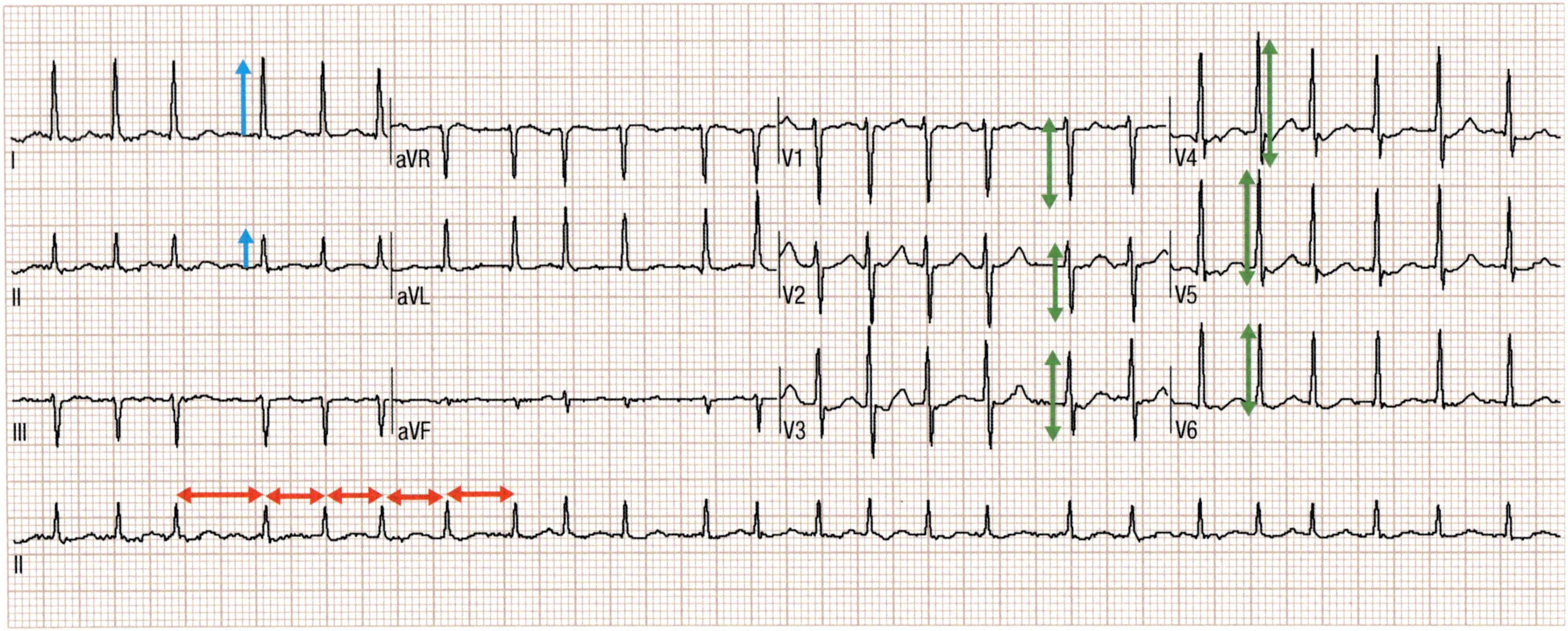

图 41 心房颤动(因快速心室率,可能认为该心电图是 AVNRT,但仔细分析发现心律绝对不规则,AVNRT 心律规则)。心室率 144 次/分,电轴正常,间期正常,R 波递增良好,非特异性复极异常(T 波低平,ST 段可见一些顿挫改变)。

心电图练习 42(★★★)

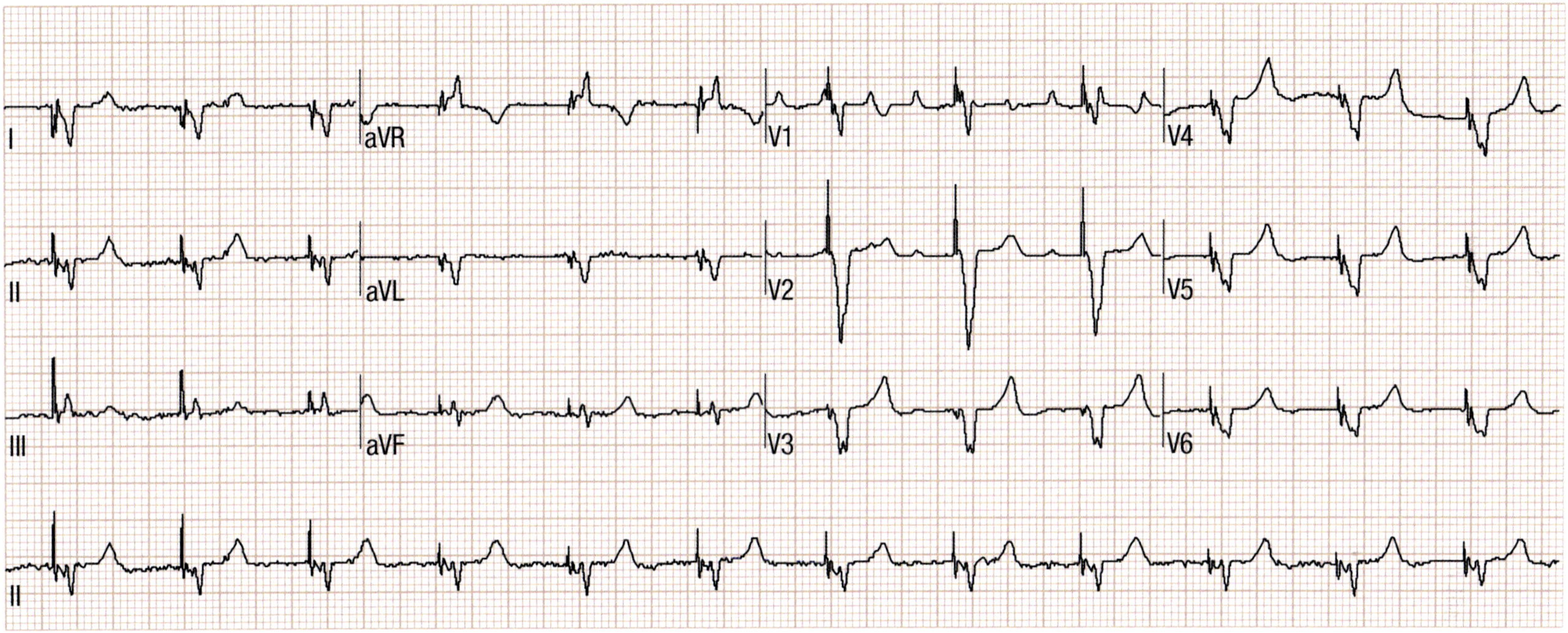

心电图练习 42 解析

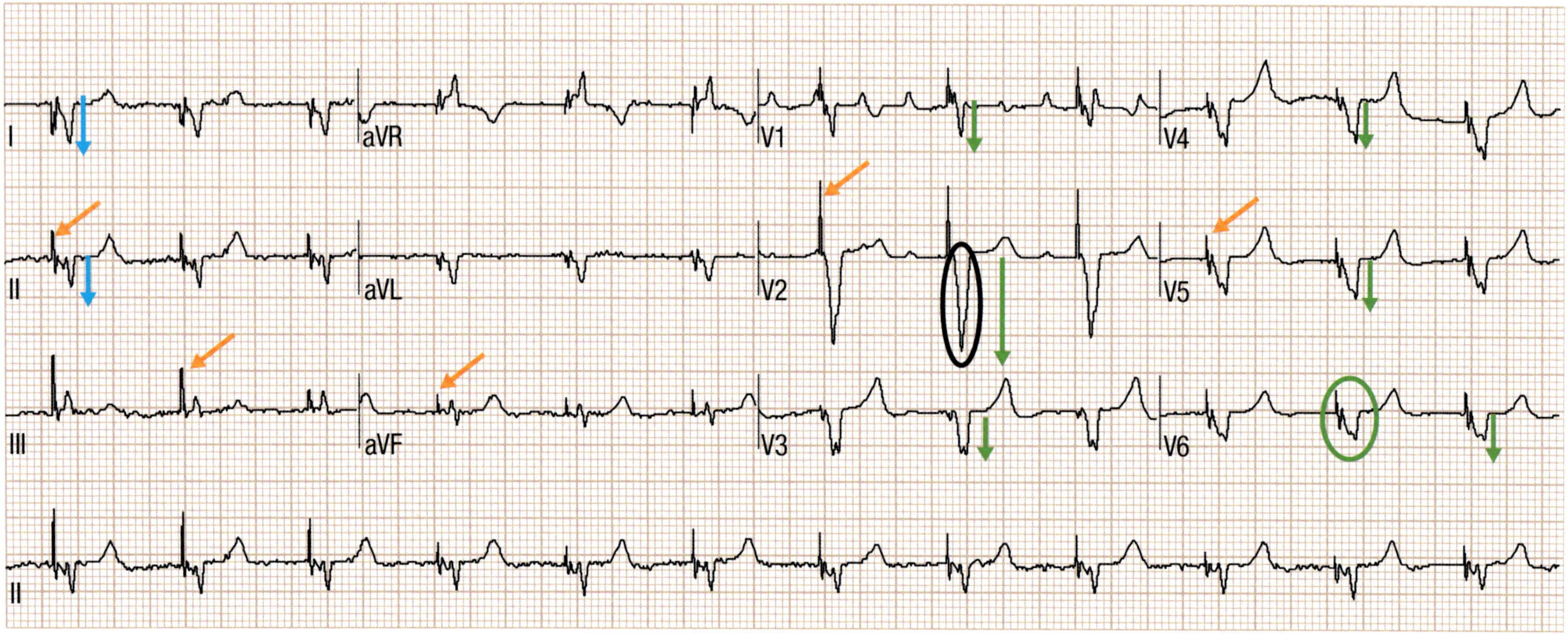

图 42 心房颤动，电轴右偏（因双心室起搏）（不应使用胸前导联评估心房电活动。该心电图中 V1 和 V2 导联似乎有 P 波，但其他导联未见 P 波），100%双心室起搏，起搏频率 72 次/分（注意每次激动前的起搏钉；单腔起搏会形成图中所见的起搏钉，由此产生的 QRS 波呈 LBBB 形态伴电轴左偏），因为除极异常，复极异常，R 波移行较晚。

心电图练习 43(★)

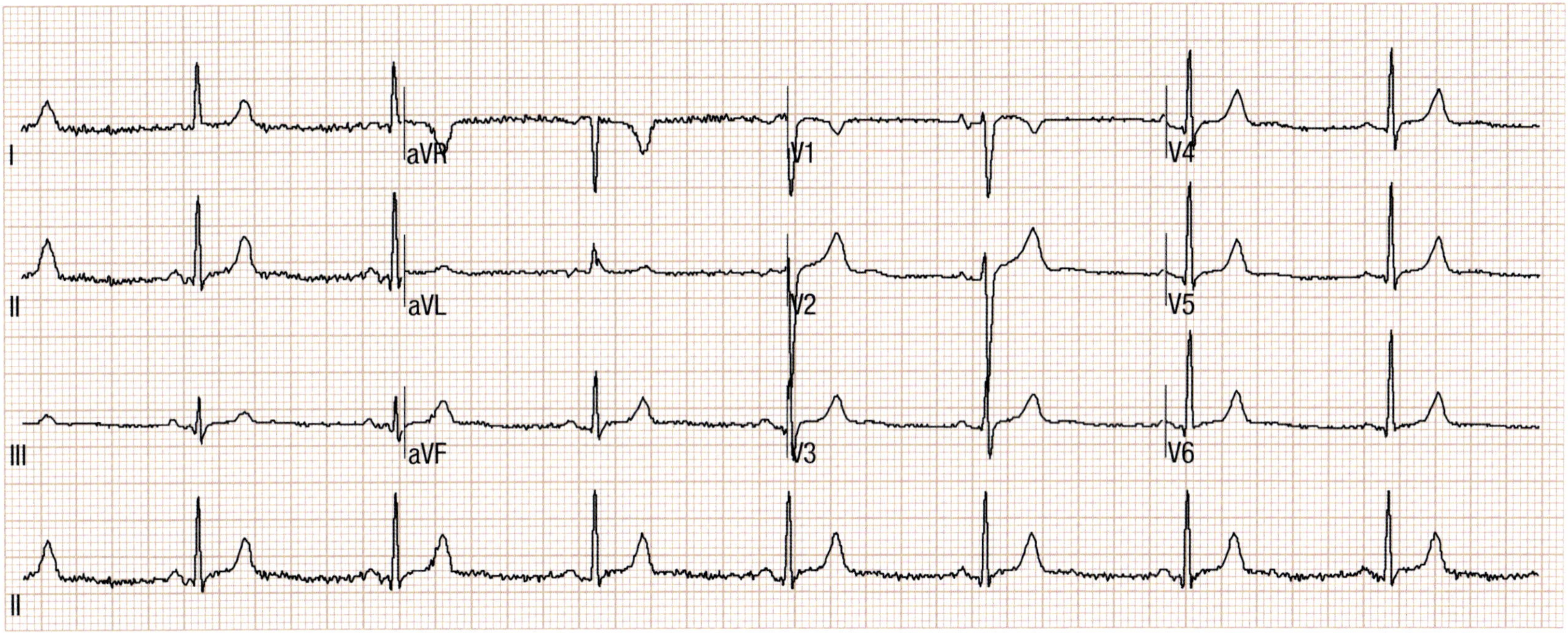

心电图练习 43 解析

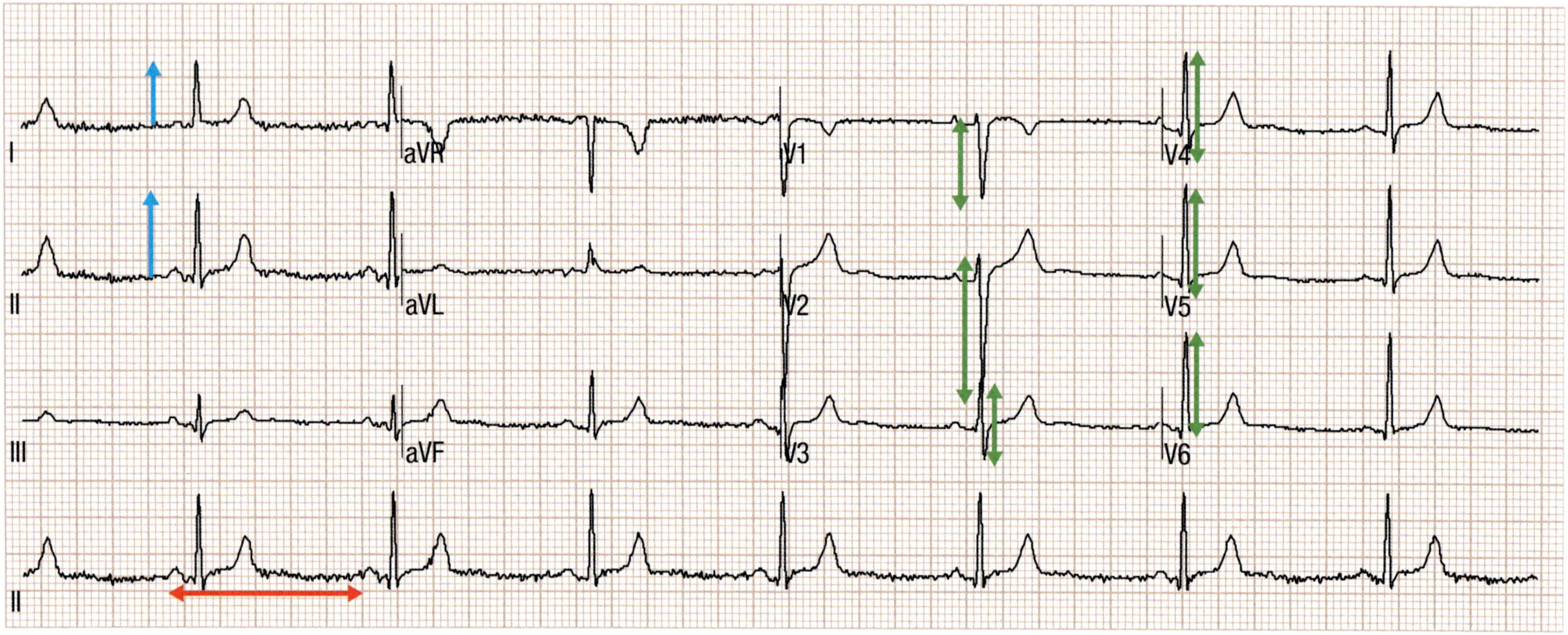

图 43 窦性心动过缓,心率 53 次/分,电轴正常,间期正常,R 波递增良好,无明显复极异常。

心电图练习 44(★★)

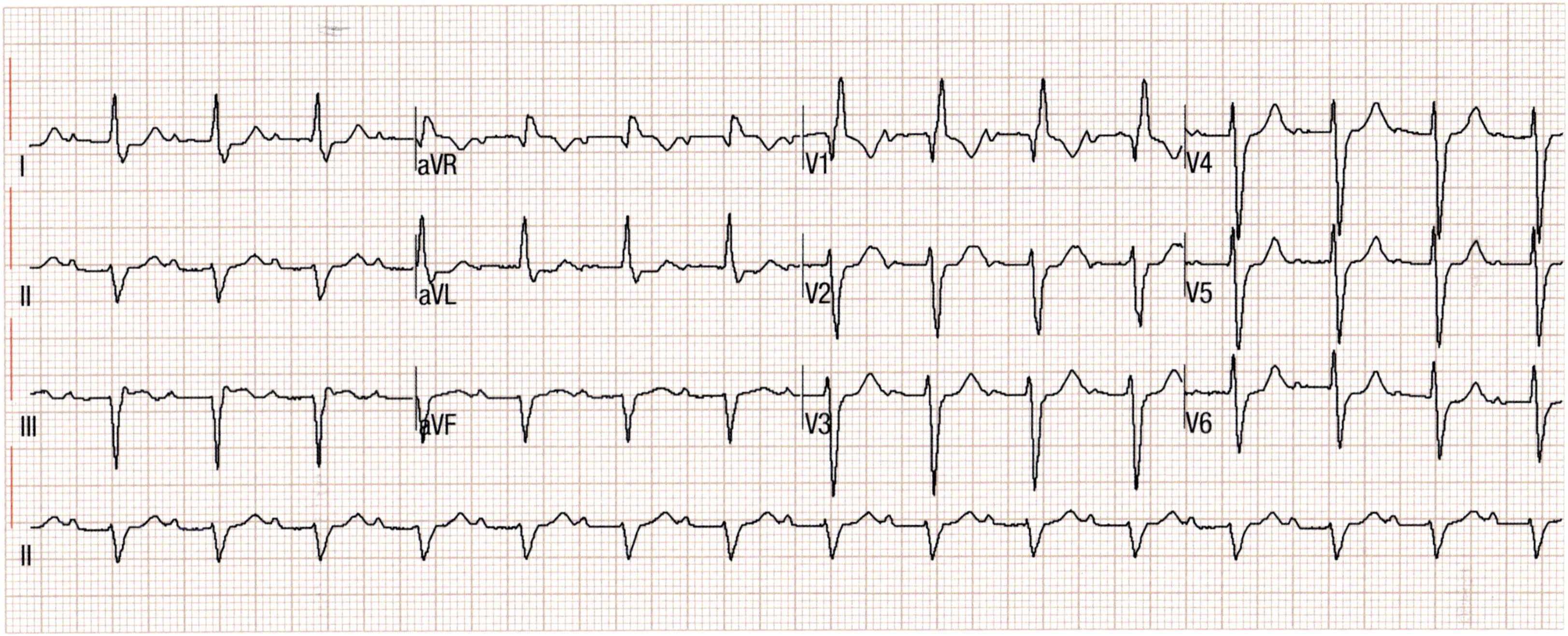

心电图练习 44 解析

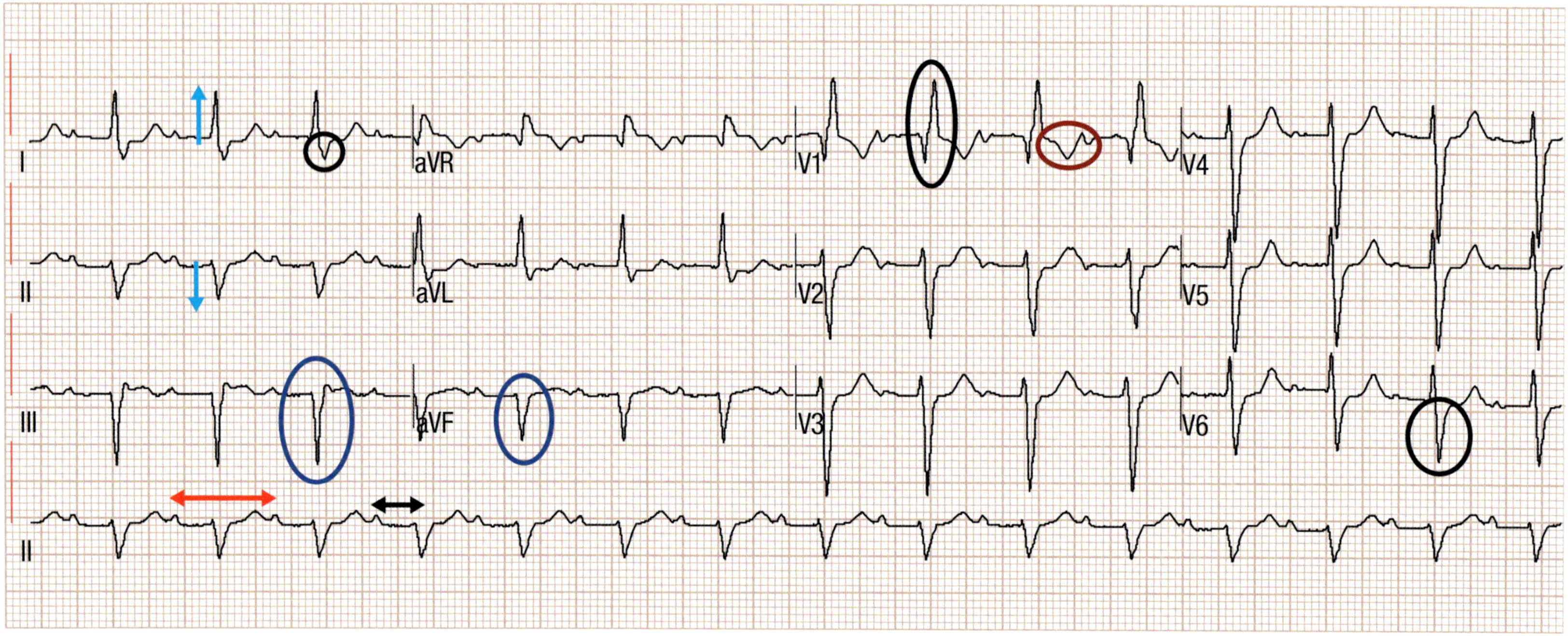

图 44 窦性心动过速，心率 107 次/分，左前分支传导阻滞（通常电轴明显左偏），一度房室传导阻滞（PR 间期>200ms），右束支传导阻滞（V1 导联呈 rSR'型，Ⅰ和 V6 导联 QRS 波终末部出现深大 S 波），伴继发性复极改变。Ⅲ和 aVF 导联 Q 波提示陈旧性下壁心肌梗死。

心电图练习 45（★）

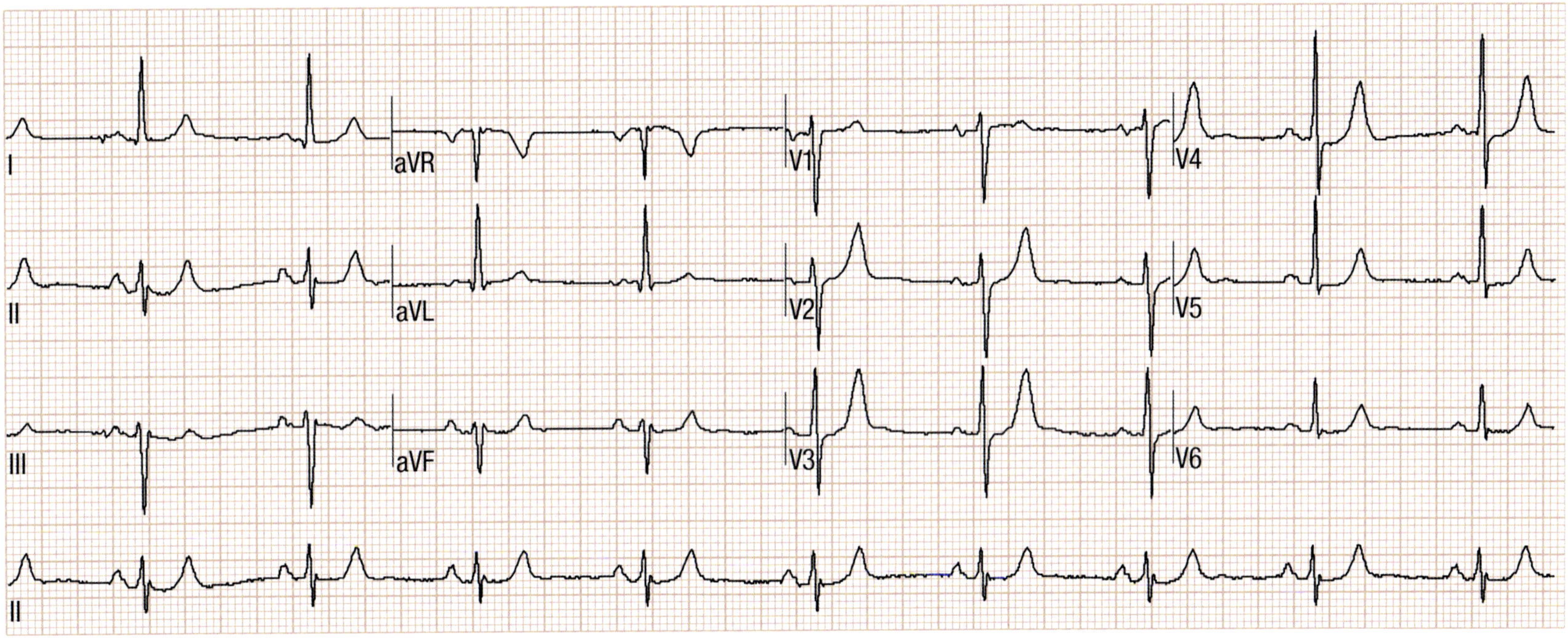

心电图练习 45 解析

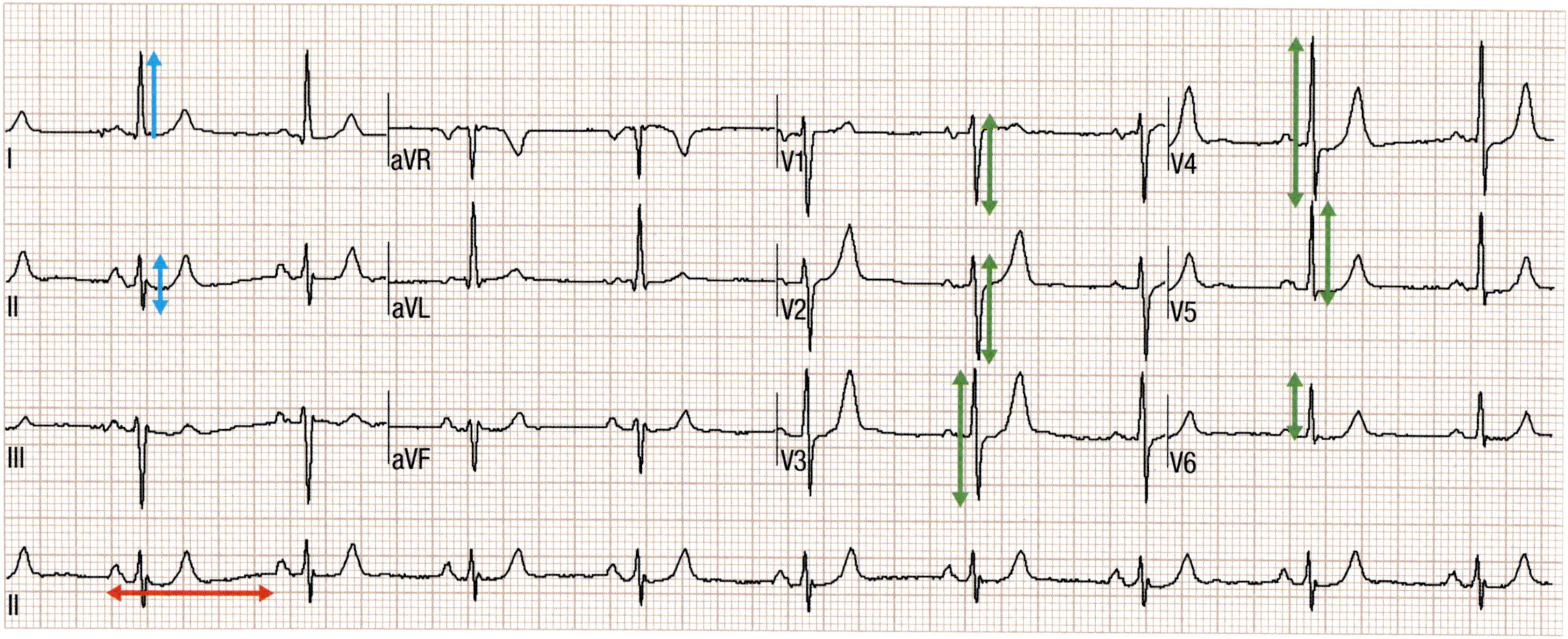

图 45 窦性心动过缓，心率 55 次/分，电轴-30°（Ⅱ导联 QRS 波呈等电位，Ⅰ导联 QRS 波呈正向，对应电轴为-30°），左心房扩大（注意Ⅱ导联切迹样 P 波，以及 V1 导联双相 P 波），间期正常，R 波递增良好，无明显复极异常。

心电图练习 46(★★)

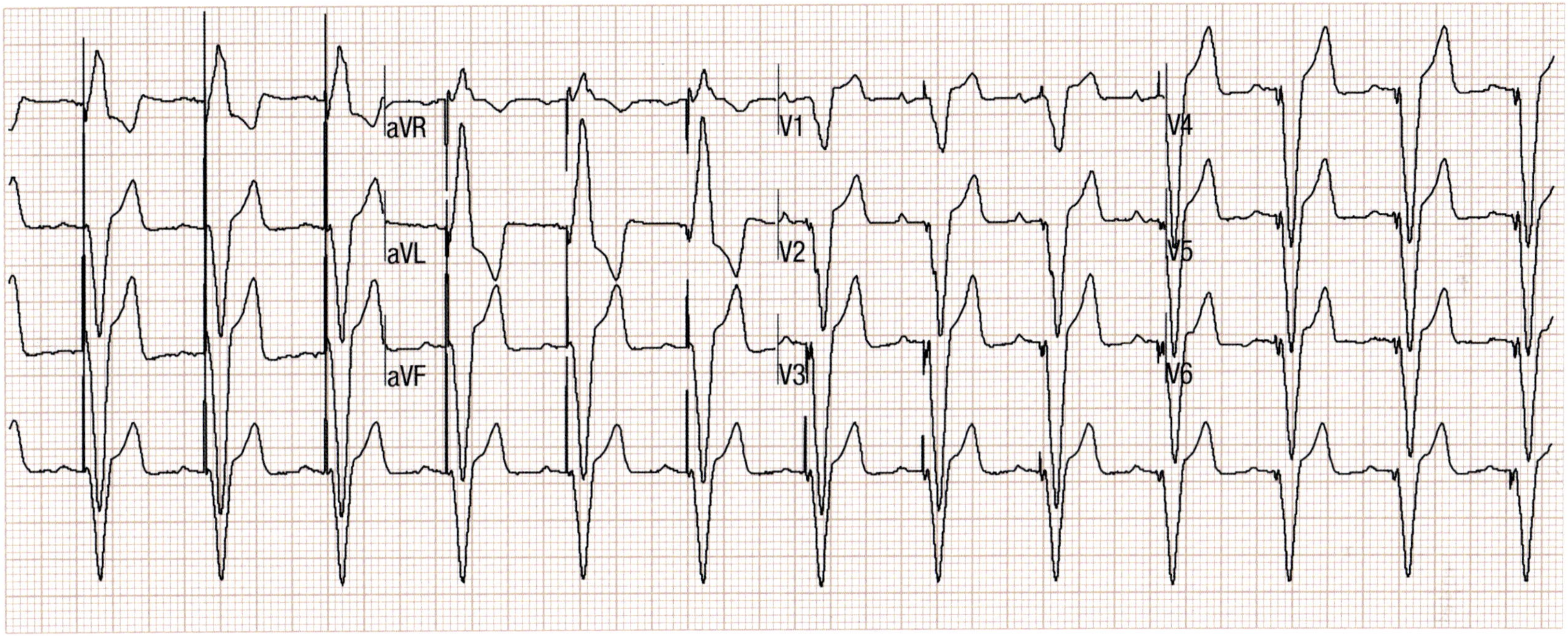

心电图练习 46 解析

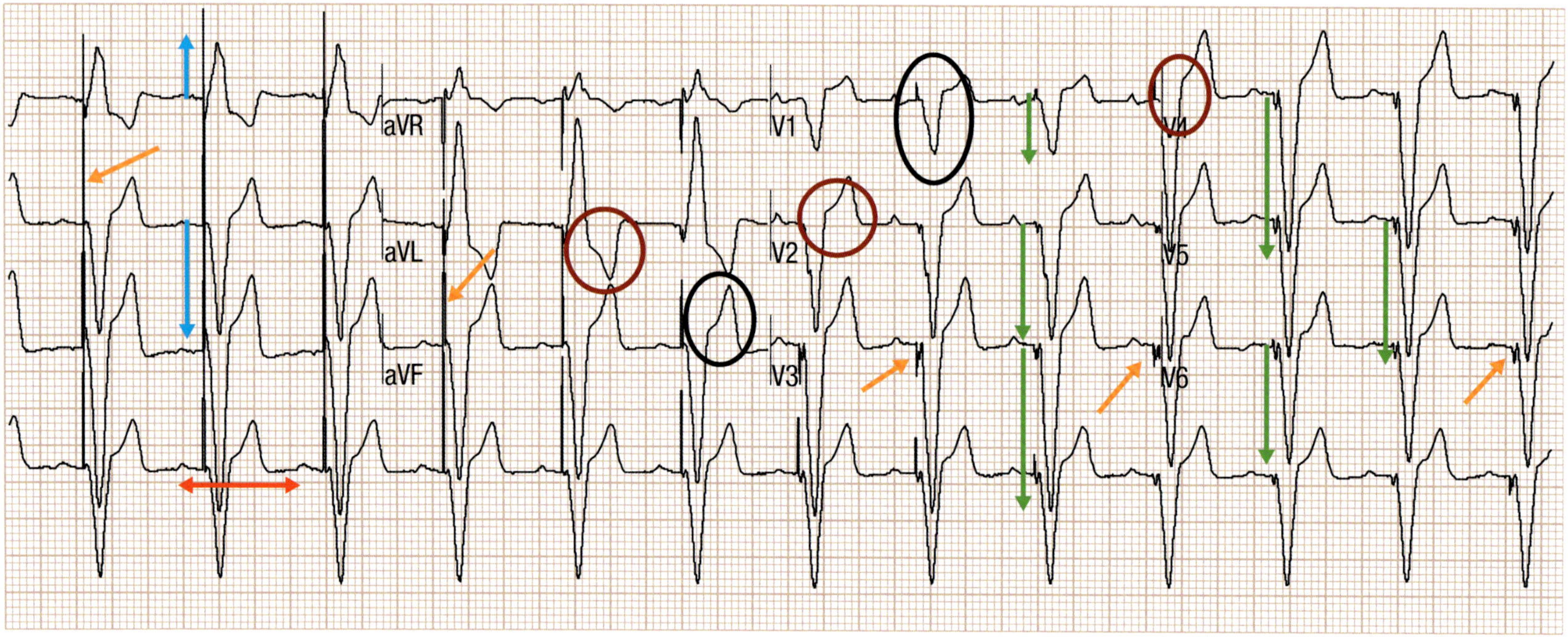

图 46 正常窦性心律，心率 80 次/分，电轴左偏（Ⅱ导联 QRS 波为负向，Ⅰ导联 QRS 波为正向，符合电轴左偏），100%的心房感知与心室起搏（注意起搏钉，当起搏器电极导线位于右心室心尖部时，由此形成的 QRS 波呈 LBBB 形态伴电轴左偏）。由于 LBBB，R 波递增不良，也存在 LBBB 导致的继发性复极异常（ST 段抬高、多导联 T 波倒置）。

这是单腔起搏器还是双腔起搏器？

P 波与起搏器信号之间关系固定。心房电极导线可感知心房电活动，产生起搏器介导的房室传导延迟，当无自身 QRS 波时，起搏器的心室电极导线会发出信号。这是双腔起搏器在 VAT 模式下的正常表现。

心电图练习 47a(★★★)

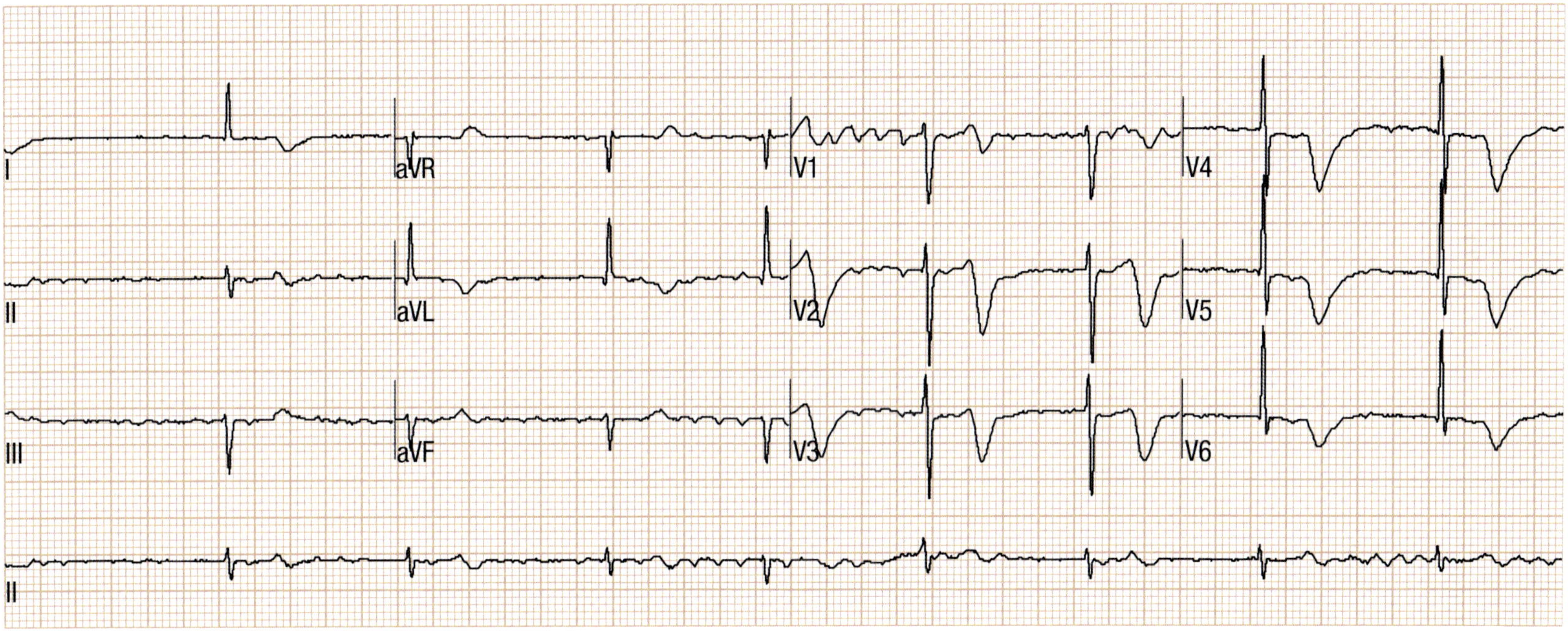

心电图练习 47a 解析

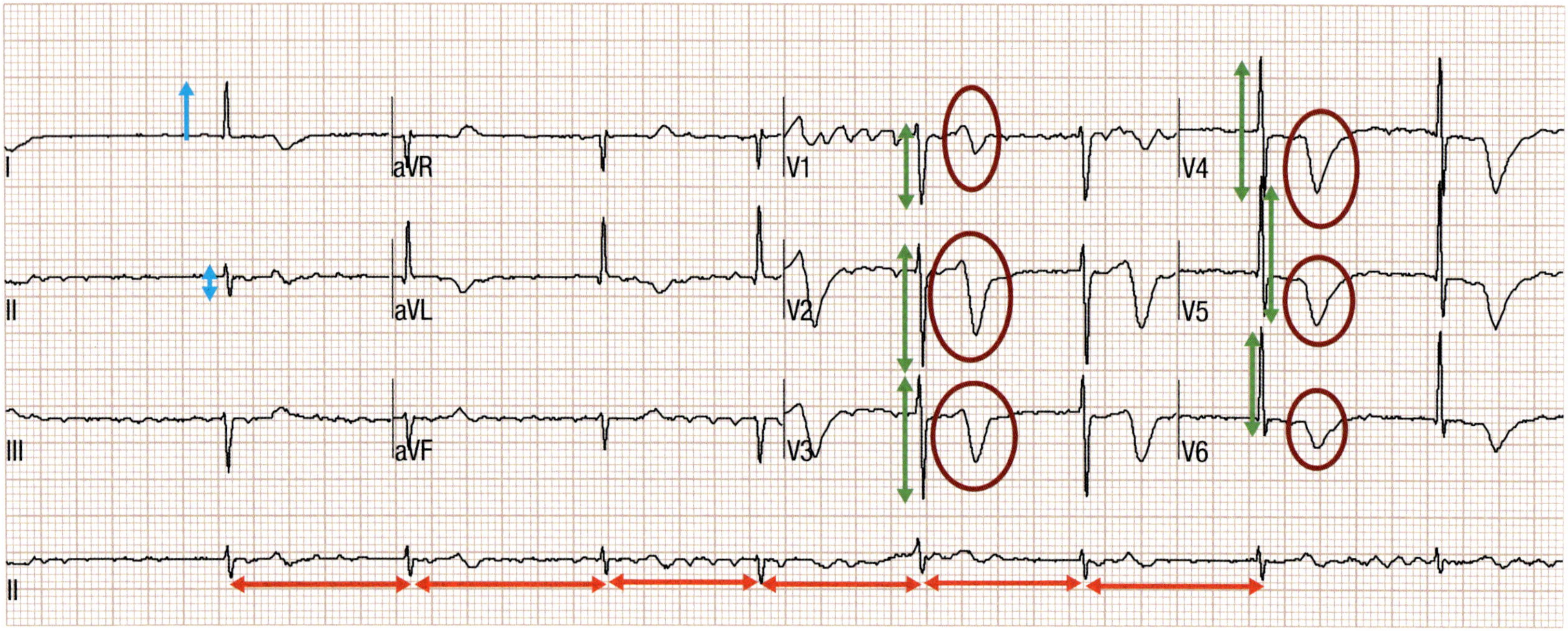

图 47　心房颤动伴心室反应，48 次/分（注意 P 波消失，伴绝对不规则心室律），电轴-30°（Ⅱ导联 QRS 波为等电位线，Ⅰ导联 QRS 波为正向，相当于-30°电轴），间期正常，V1~V6 导联 R 波递增正常，T 波对称性倒置，符合近期前侧壁非 Q 波心肌梗死心电图表现。

心电图练习 47b(★★★)

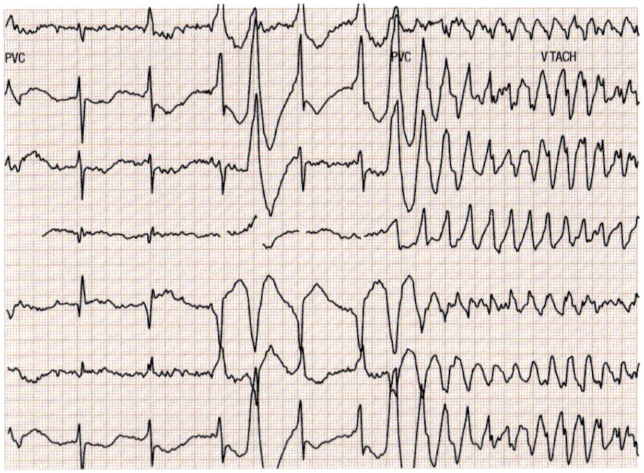

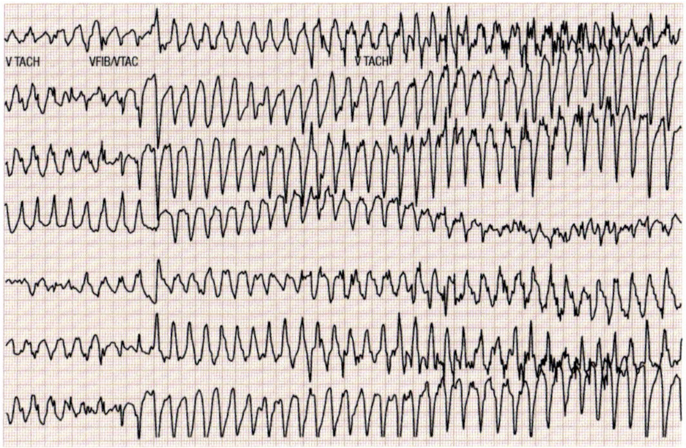

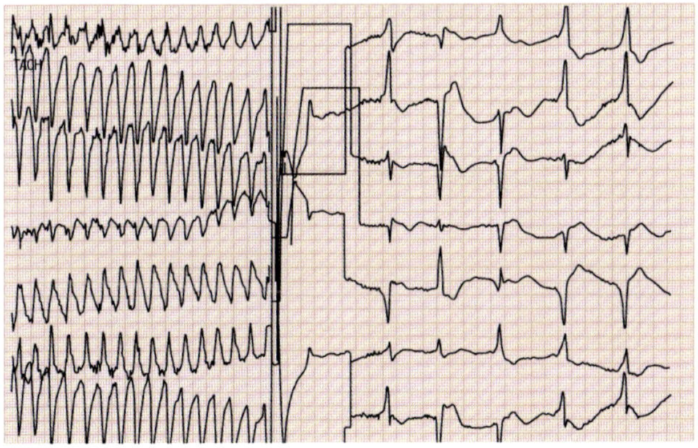

心电图练习 47b 解析

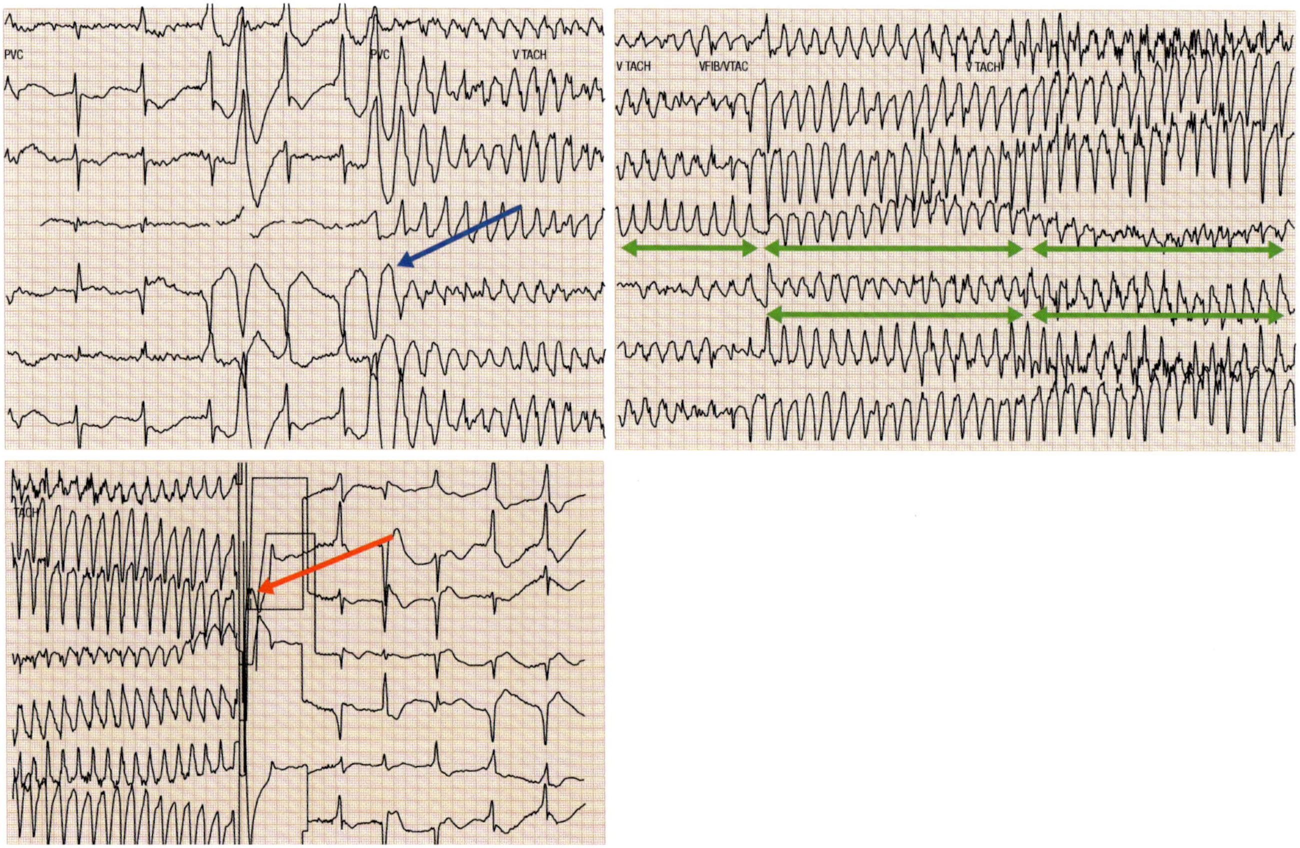

图 47a　第一份心电记录左侧显示频发室性期前收缩。心律失常前的最后一个室性期前收缩是在心动周期早期出现的室性期前收缩(蓝色箭头所示),导致尖端扭转型室性心动过速(一种多形性室性心动过速类型),通常发生在 QT 间期延长时,注意 QRS 波的形态变化(绿色箭头所示)。一次电击终止尖端扭转型室性心动过速(红色箭头所示)。

心电图练习 48(★★★)

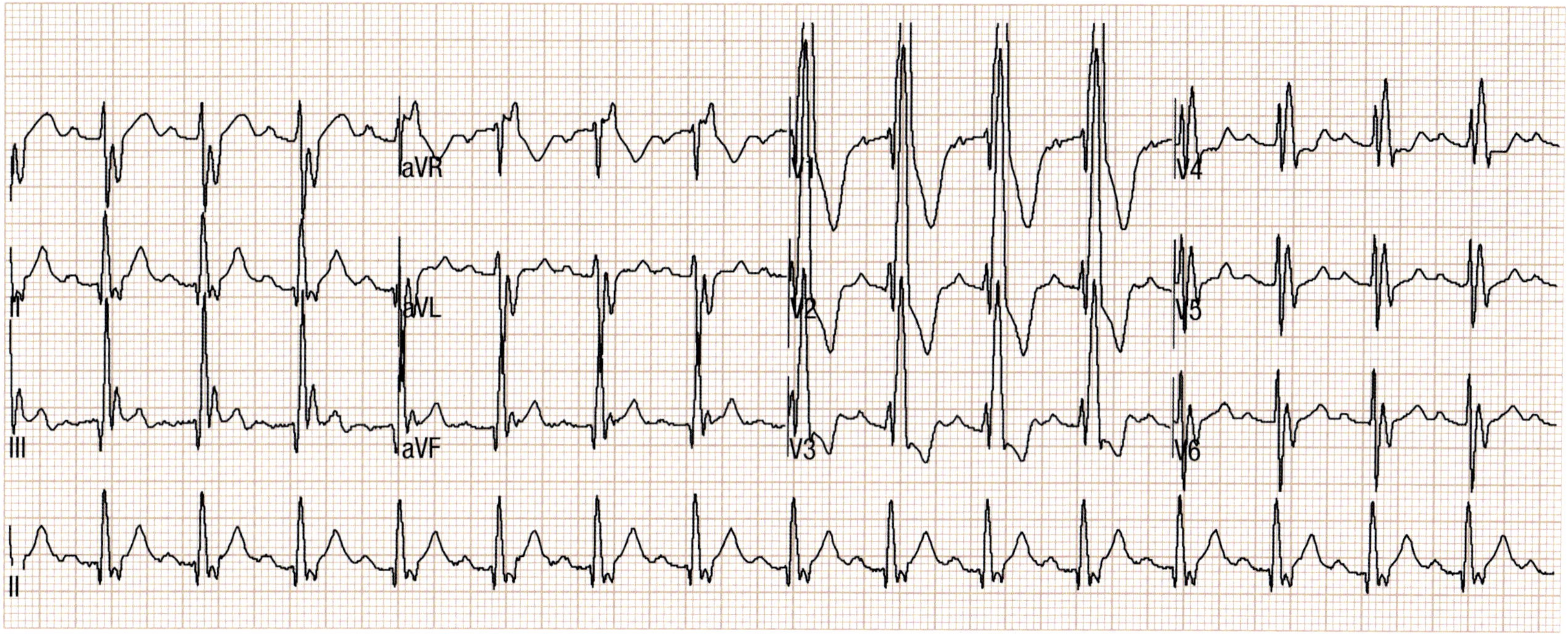

心电图练习 48 解析

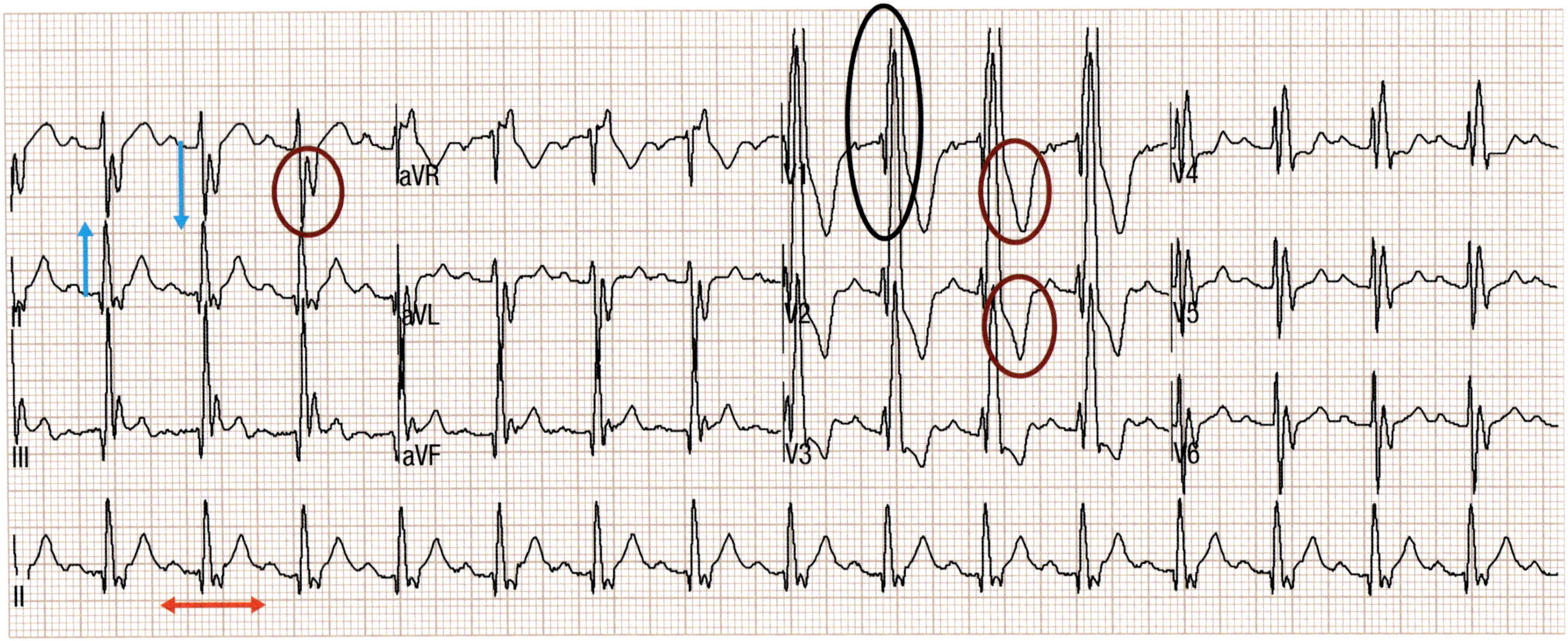

图 48 窦性心动过速，心率 115 次/分，电轴右偏，右束支传导阻滞（V1 导联 QRS 波呈 rsR'型，Ⅰ和 V6 波终末部出现深大 S 波）伴继发性复极改变（此心电图来自一例法洛四联症修补术后患者）。

心电图练习 49(★)

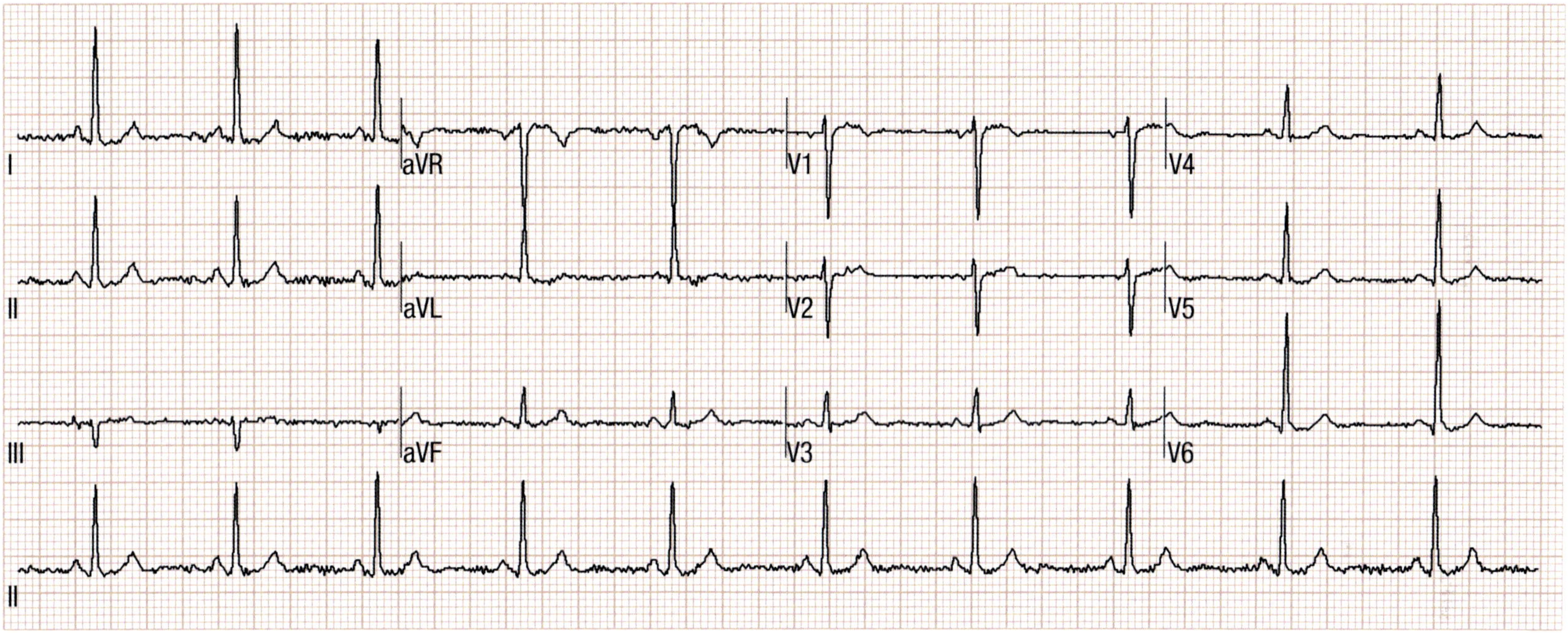

心电图练习 49 解析

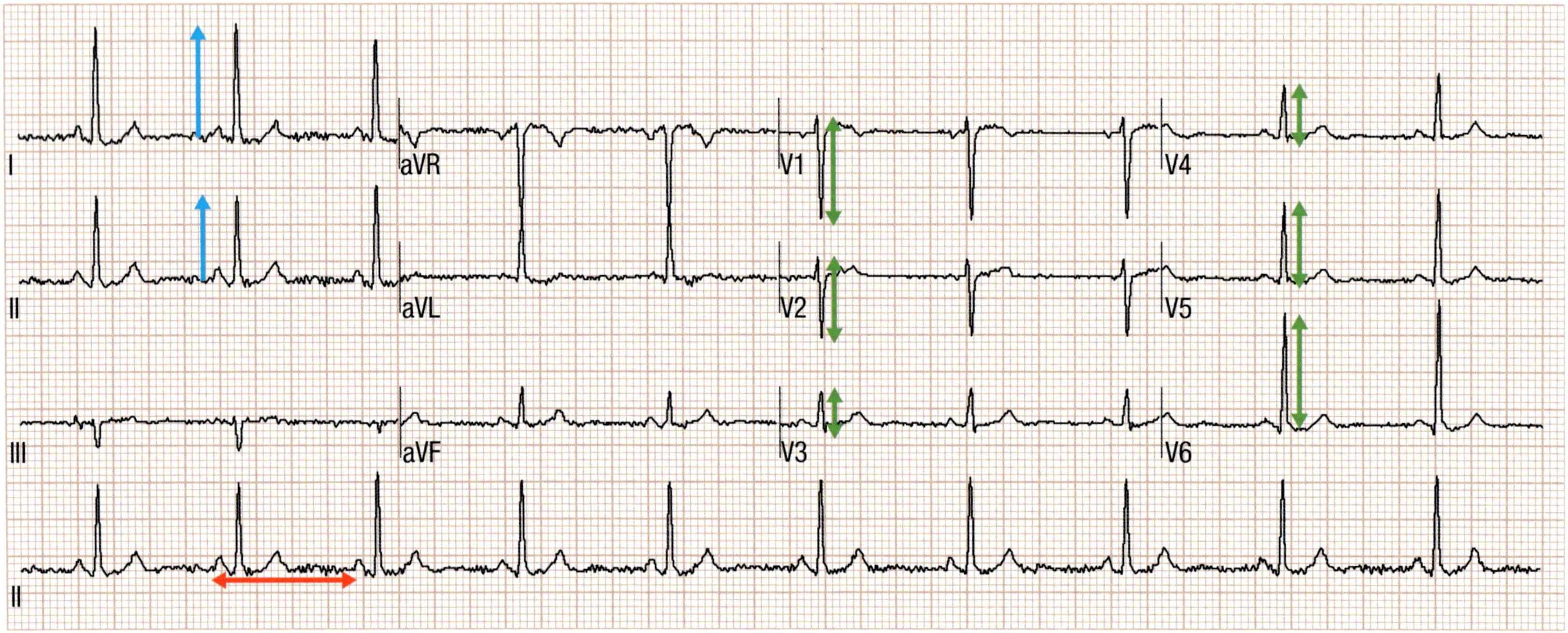

图 49 正常窦性心律，心率 75 次/分，电轴正常，间期正常，R 波递增良好，无明显复极异常。

心电图练习 50（★★）

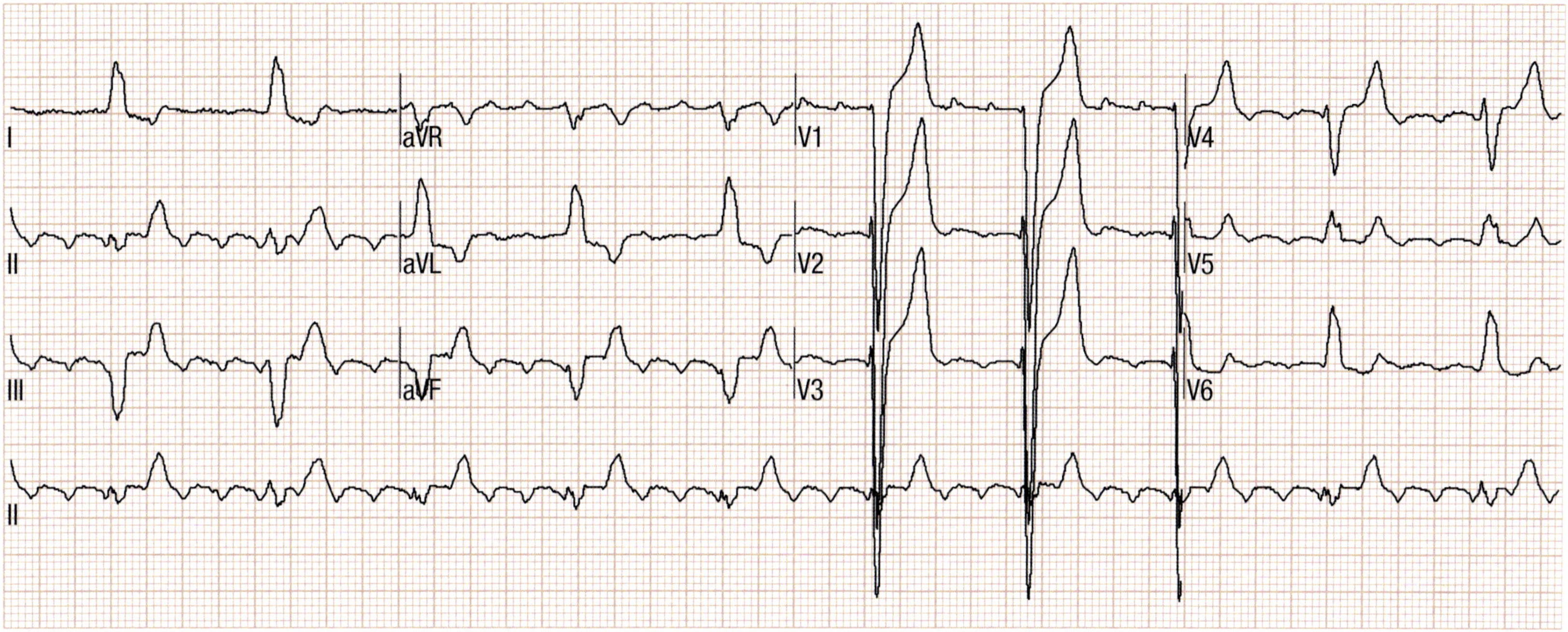

心电图练习 50 解析

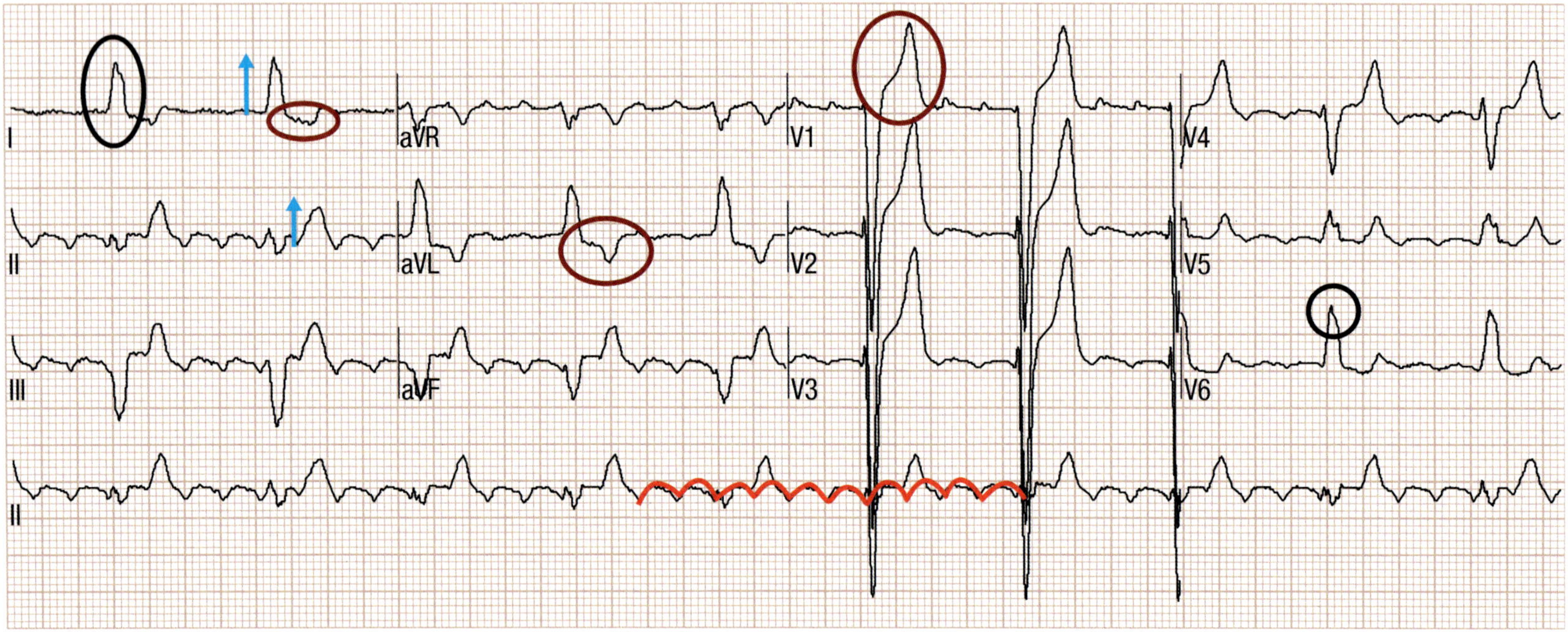

图 50 心房扑动(注意锯齿状波形),心室率 65 次/分,电轴正常,LBBB(QRS>120ms,Ⅰ和 V6 导联 QRS 波存在顿挫,有时被称为“兔耳”征),继发性复极改变。

心电图练习 51（★★★）

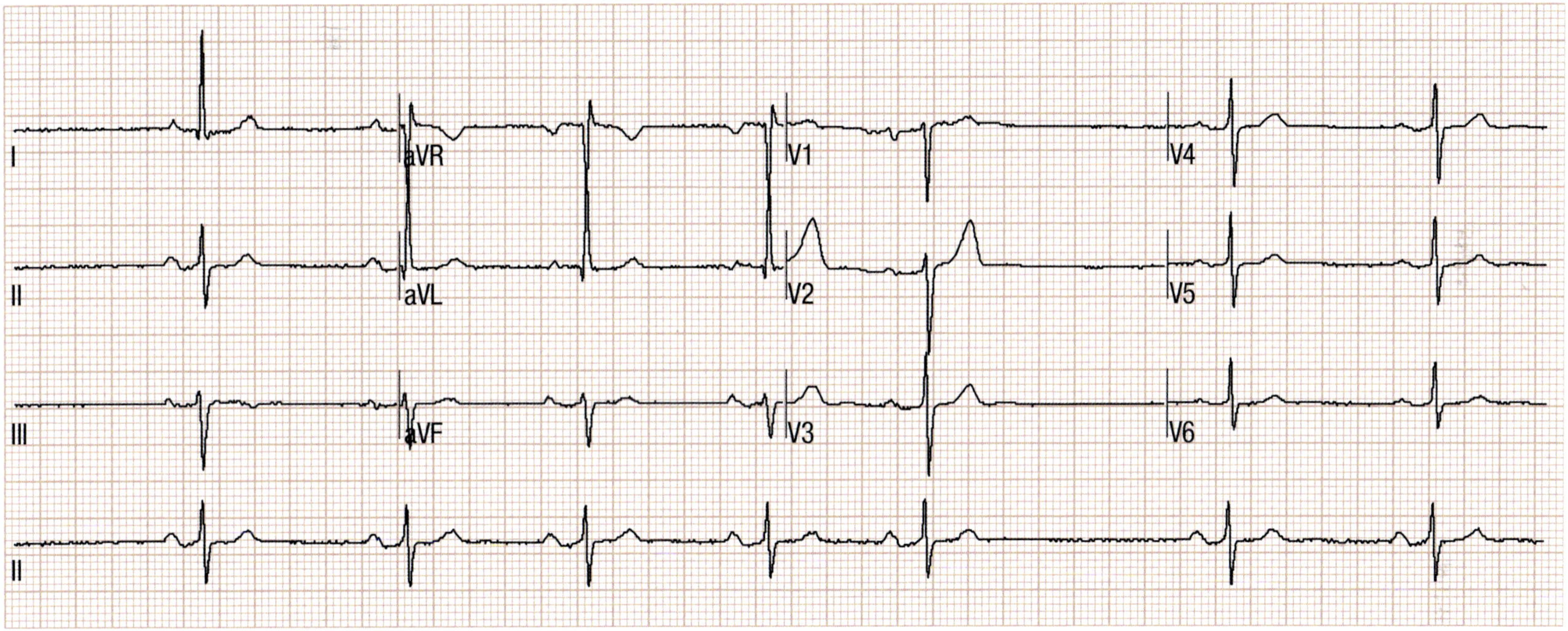

心电图练习 51 解析

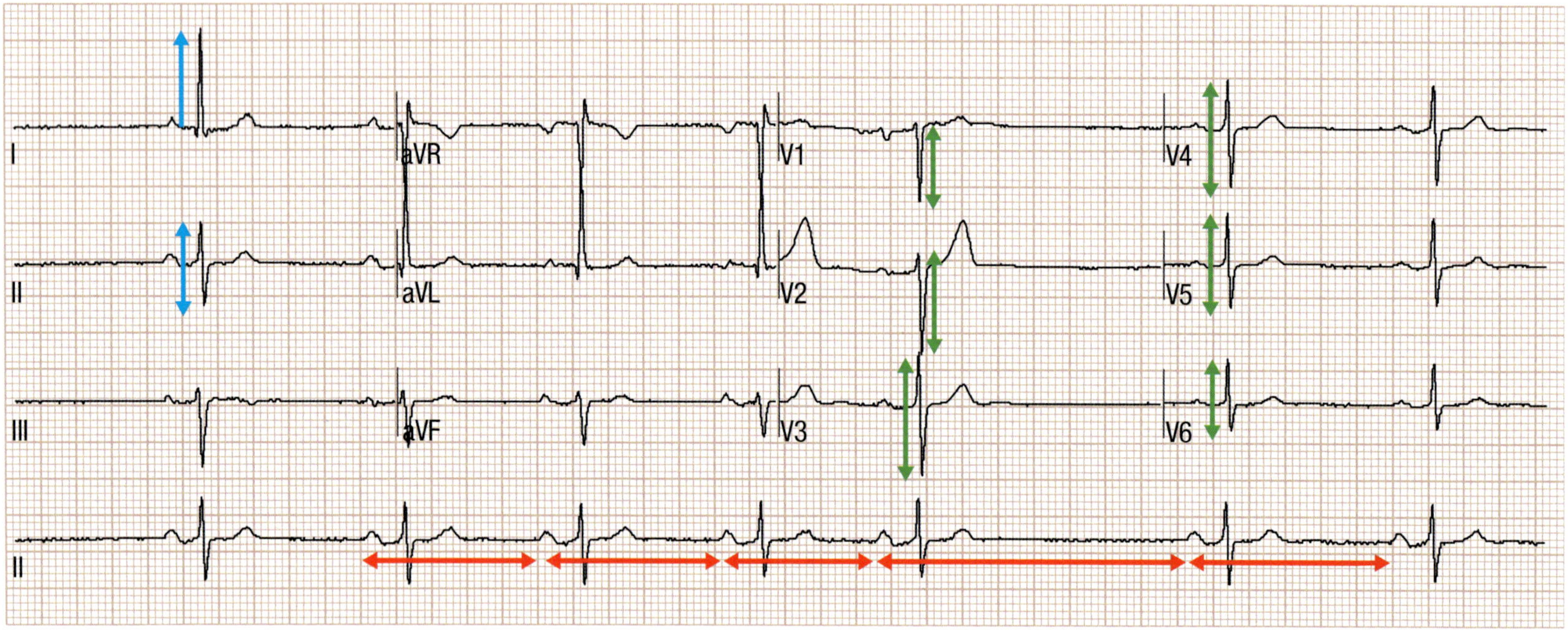

图 51　窦性心律失常，心率 44 次/分（注意心率的周期性变化，通常与呼吸周期相关）、电轴-30°、间期正常，R 波递增不良，无明显复极异常。

心电图练习 52(★★)

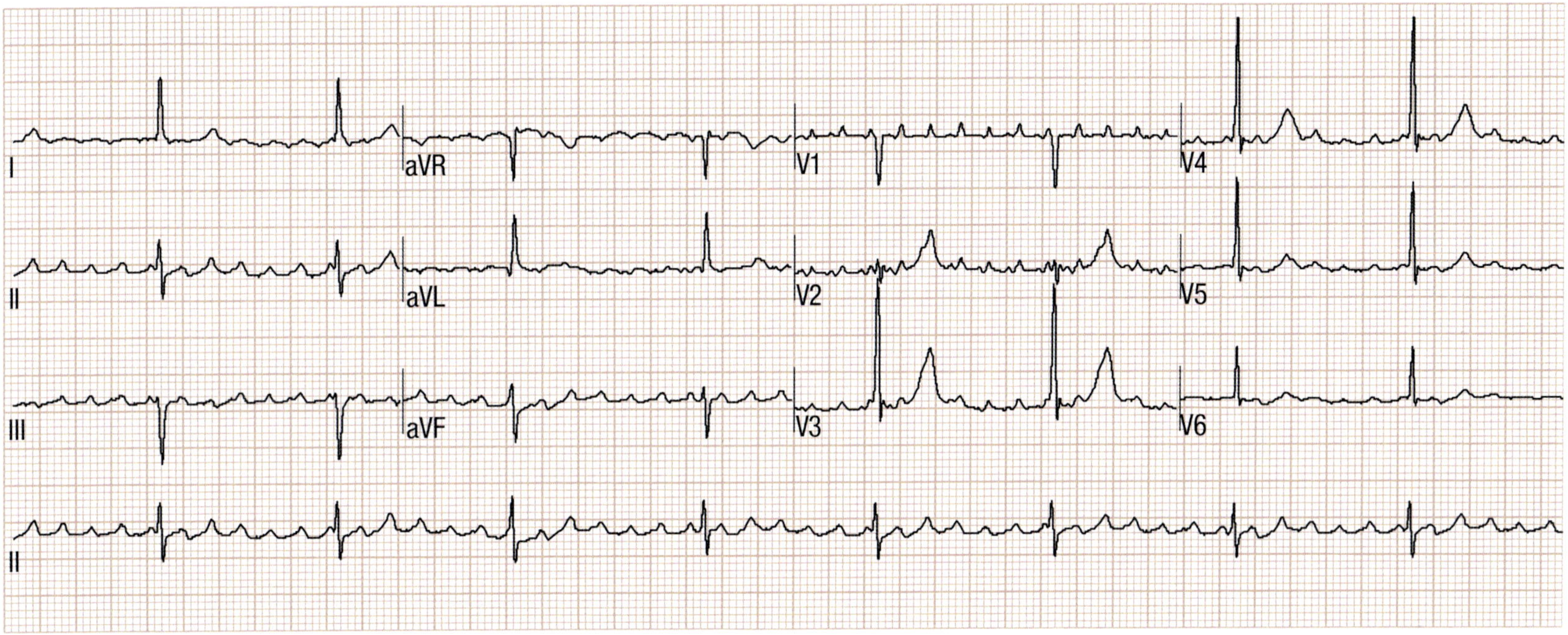

心电图练习 52 解析

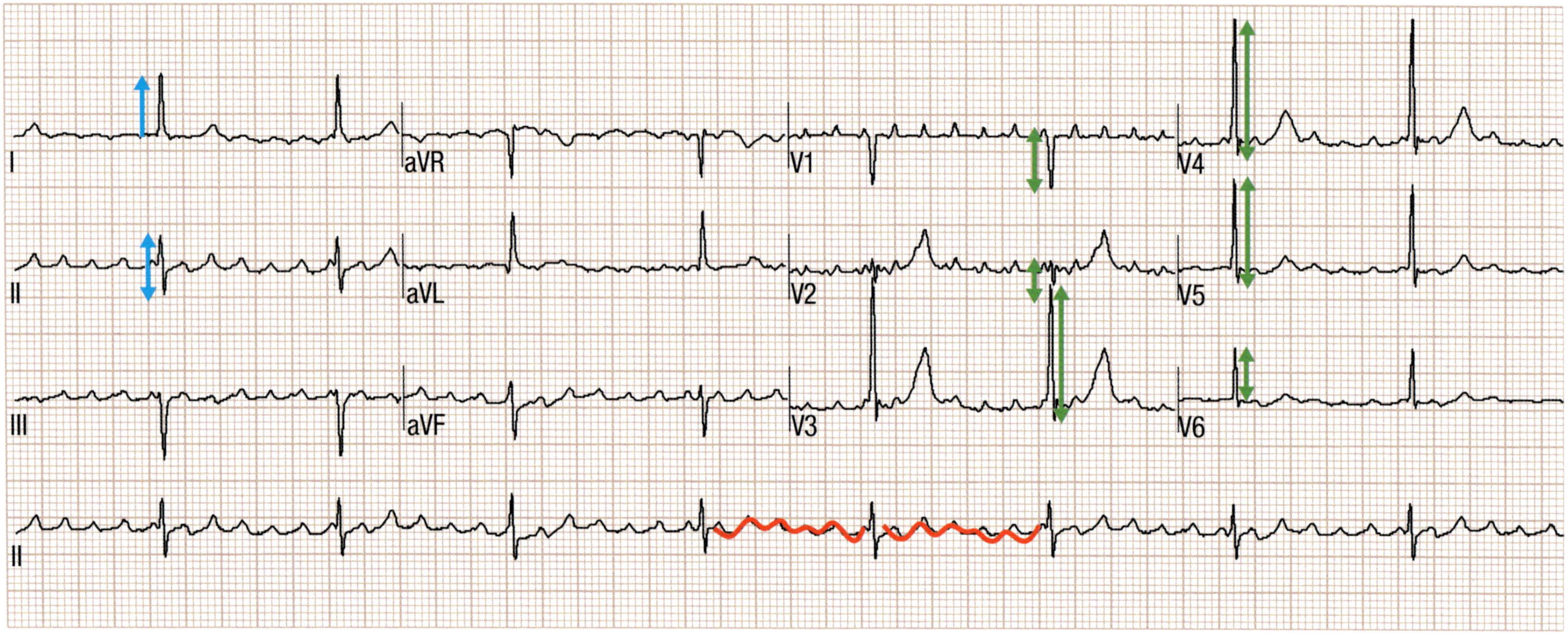

图 52　心房扑动(注意锯齿状波形),心室率 60 次/分,电轴正常,R 波移行较早,无明显复极异常。

心电图练习 53(★★)

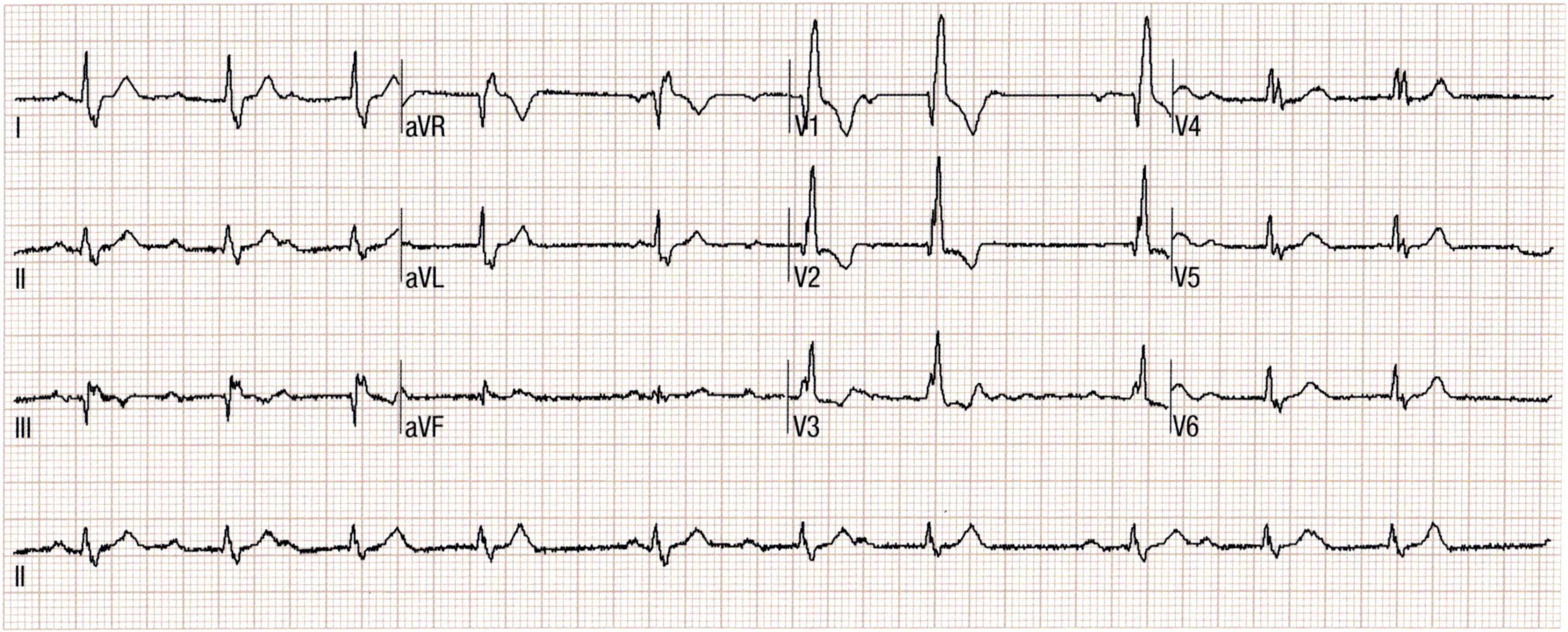

心电图练习 53 解析

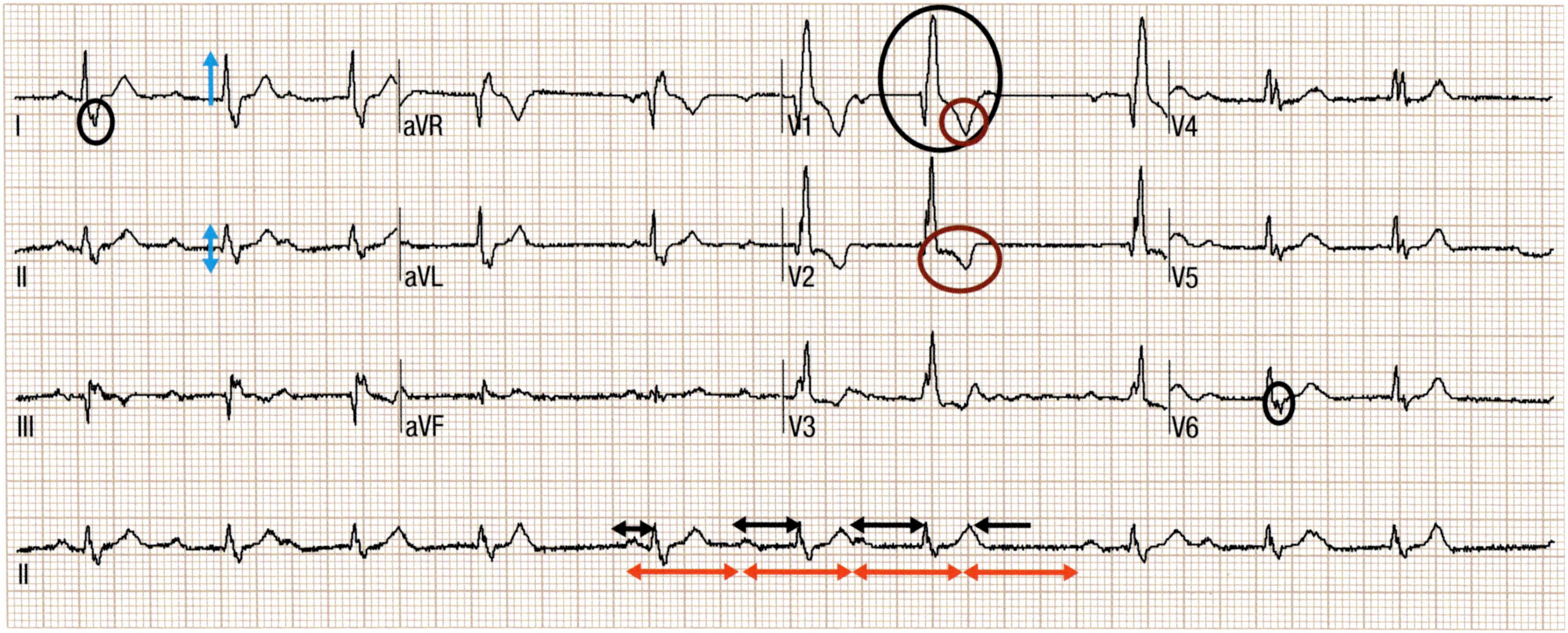

图 53　正常窦性心律，心率 94 次/分，电轴正常，二度Ⅰ型房室传导阻滞，周期为 4:3（注意黑色双箭头所示的 PR 间期进行性延长。单箭头表示 P 波未下传的 PR 间期。每 5 个 P 波中仅有 4 个 QRS 波群），右束支传导阻滞伴继发性复极改变，以及 1 个交界性期前收缩。

心电图练习 54(★★)

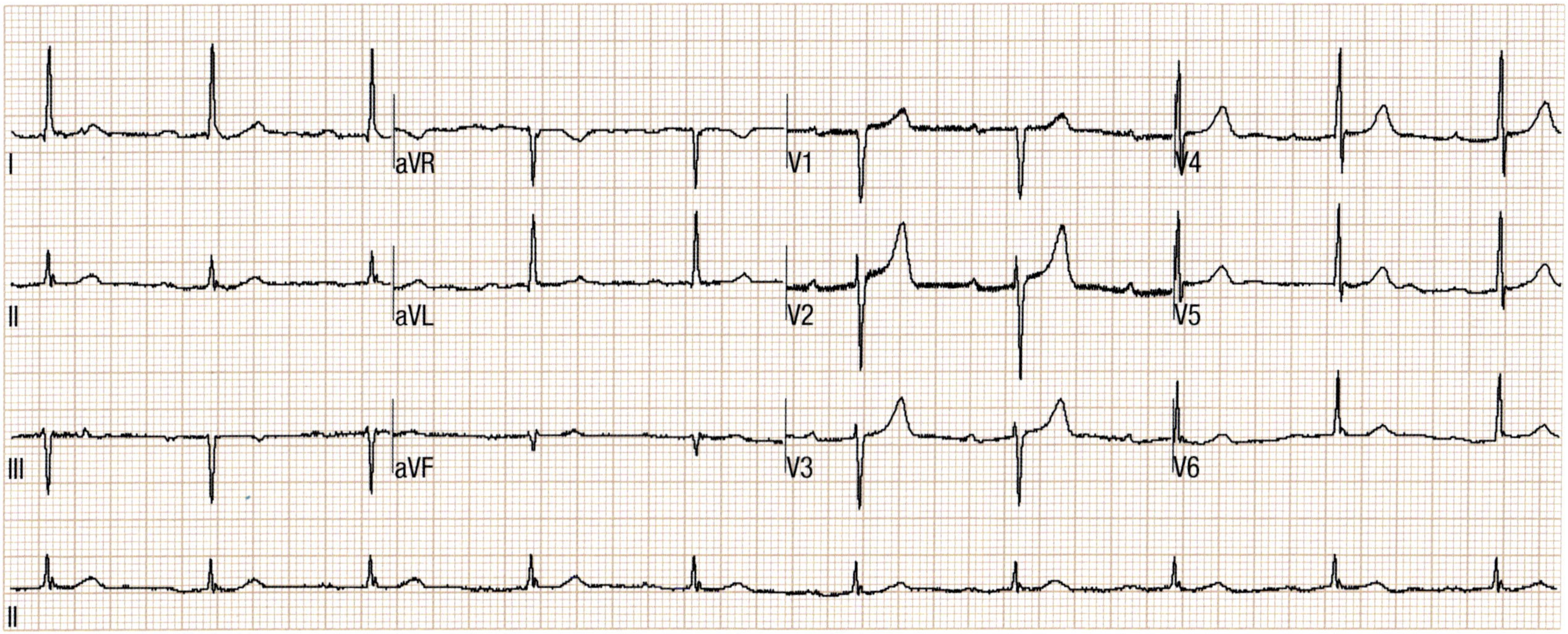

心电图练习 54 解析

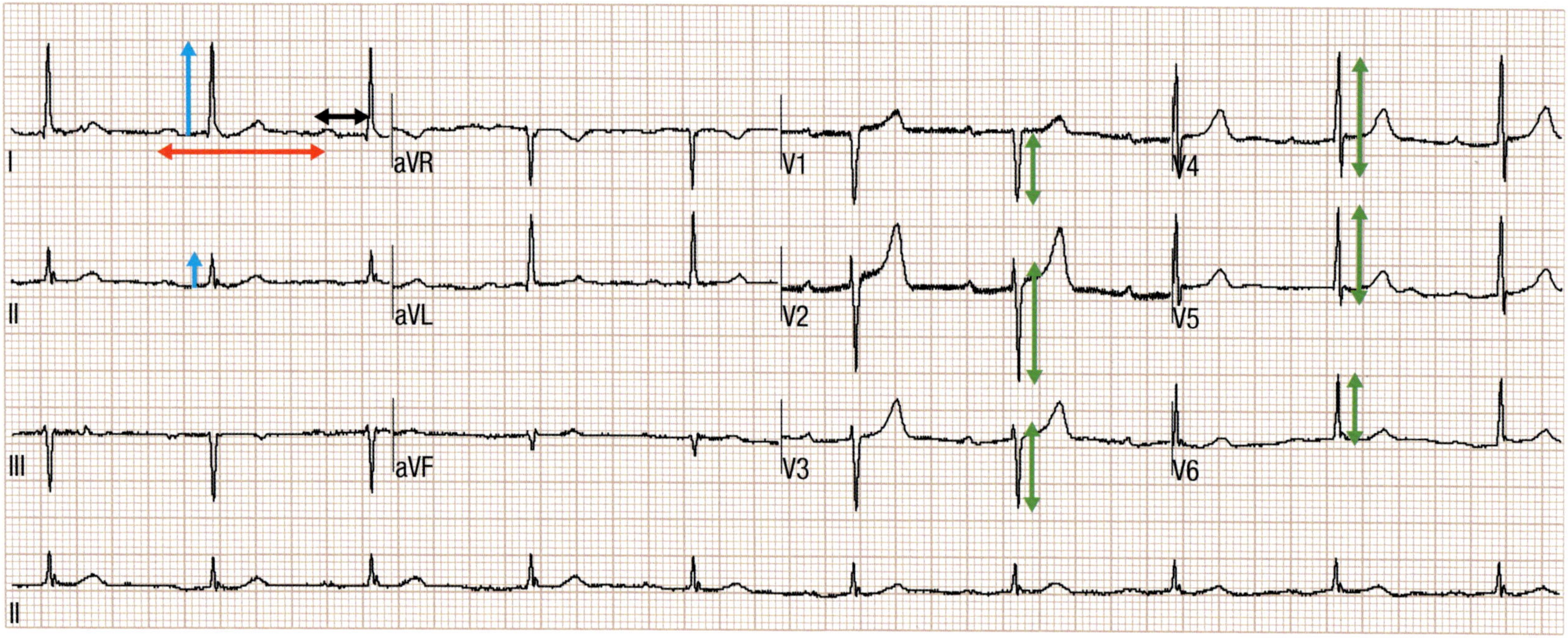

图 54 正常窦性心律，心率 68 次/分，电轴正常，一度房室传导阻滞[注意 PR 间期几乎为 300ms（正常 PR 间期 120~200ms）]，R 波递增良好，无明显复极改变。

心电图练习 55(★★)

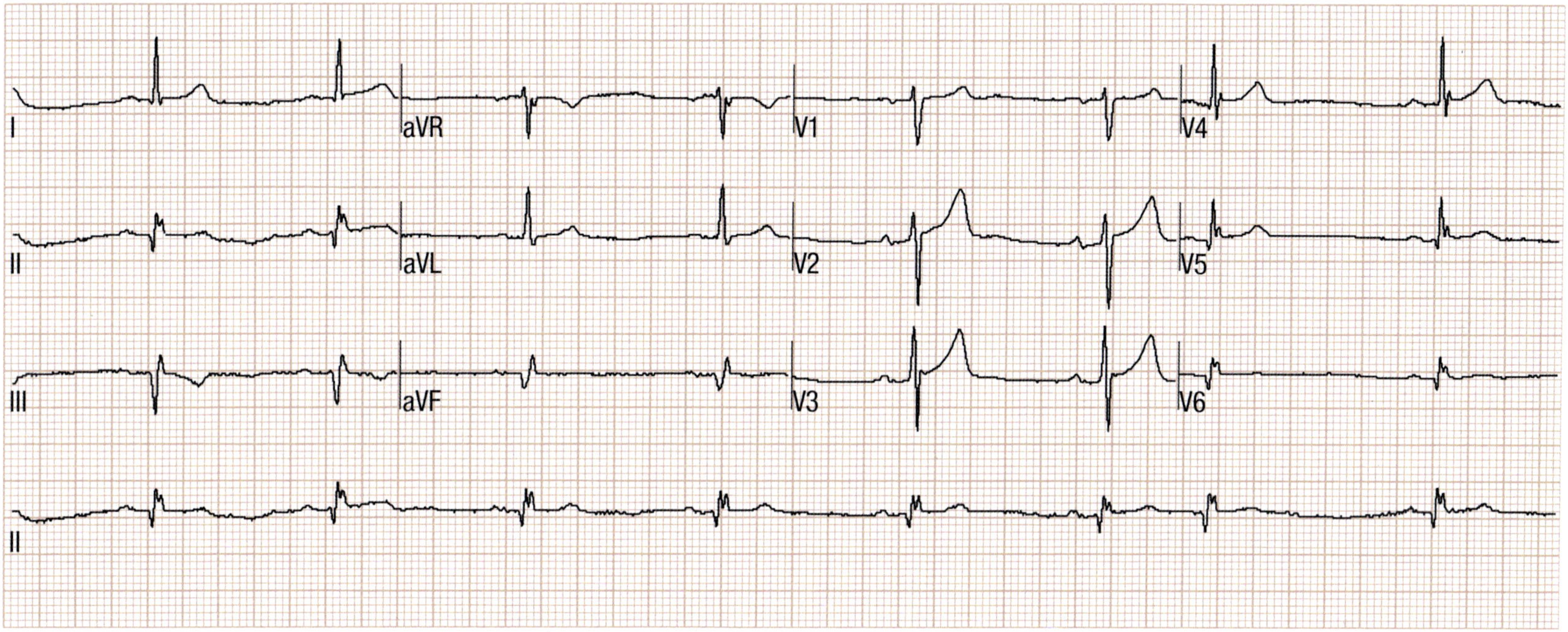

心电图练习 55 解析

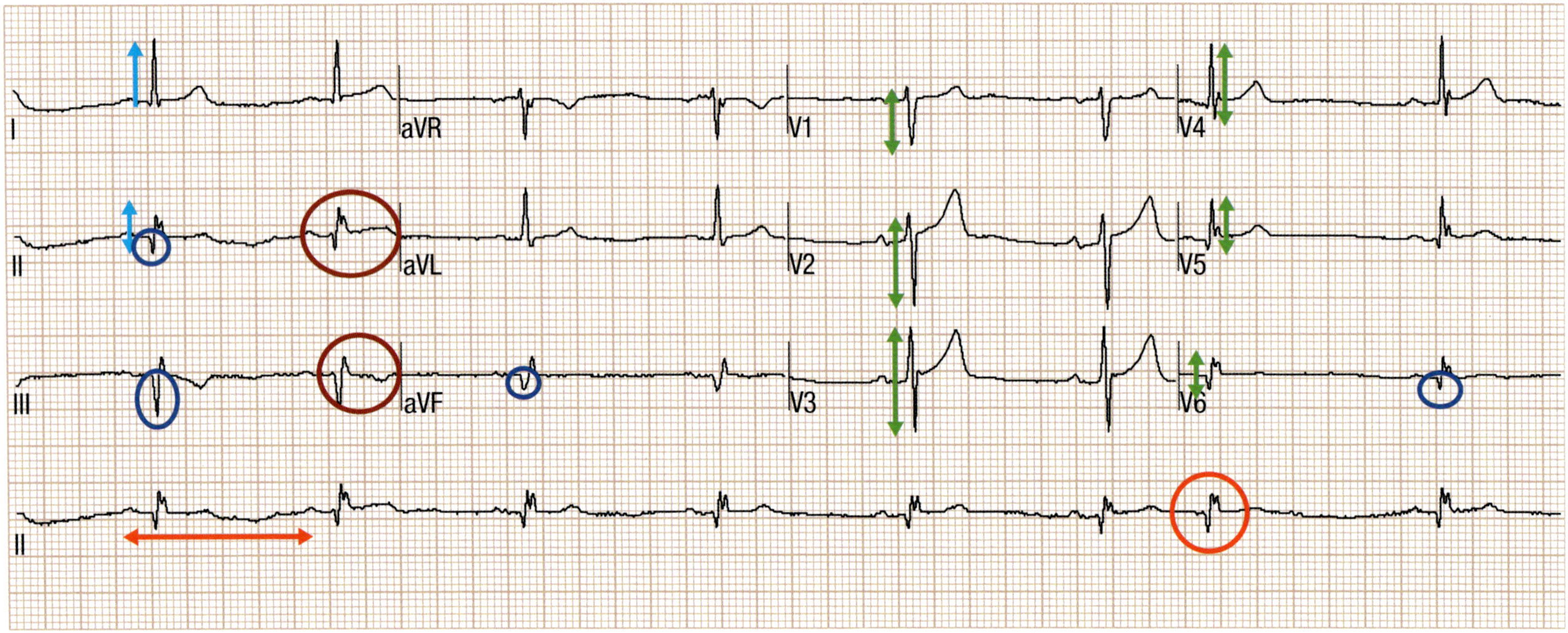

图 55　窦性心动过缓，心率 53 次/分，伴 1 次房性期前收缩，电轴-30°，间期正常，R 波递增良好，无明显复极异常。Ⅱ、Ⅲ、aVF 和 V6 导联 Q 波，符合陈旧性下壁心尖部心肌梗死心电图表现。

心电图练习 56(★)

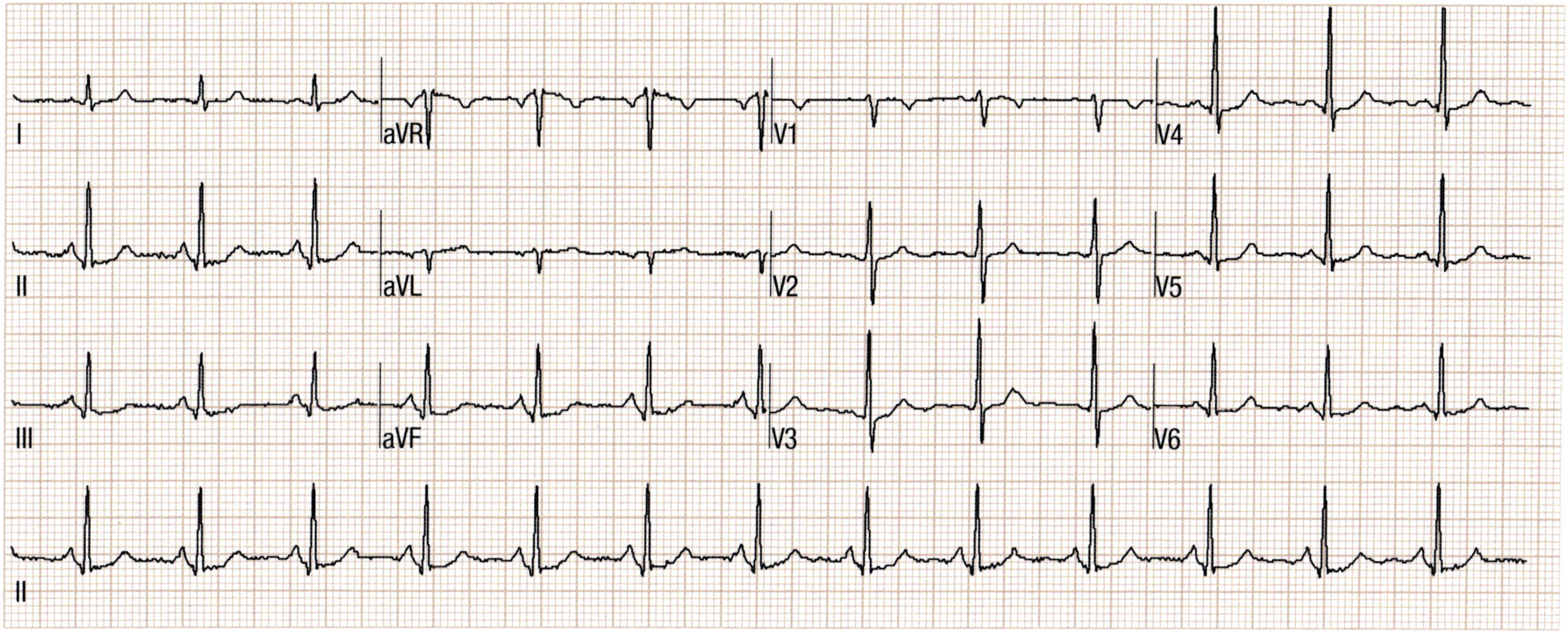

心电图练习 56 解析

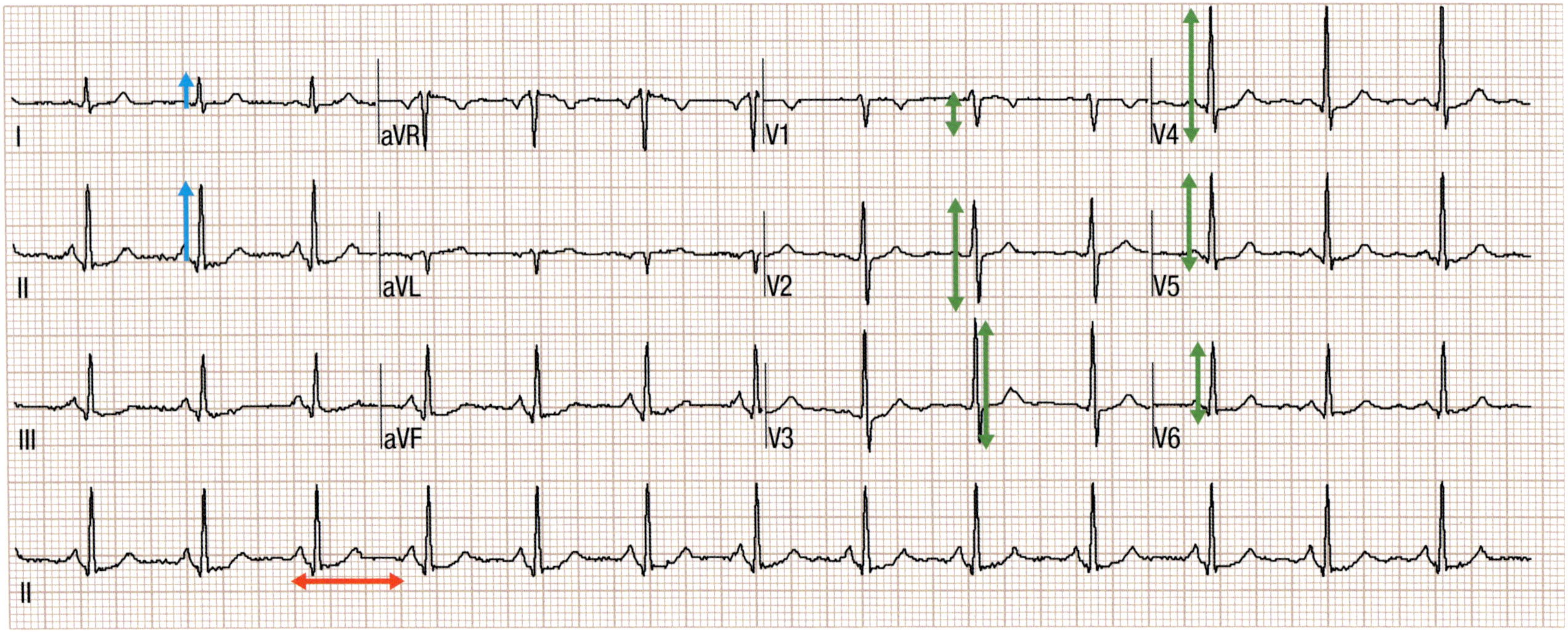

图 56 窦性心律，心率 98 次/分，电轴正常，间期正常，R 波移行较早，无明显复极改变。

心电图练习 57(★★)

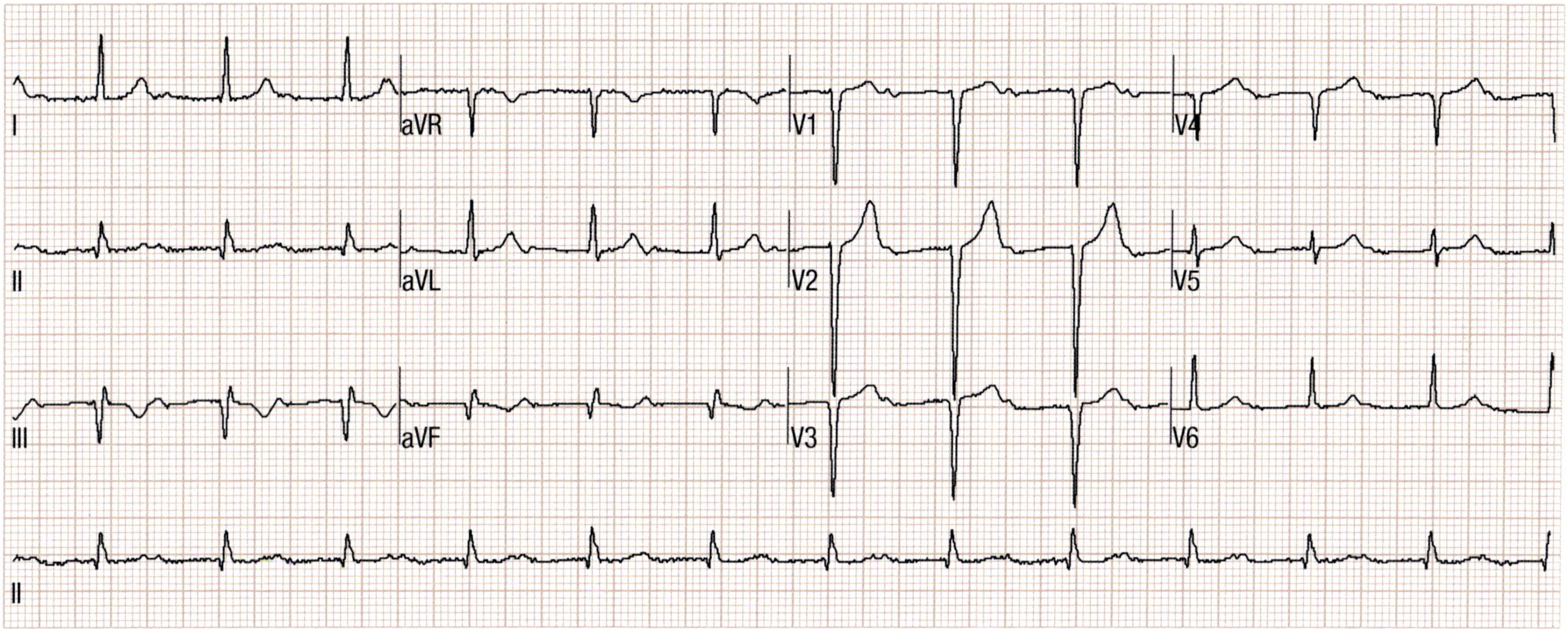

心电图练习 57 解析

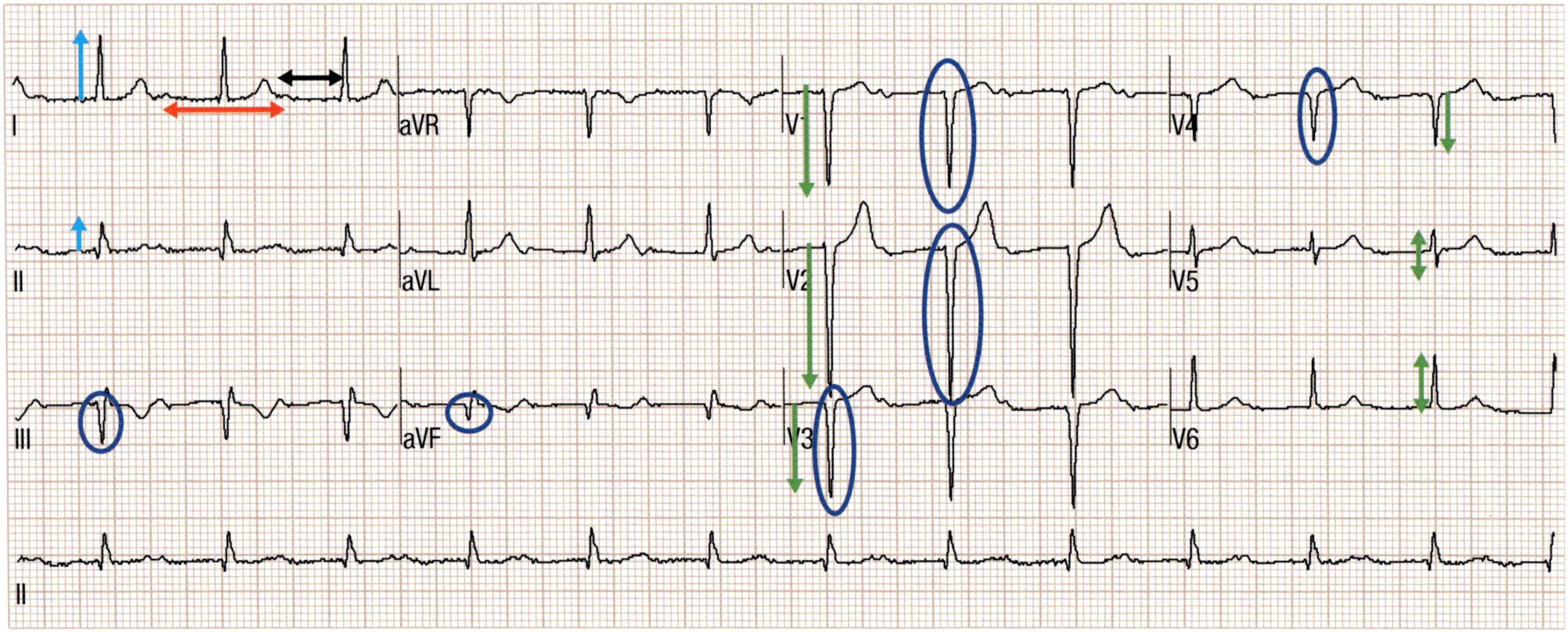

图 57 窦性心律，心率 83 次/分，电轴正常，一度房室传导阻滞（PR 间期=350ms），R 波递增不良伴Ⅱ、Ⅲ、aVF 导联 Q 波，符合陈旧性下壁心肌梗死心电图表现，V2~V4 导联 Q 波，符合陈旧性前壁心肌梗死心电图表现，无明显复极改变。

心电图练习 58(★★★★)

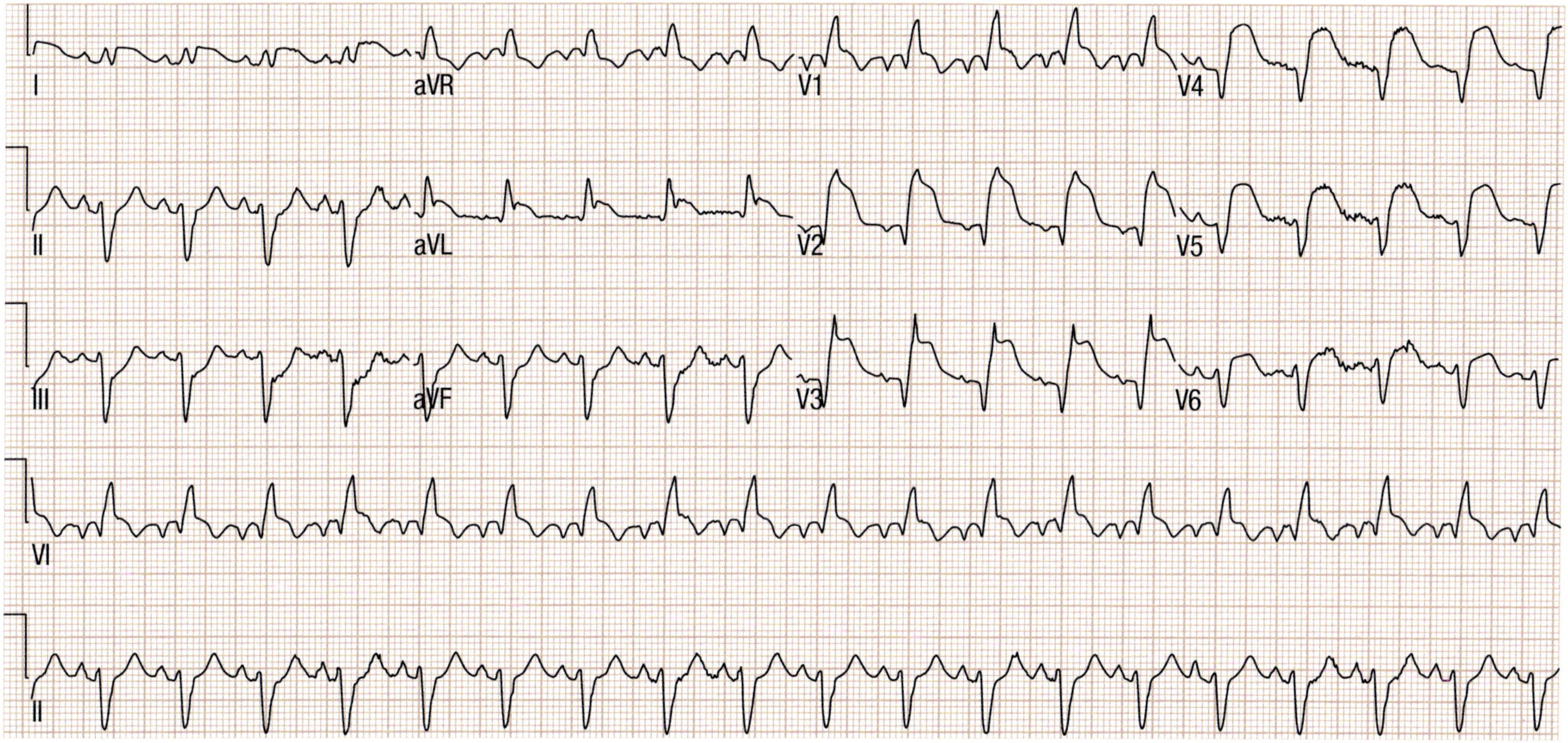

心电图练习 58 解析

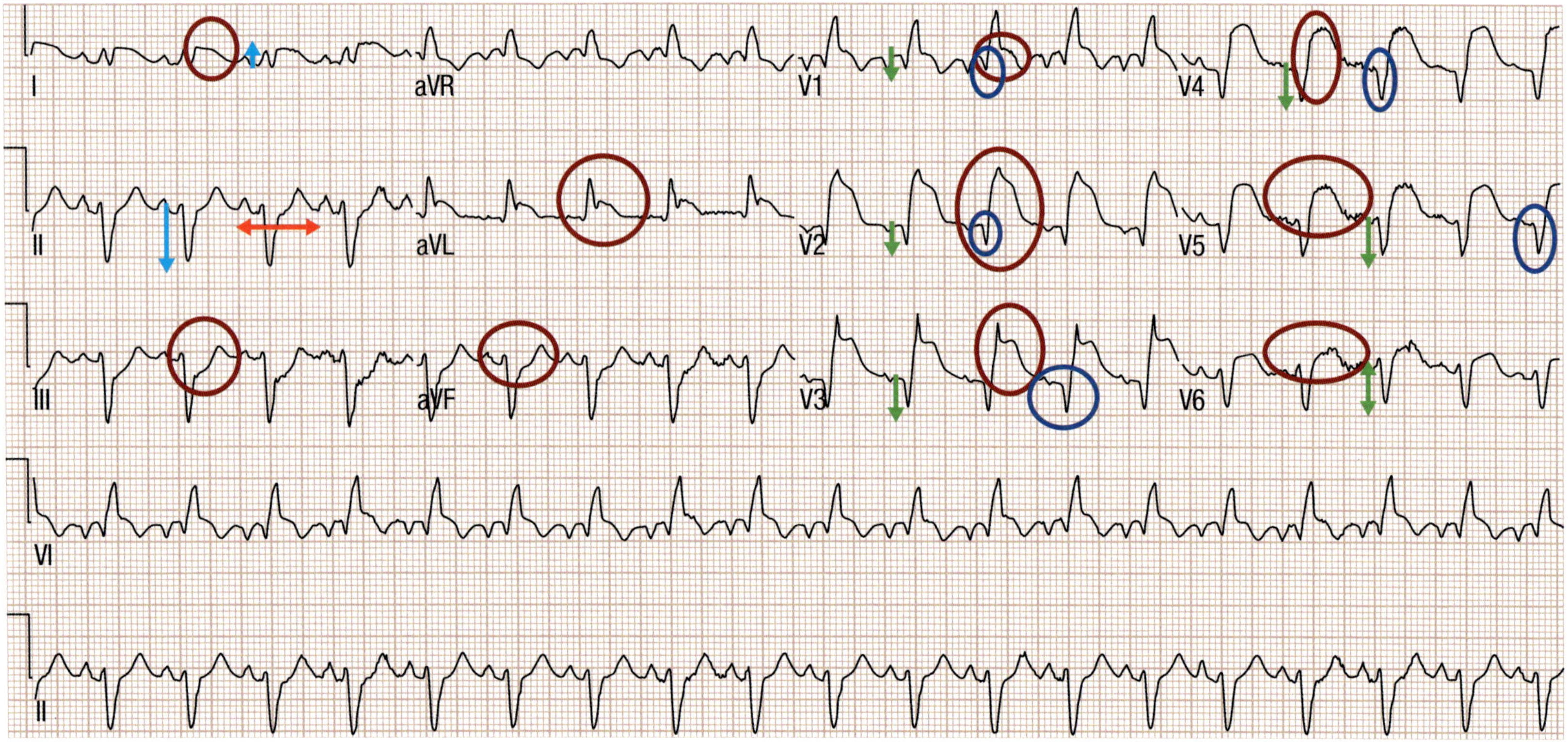

图 58　窦性心动过速，心率 120 次/分，伴右束支与左前分支传导阻滞，V1~V5 导联 Q 波，ST 段凹面向下抬高 12mm，Ⅰ、aVL 和 V1~V6 导联，符合急性前侧壁心肌梗死心电图表现。

心电图练习 59(★★)

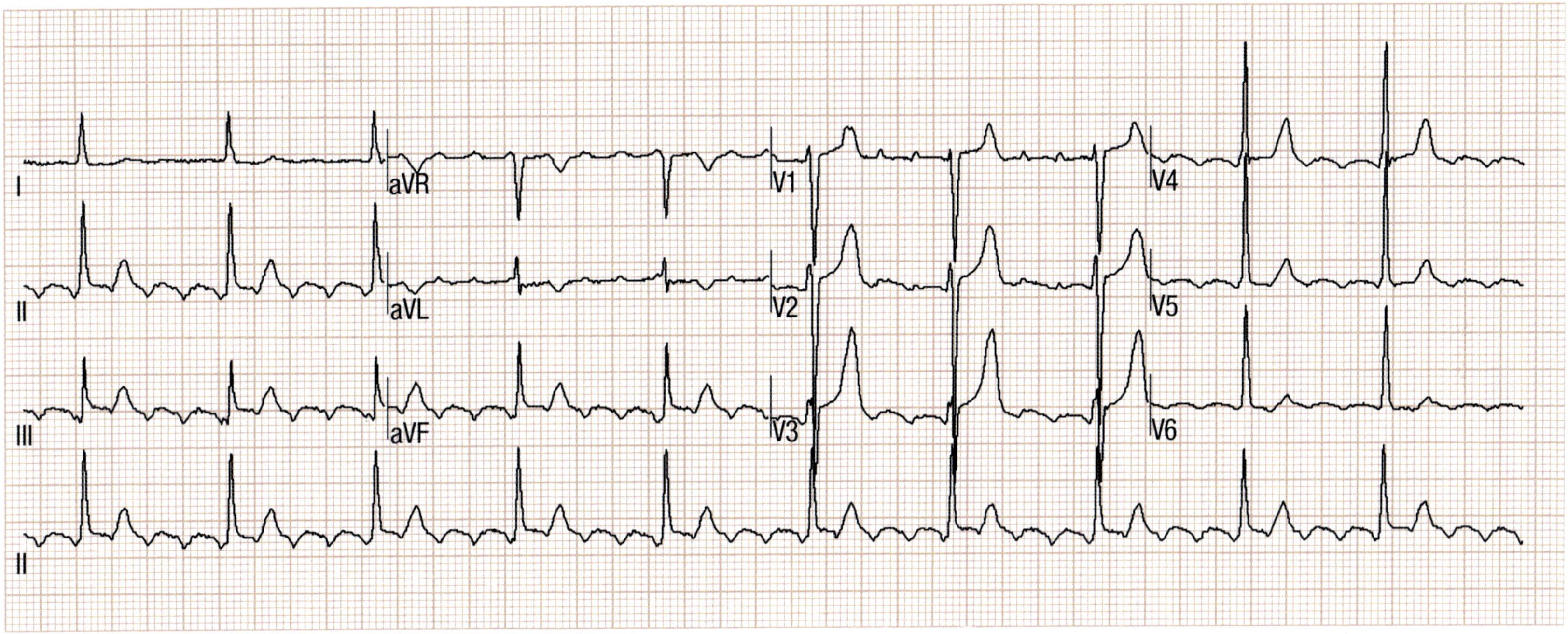

心电图练习 59 解析

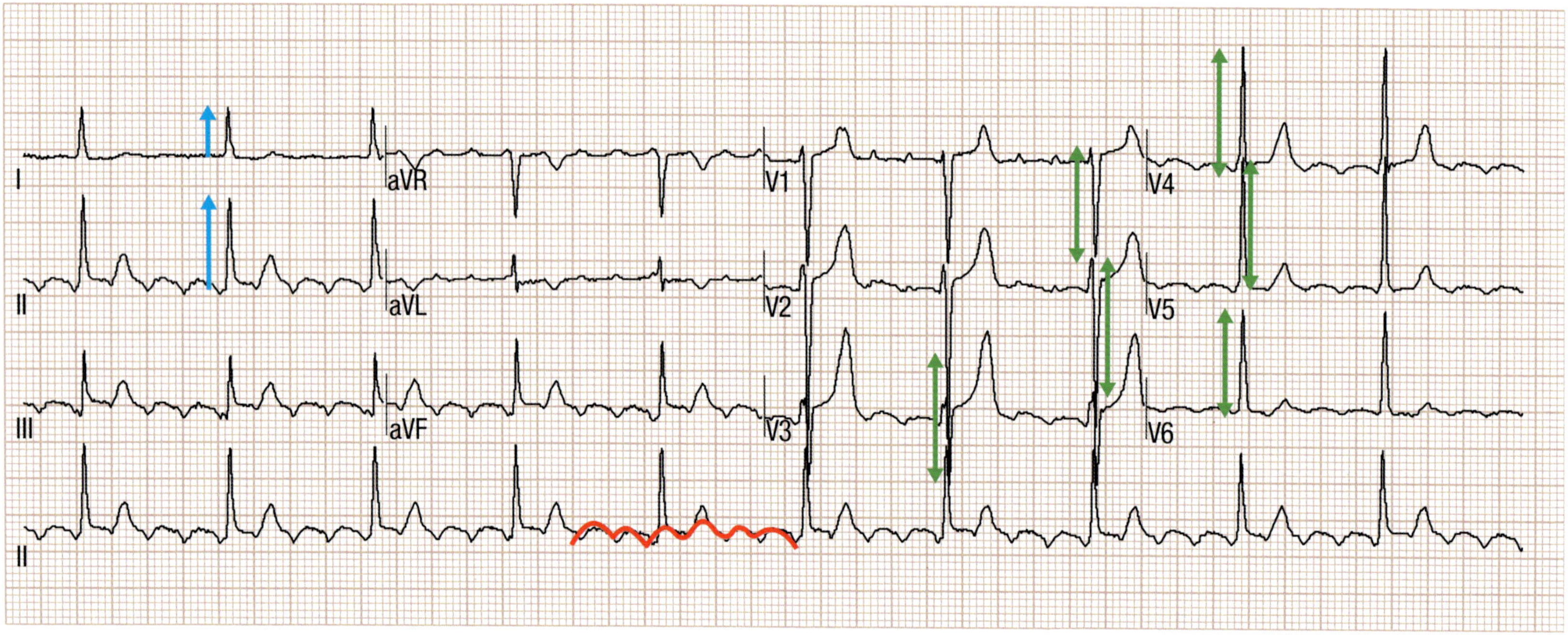

图 59　心房扑动 300 次/分(注意 QRS 波群间的锯齿状波形),心室反应 75 次/分,电轴正常,间期正常,R 波递增良好,无明显复极异常。

心电图练习 60(★★)

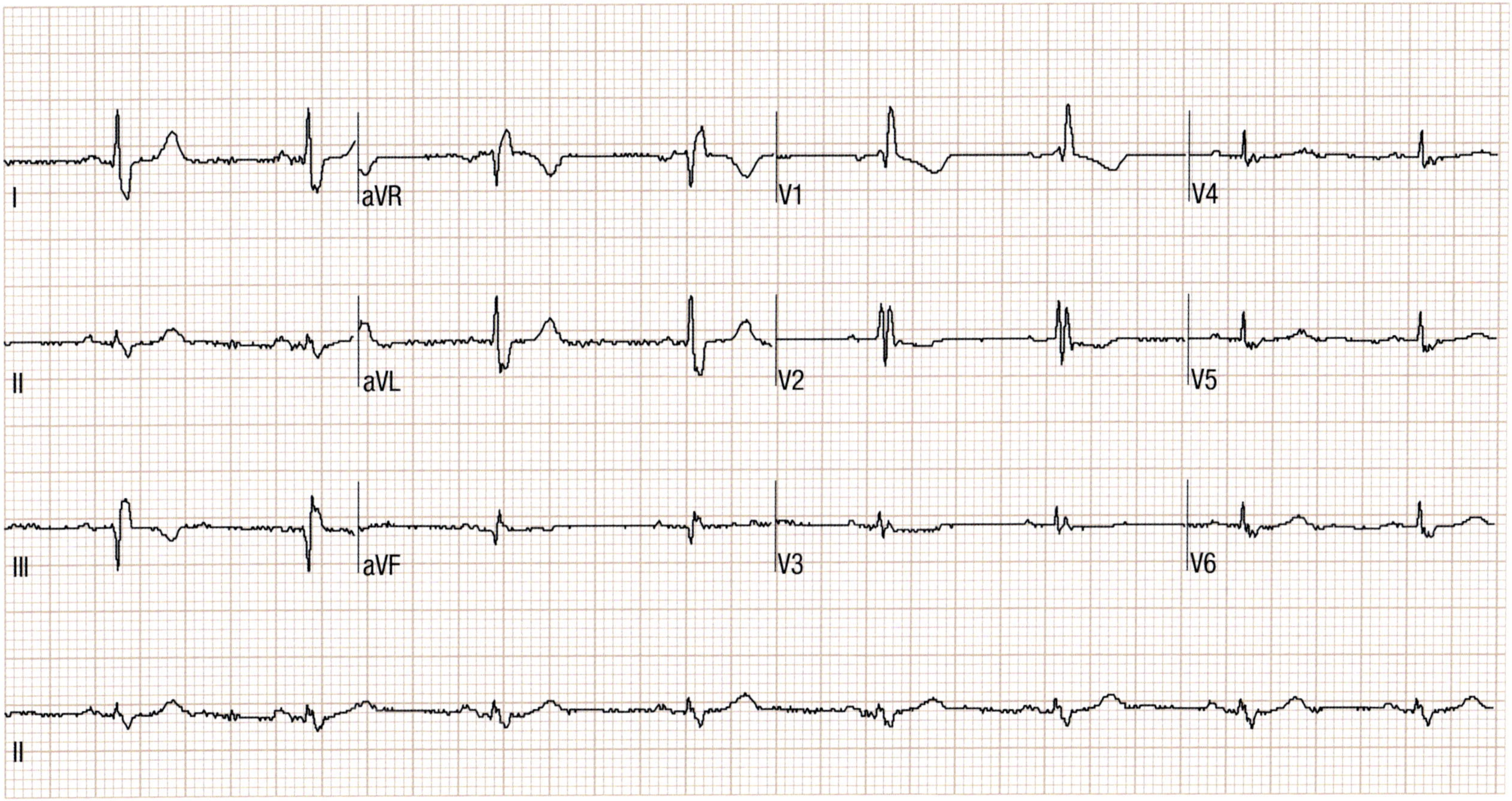

心电图练习 60 解析

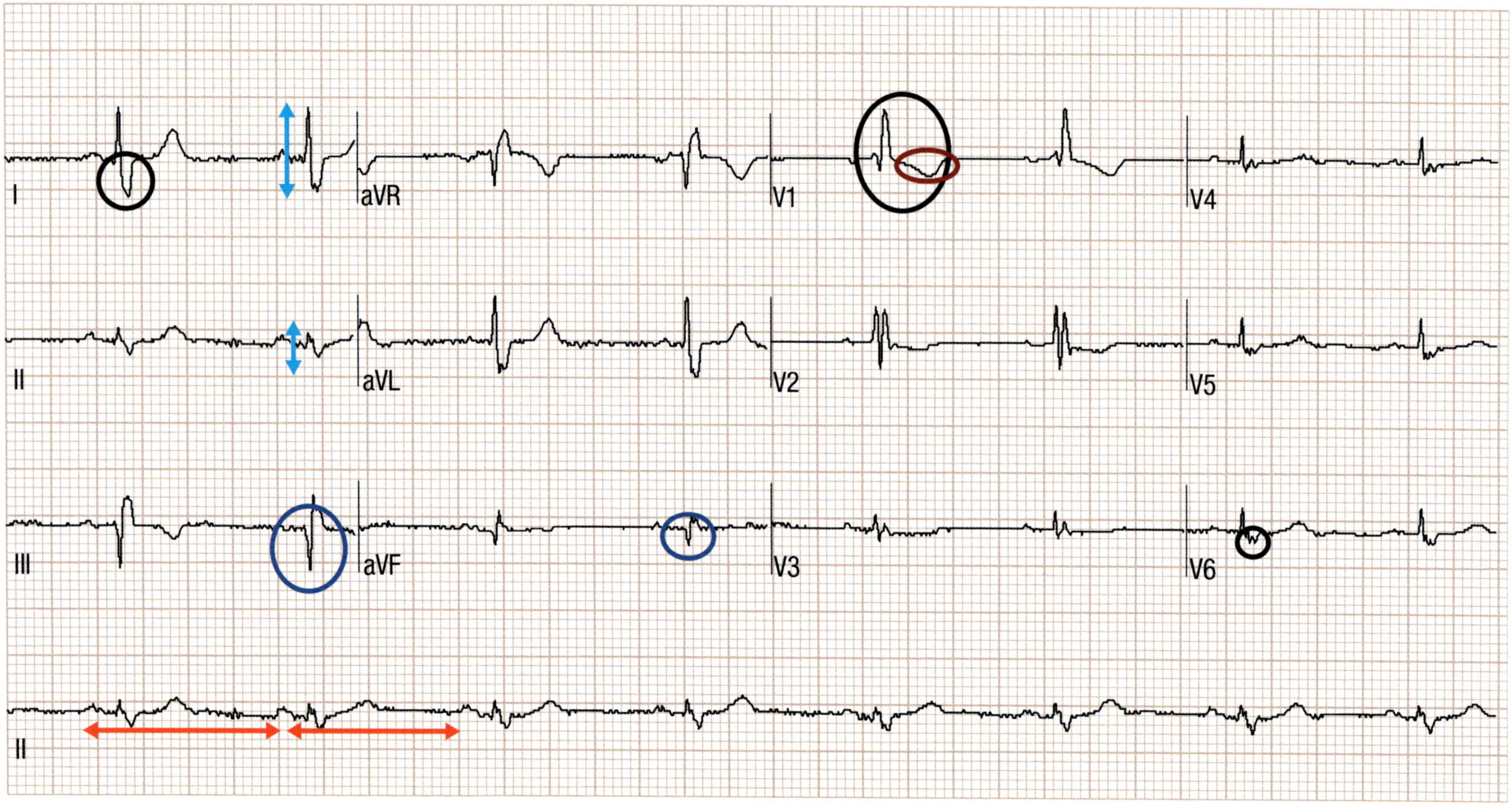

图 60　正常窦性心律，心率 83 次/分，电轴正常，右束支传导阻滞伴继发性复极改变。Ⅲ和 aVF 导联 Q 波，符合陈旧性下壁心肌梗死心电图表现。

心电图练习 61（★）

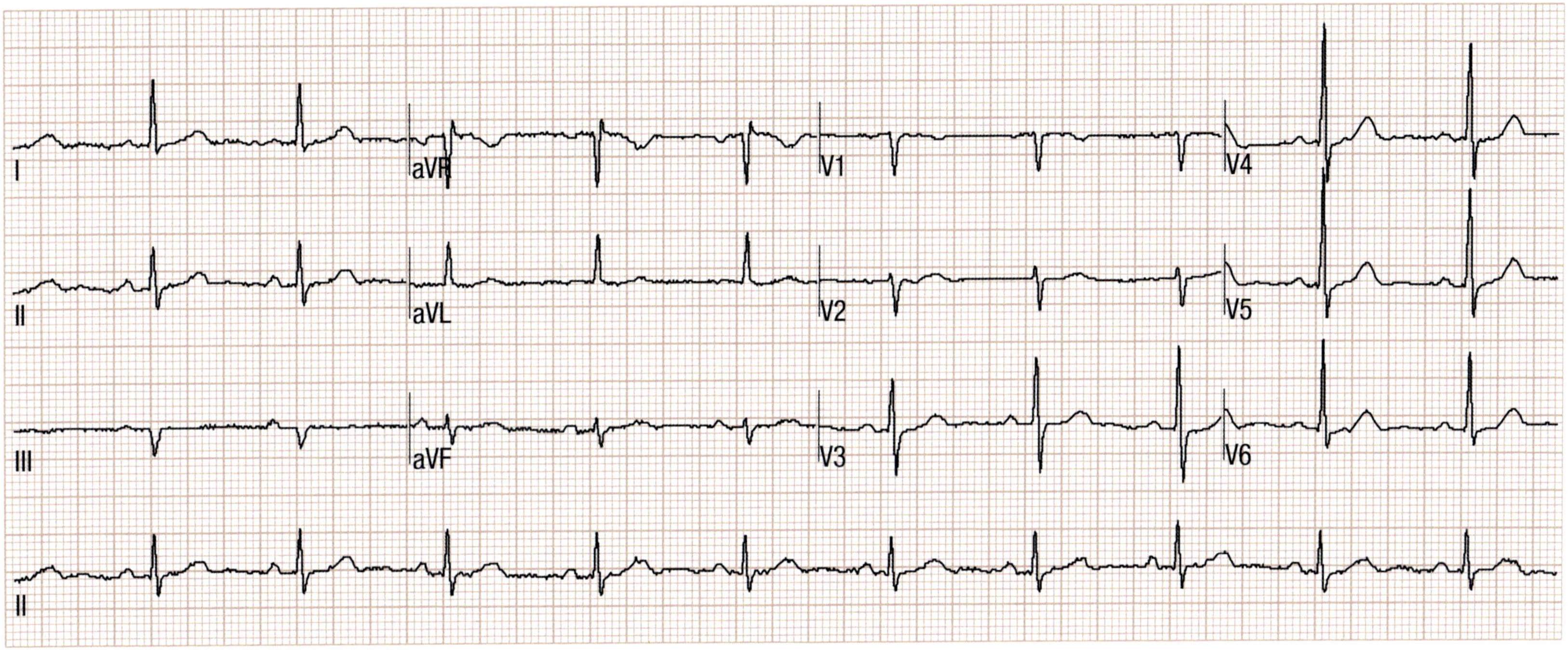

心电图练习 61 解析

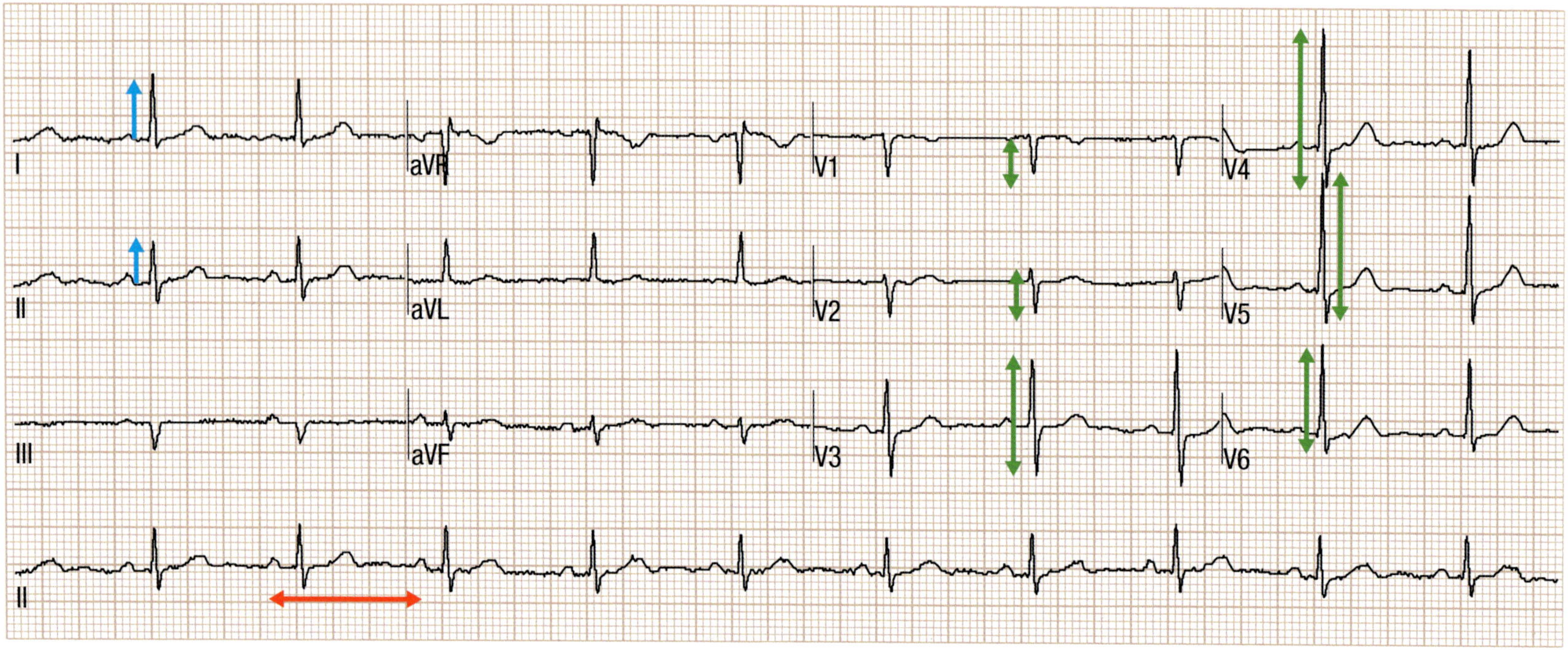

图 61 正常窦性心律,68 次/分,电轴正常,间期正常,R 波递增良好,无明显复极异常。

心电图练习 62(★★★)

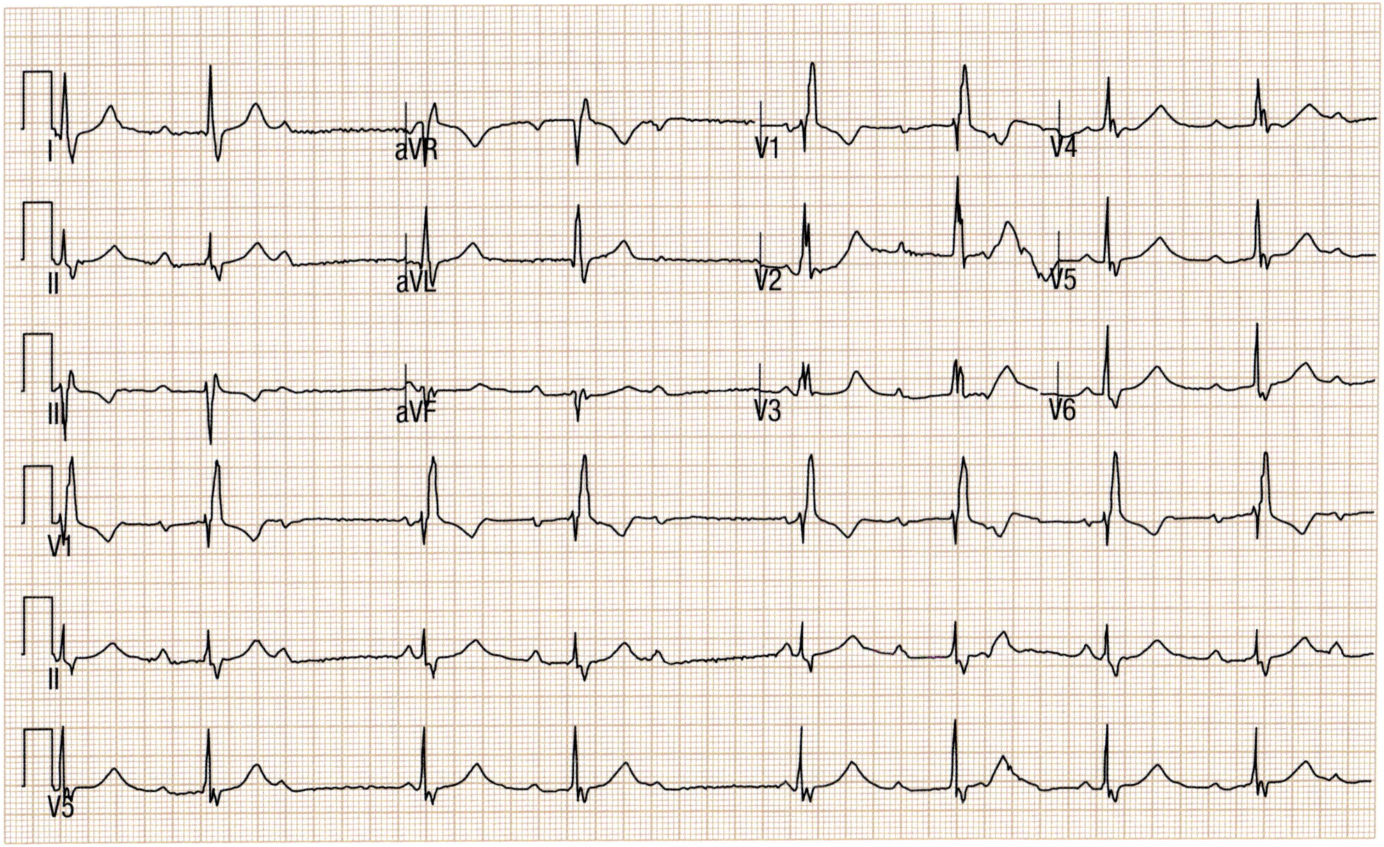

心电图练习 62 解析

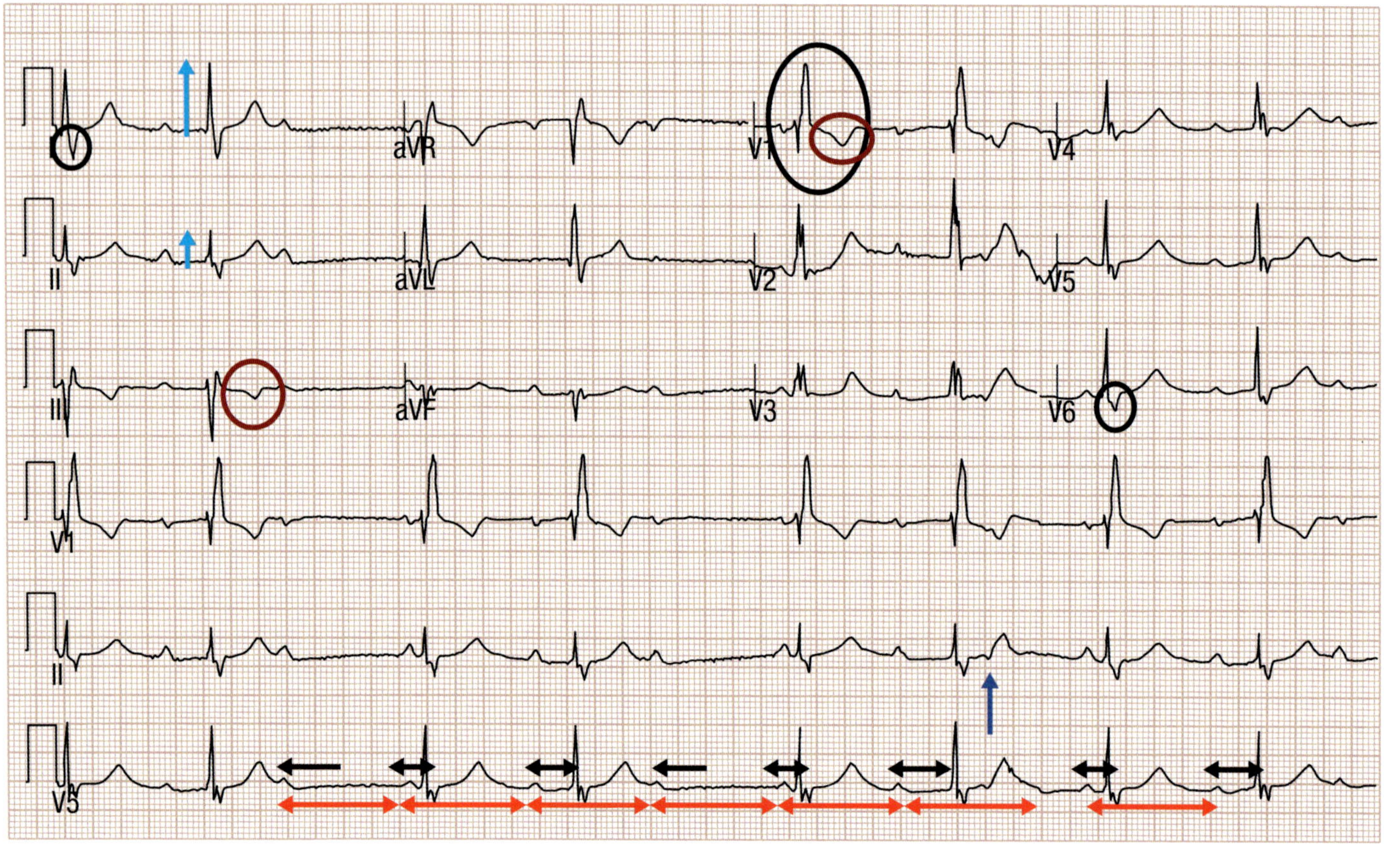

图 62 正常窦性心律，65 次/分，电轴正常，右束支传导阻滞（V1 导联呈 rSR’型，Ⅰ导联 S 波宽），二度Ⅰ型房室传导阻滞（文氏现象或莫氏Ⅰ型：PR 间期逐渐延长直至脱落，单向箭头指示未下传的 P 波），伴 1 个房性期前收缩未下传，继发性复极改变。

心电图练习 63(★★)

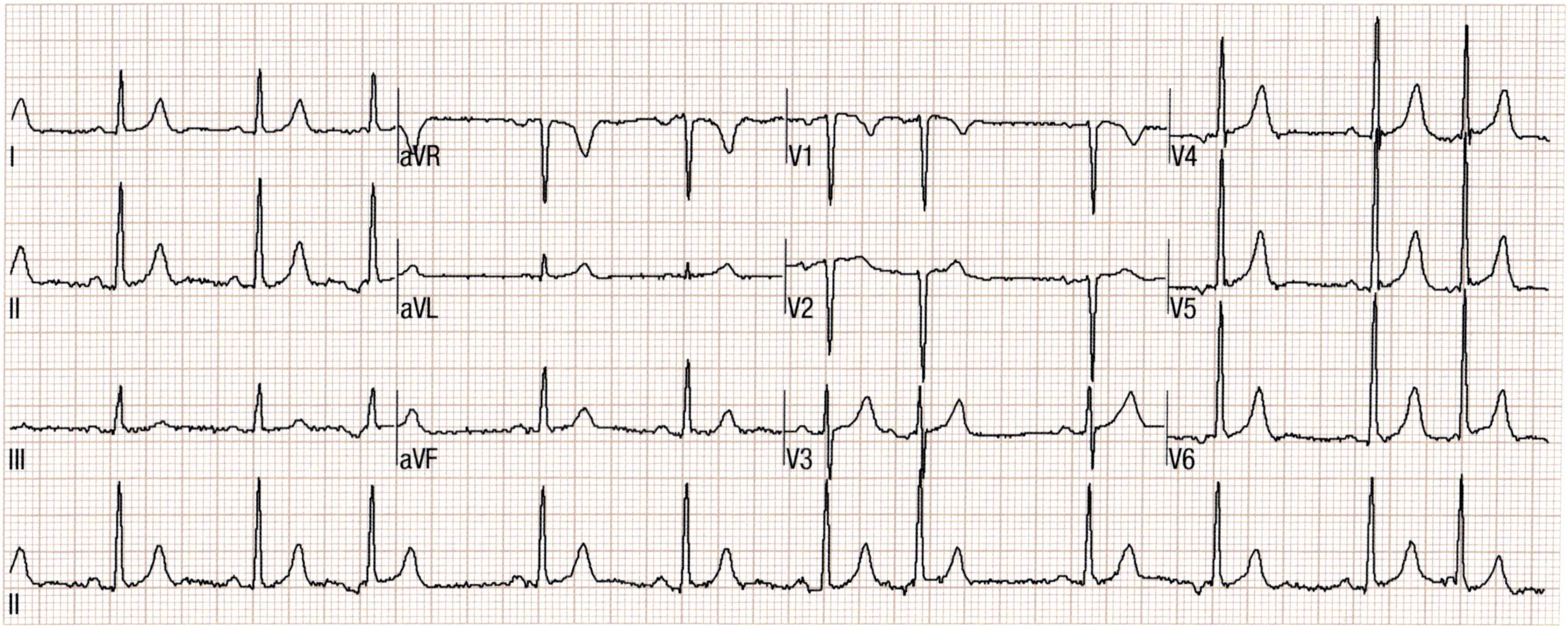

心电图练习 63 解析

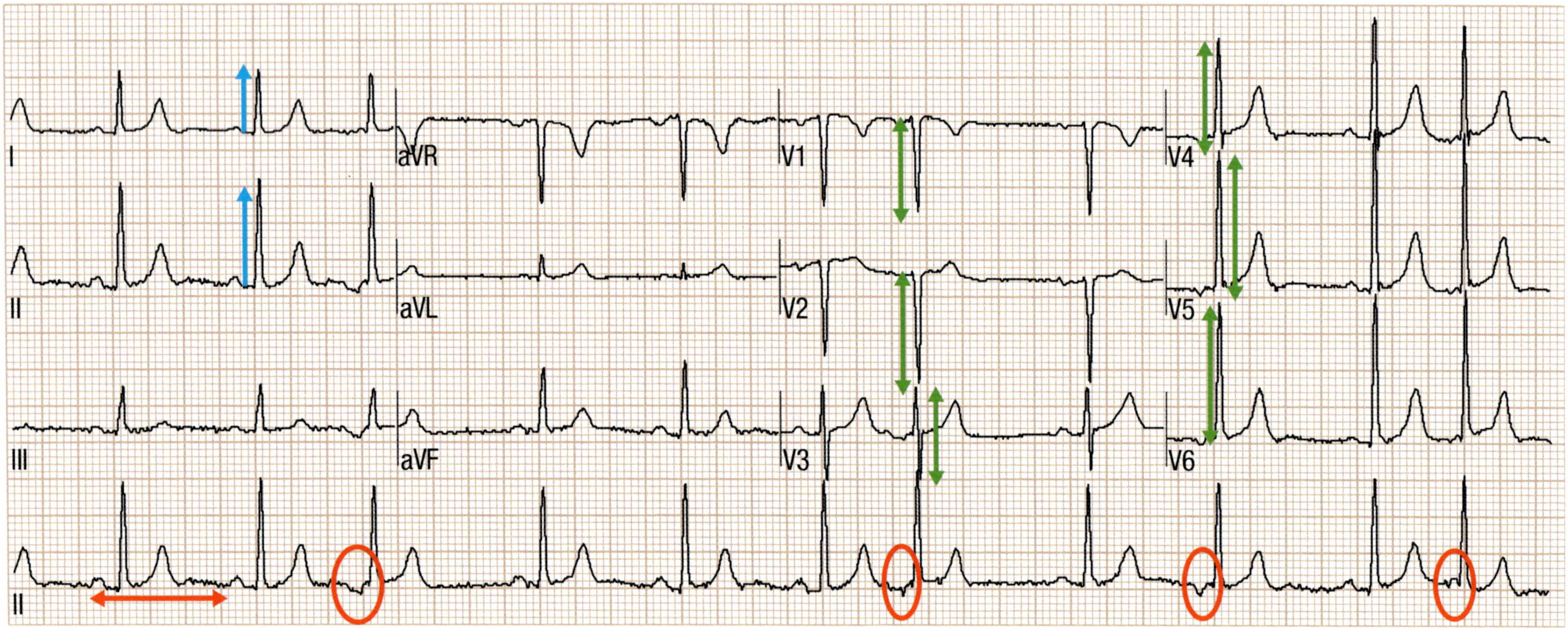

图 63 窦性心动过缓，58 次/分，4 个房性期前收缩，电轴正常，间期正常，R 波递增良好，无明显复极异常。

心电图练习 64(★★)

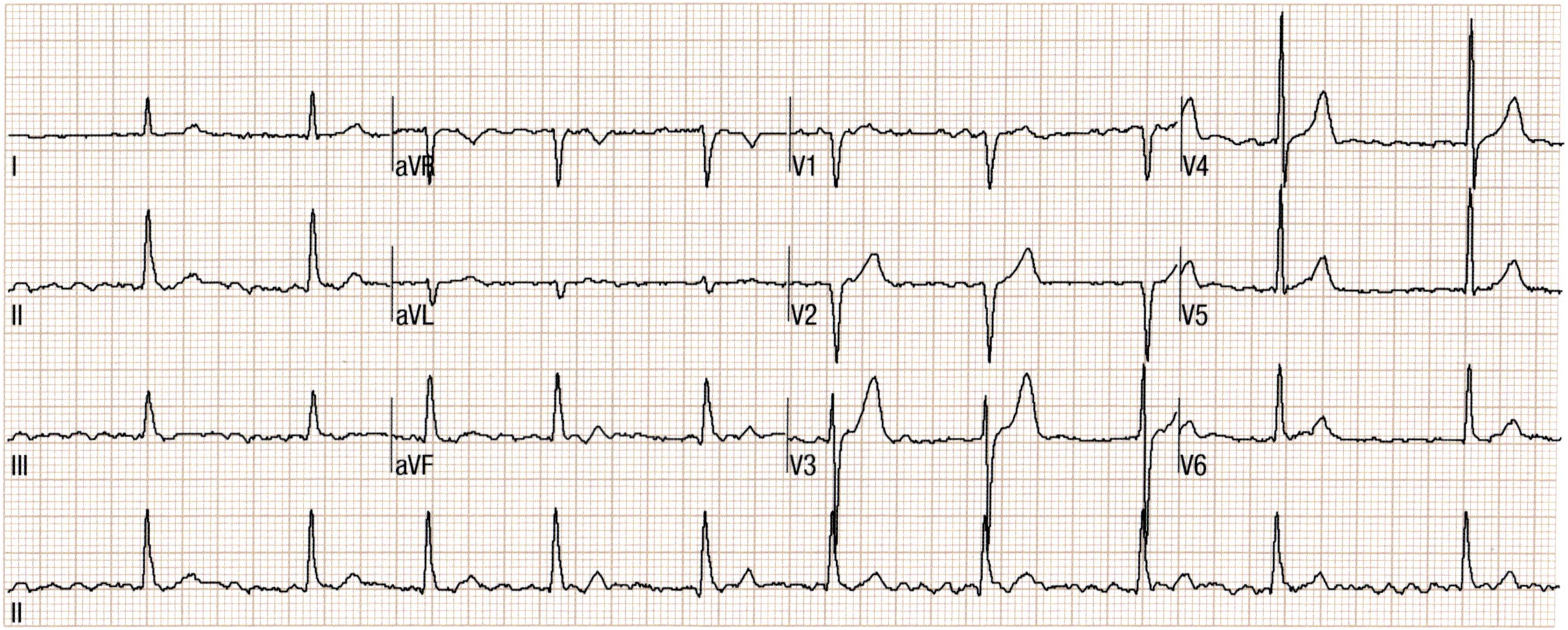

心电图练习 64 解析

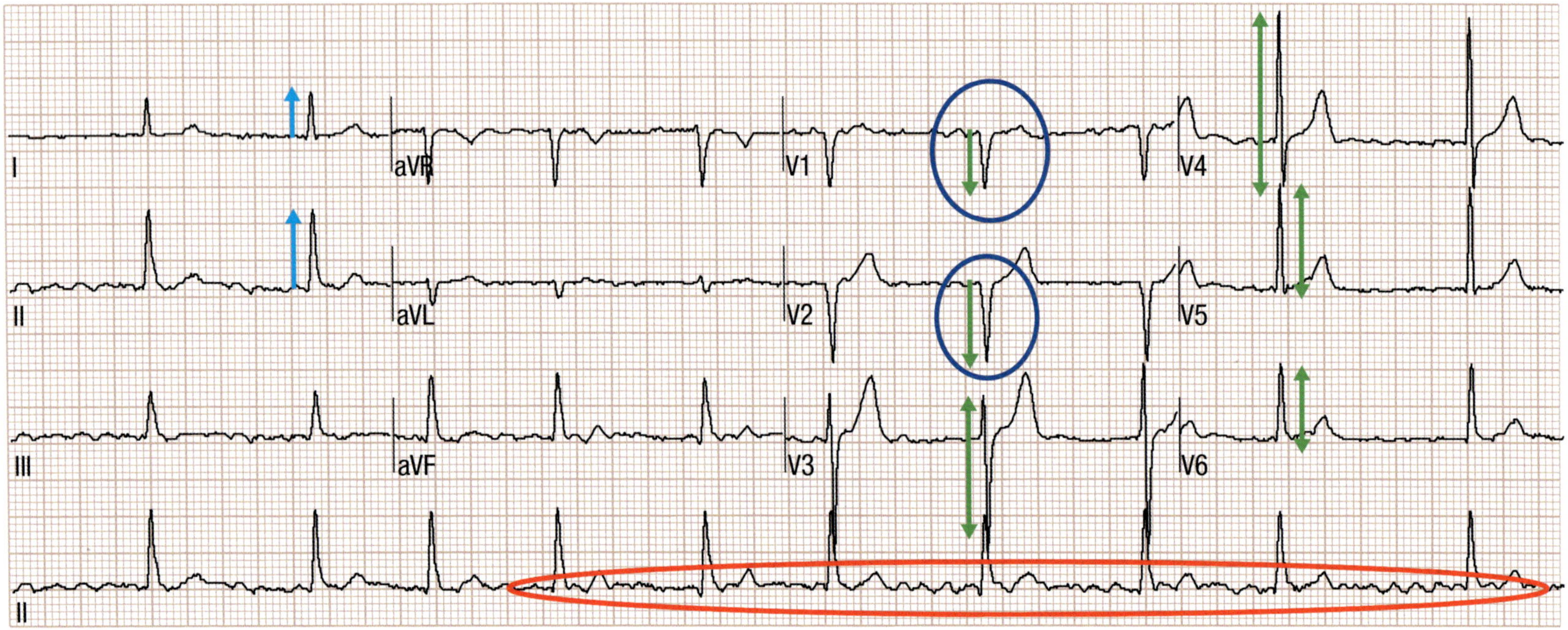

图 64 心房颤动伴心室反应 60 次/分，电轴正常，陈旧性前间隔心肌梗死（V1 和 V2 导联明显 Q 波），无明显复极异常。

心电图练习 65(★★★★)

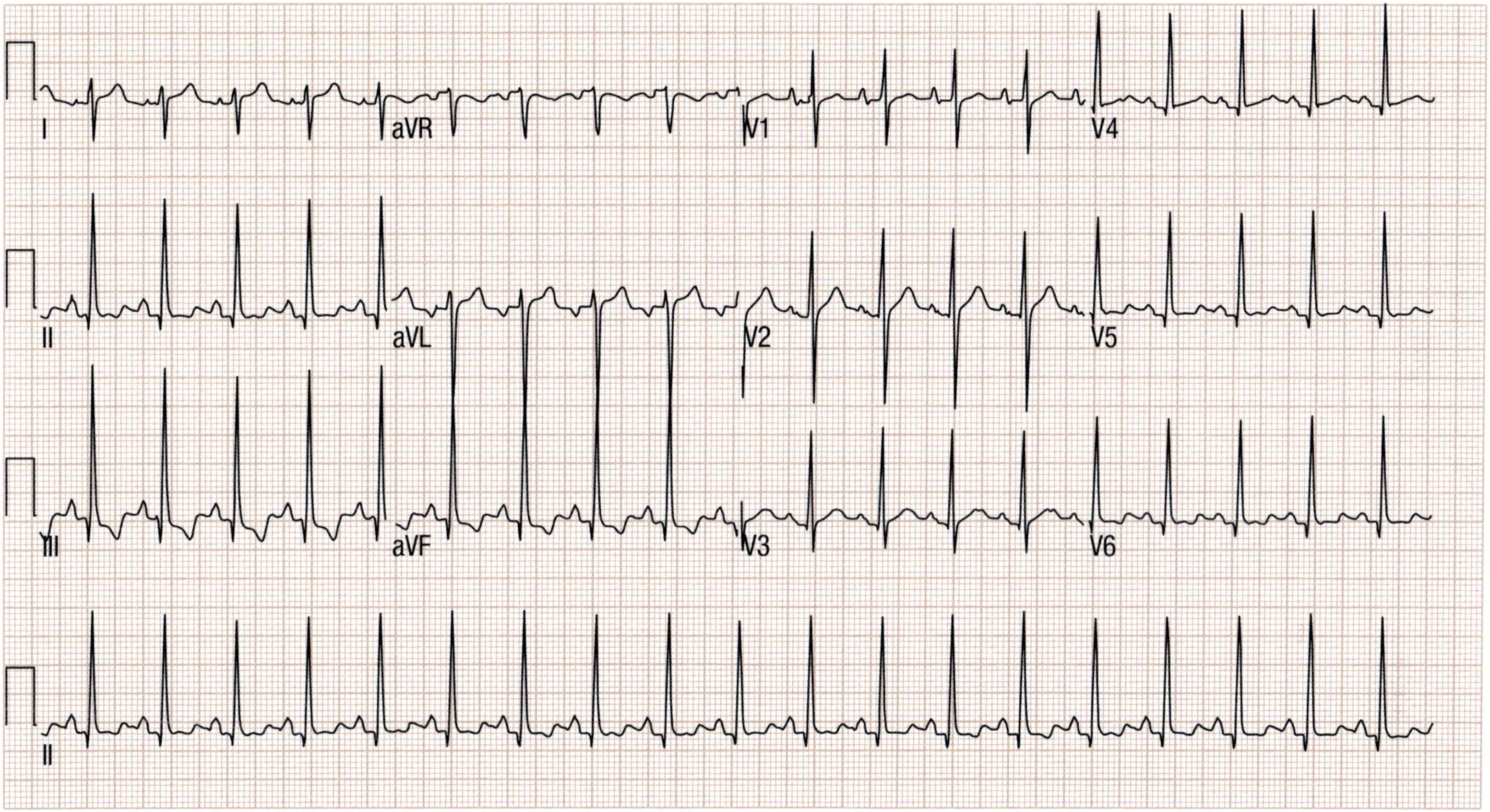

心电图练习 65 解析

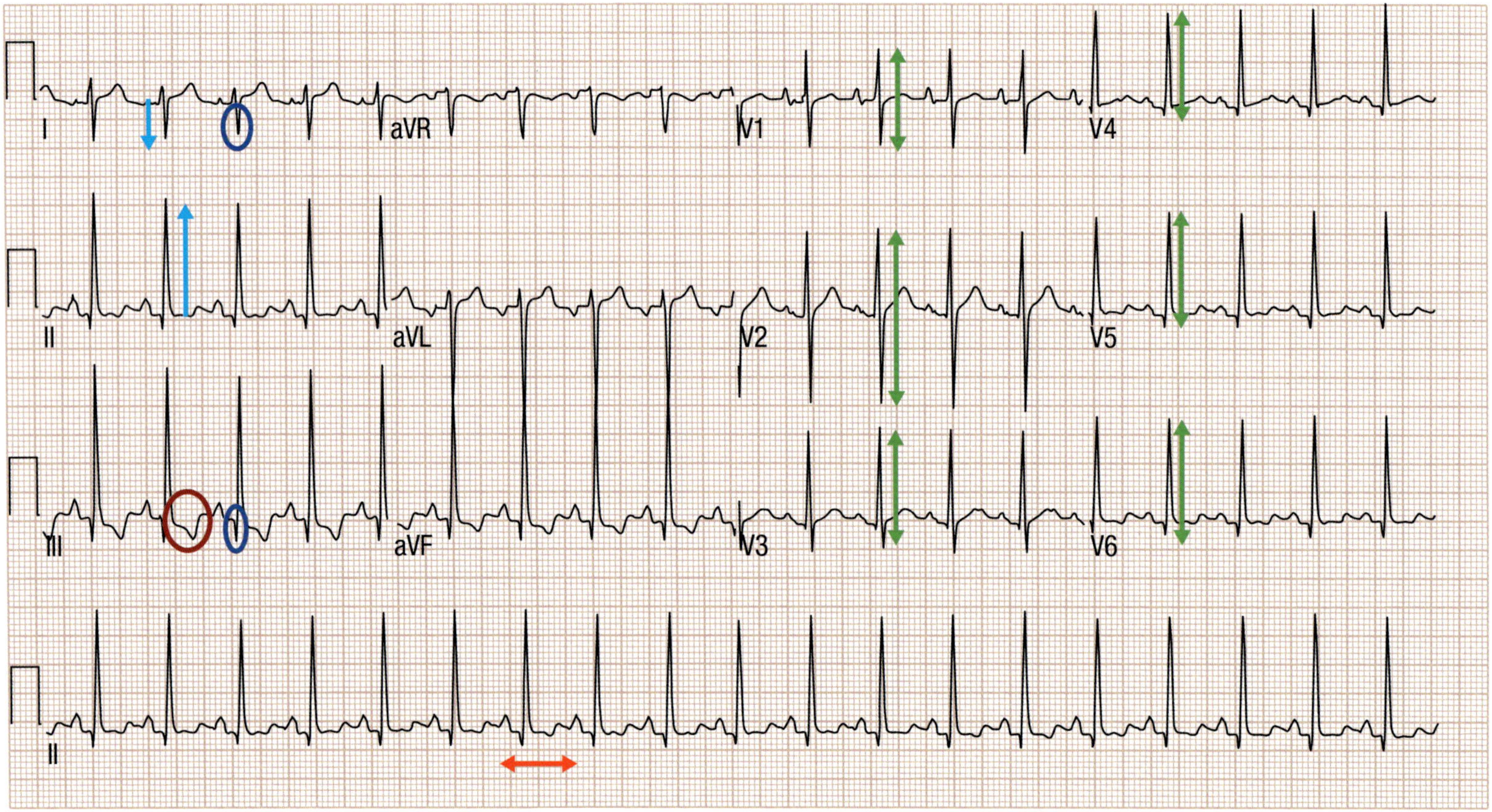

图 65 窦性心动过速，115 次/分，电轴右偏，R 波移行较早（V1 导联出现高 R 波），S1Q3T3 图形（常见于肺栓塞）。

心电图练习 66(★★)

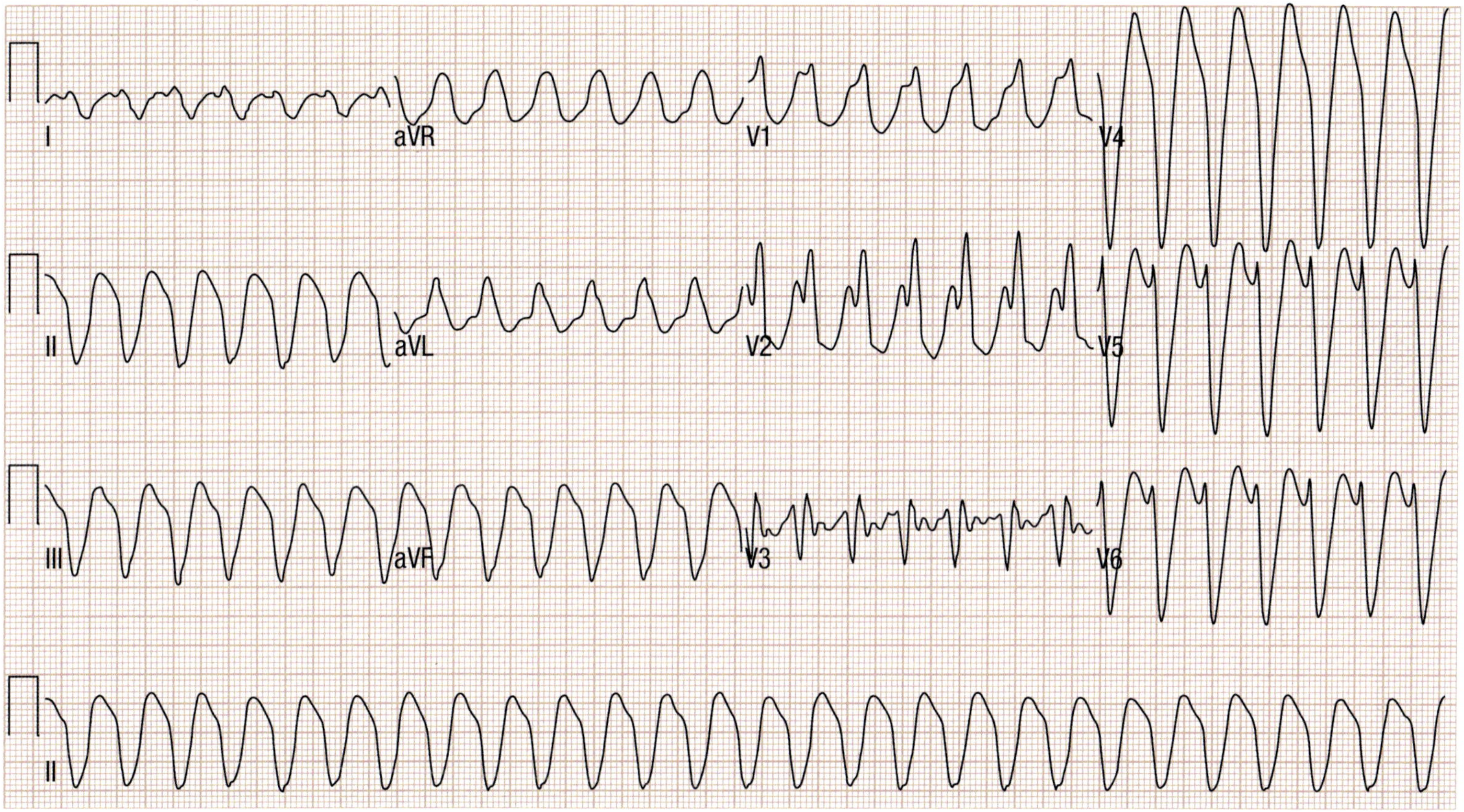

心电图练习 66 解析

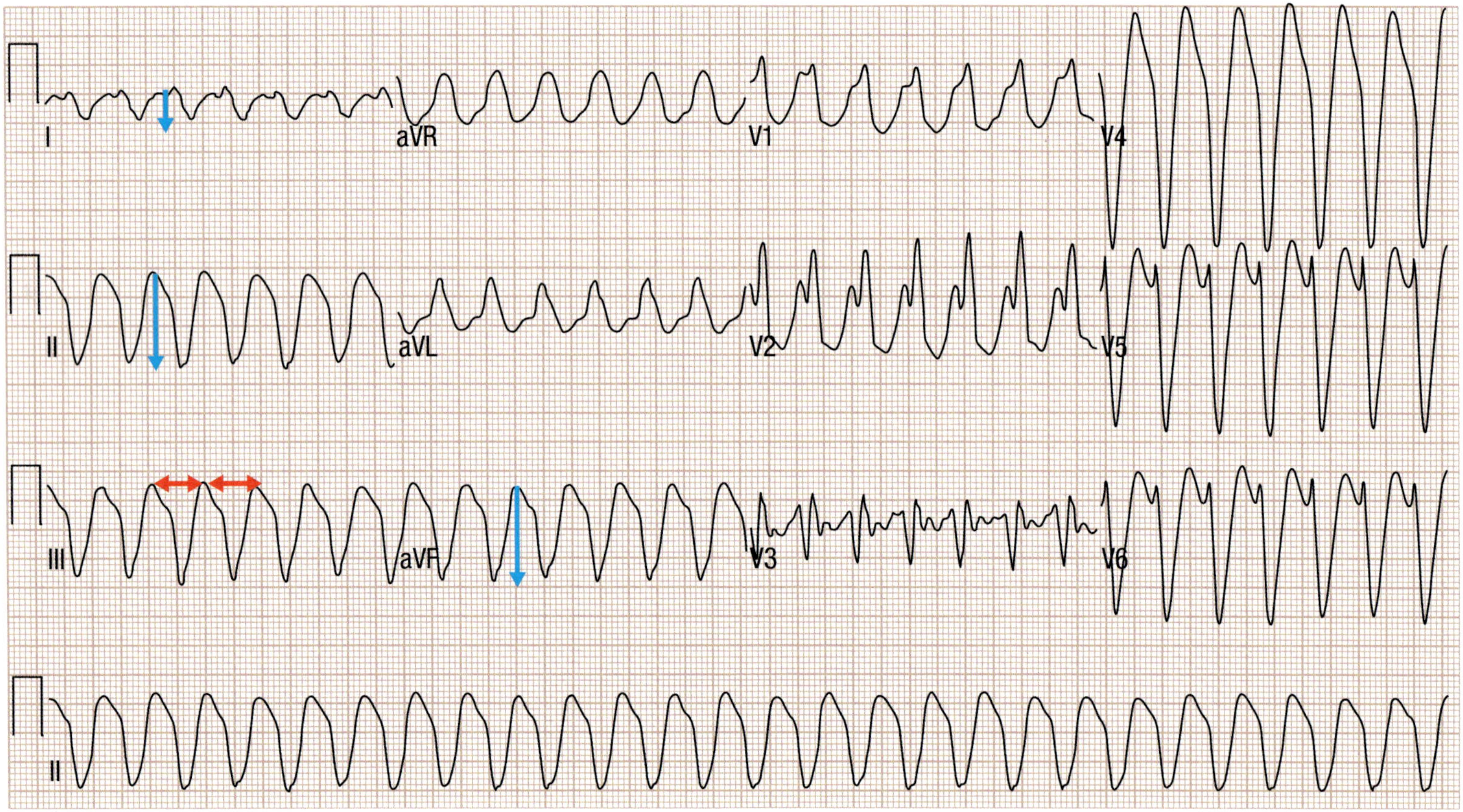

图 66 室性心动过速，187 次/分（未见明显 P 波，QRS 时限>120ms），心电轴不确定（Ⅰ、Ⅱ和 aVF 导联 QRS 波为负向波，心电轴向量指向左上象限，因为起源于心室的心律向上、向左传导）。由于室速一般是折返机制，因此，心律本身是规律的。

心电图练习 67(★★)

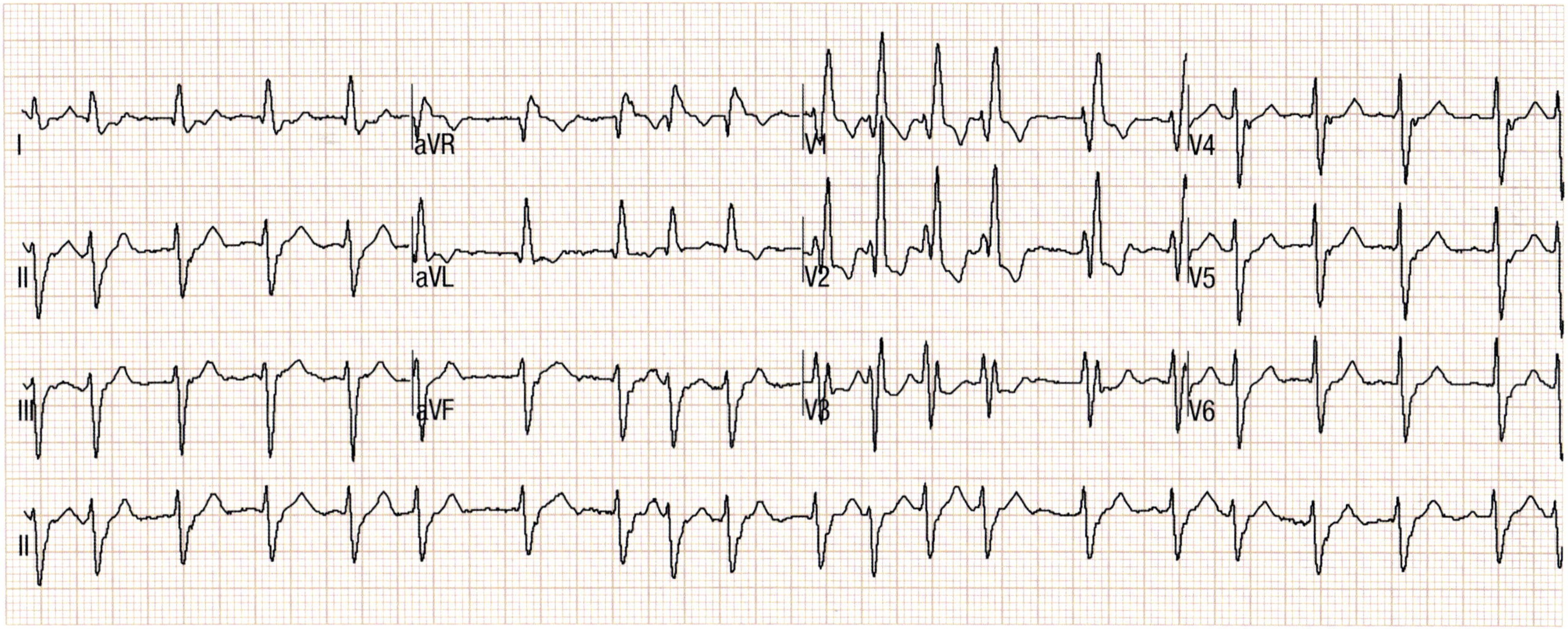

心电图练习 67 解析

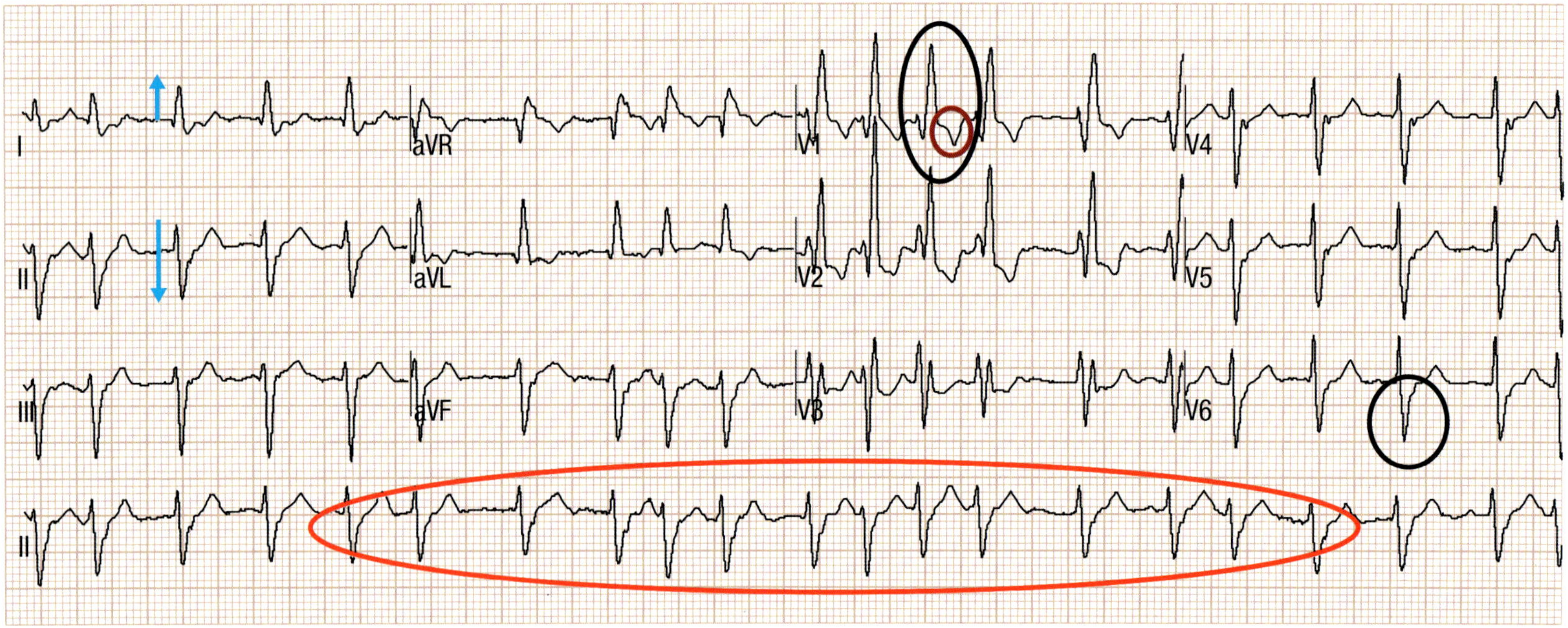

图 67　心房颤动伴心室反应 126 次/分，电轴左偏（符合左前分支传导阻滞），右束支传导阻滞（V1 导联呈 rSR'型，V6 导联出现深 S 波），继发性复极改变。

心电图练习 68(★★★)

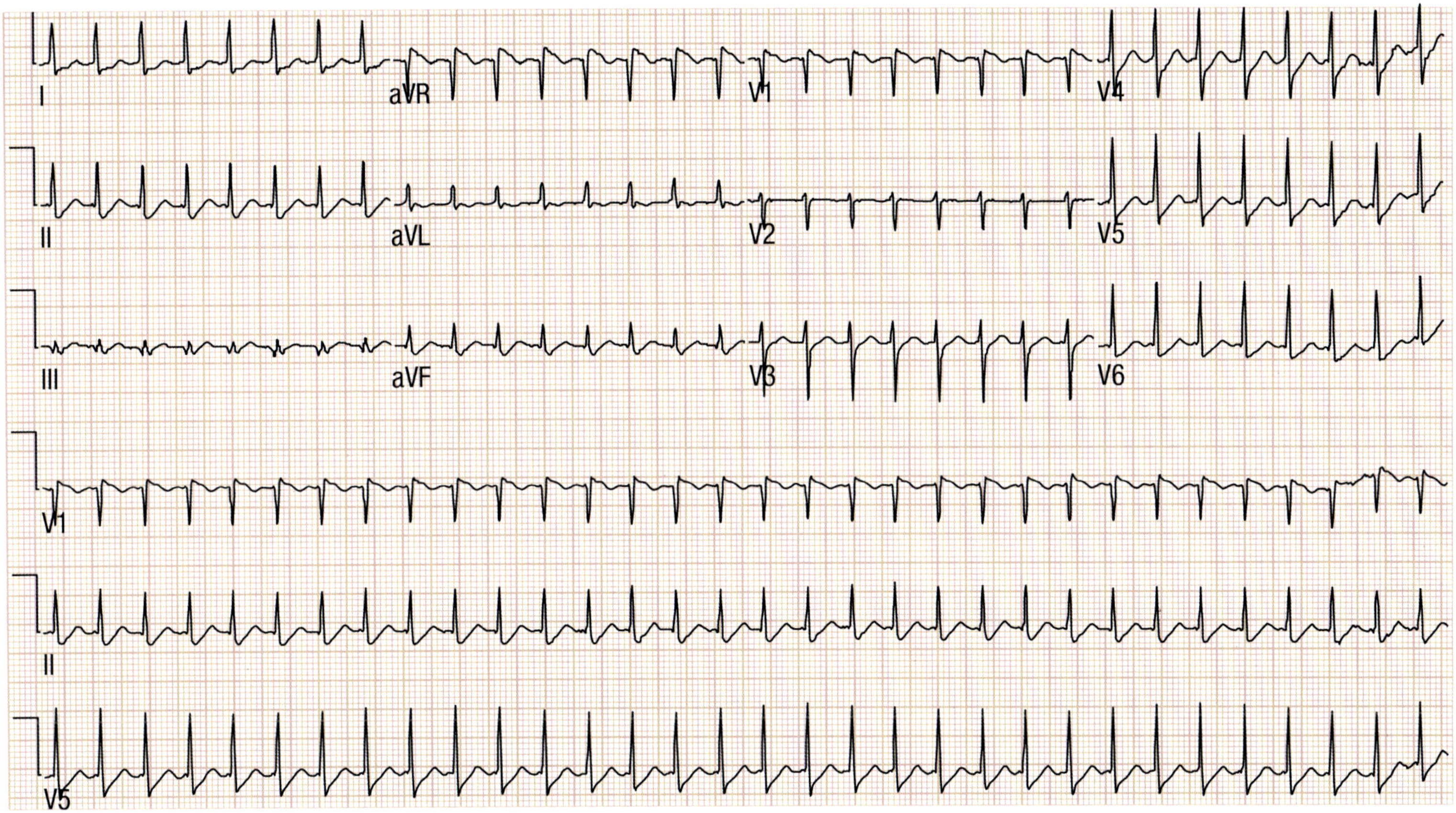

心电图练习 68 解析

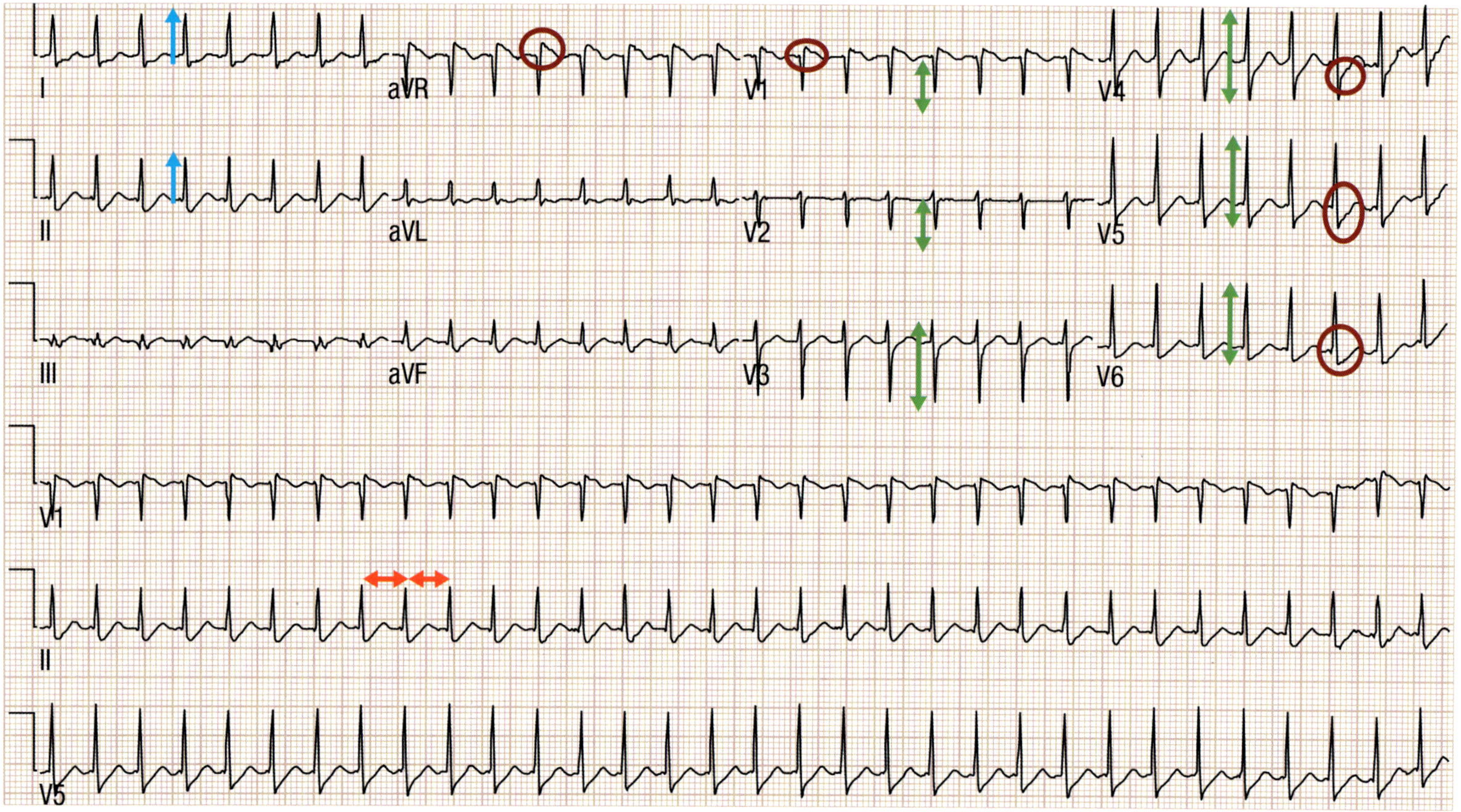

图 68　室上性心动过速(AVNRT:QRS 波前未见明显 P 波)伴心室反应 170 次/分,电轴正常,间期正常,R 波递增良好,非特异性复极异常(弥漫性 ST 段上斜型压低)。

心电图练习 69(★)

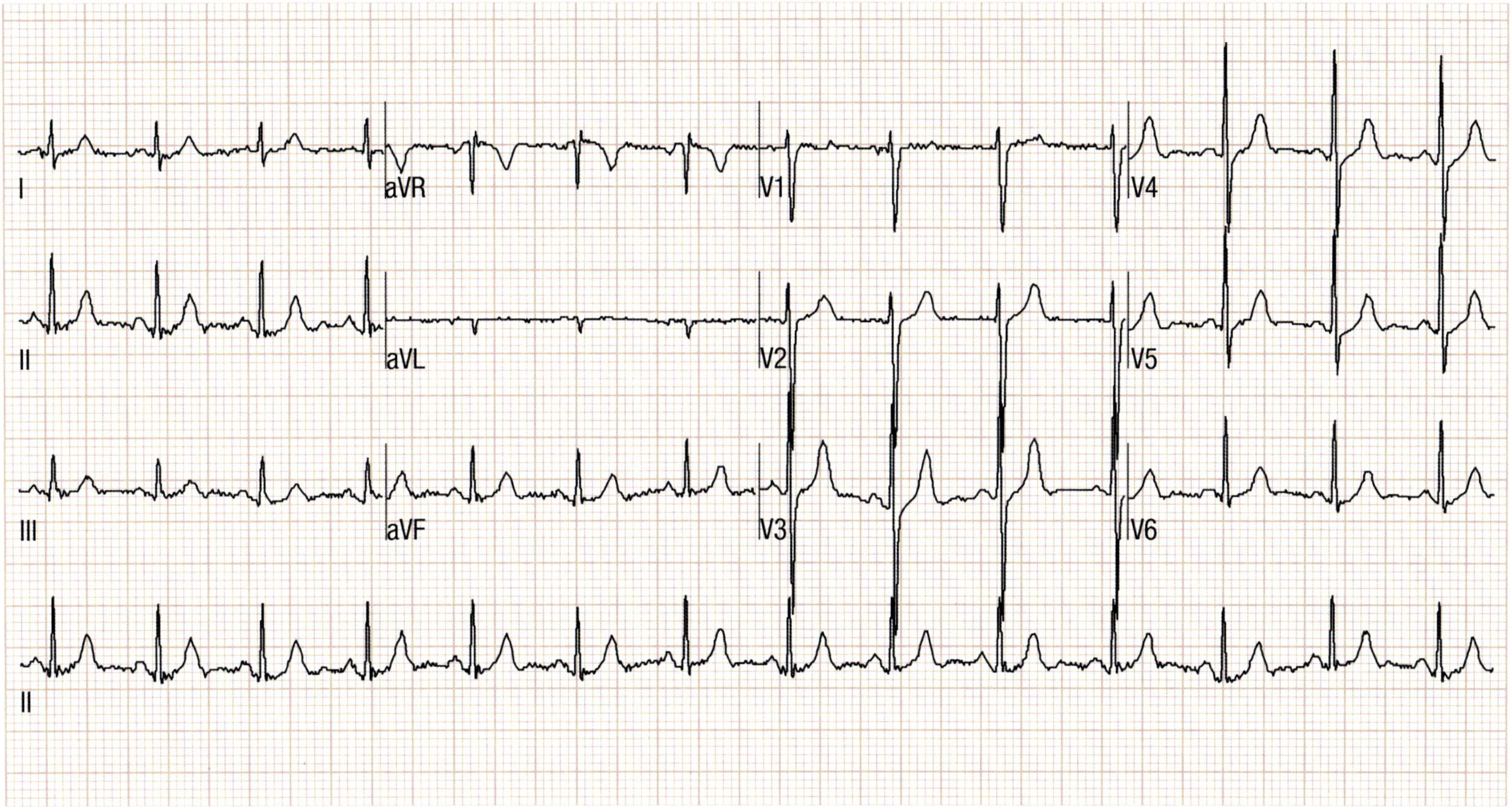

心电图练习 69 解析

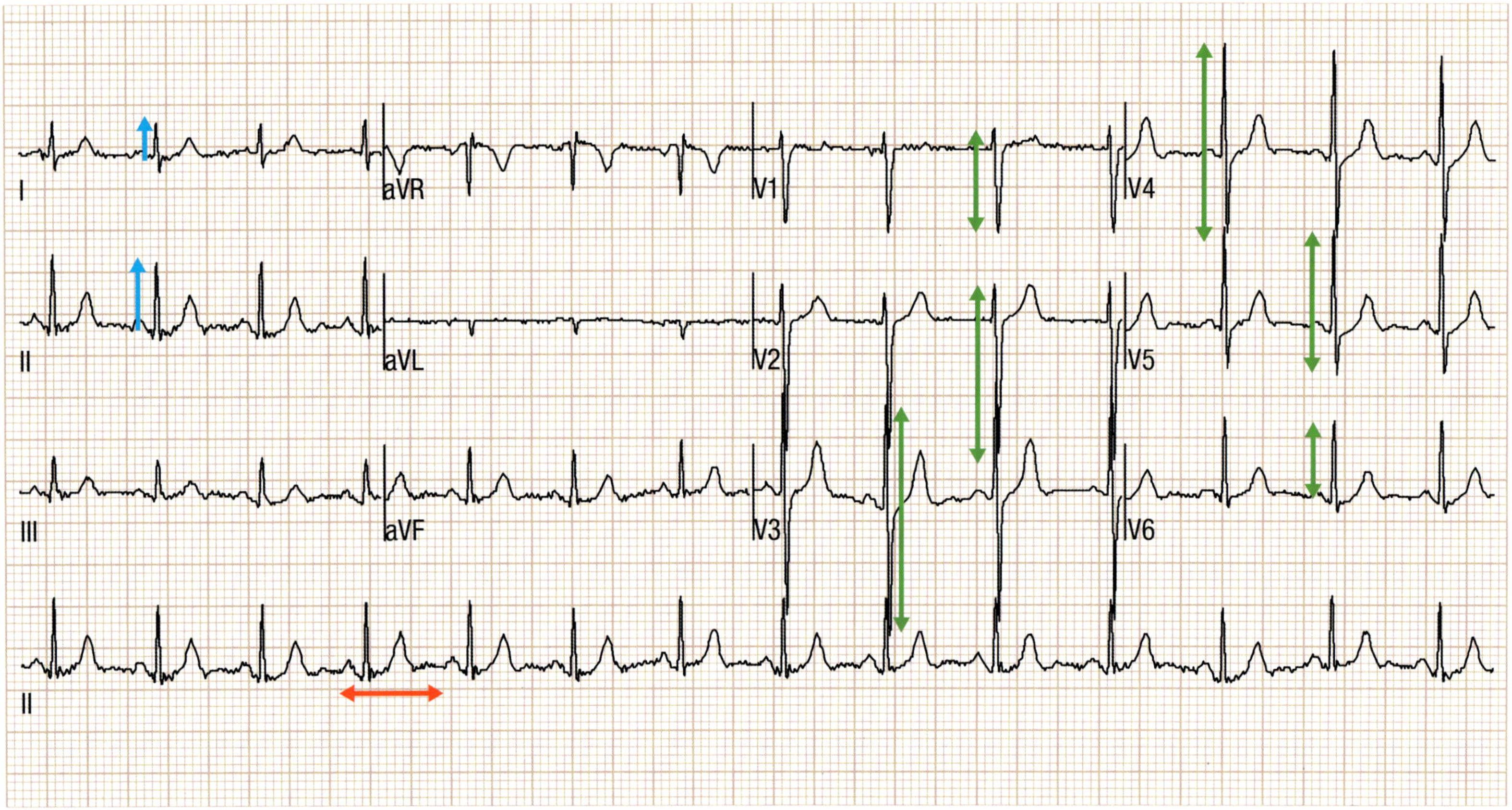

图 69 正常窦性心律,98 次/分,正常电轴,正常间期,R 波递增良好,未见明显复极异常。

心电图练习 70(★★)

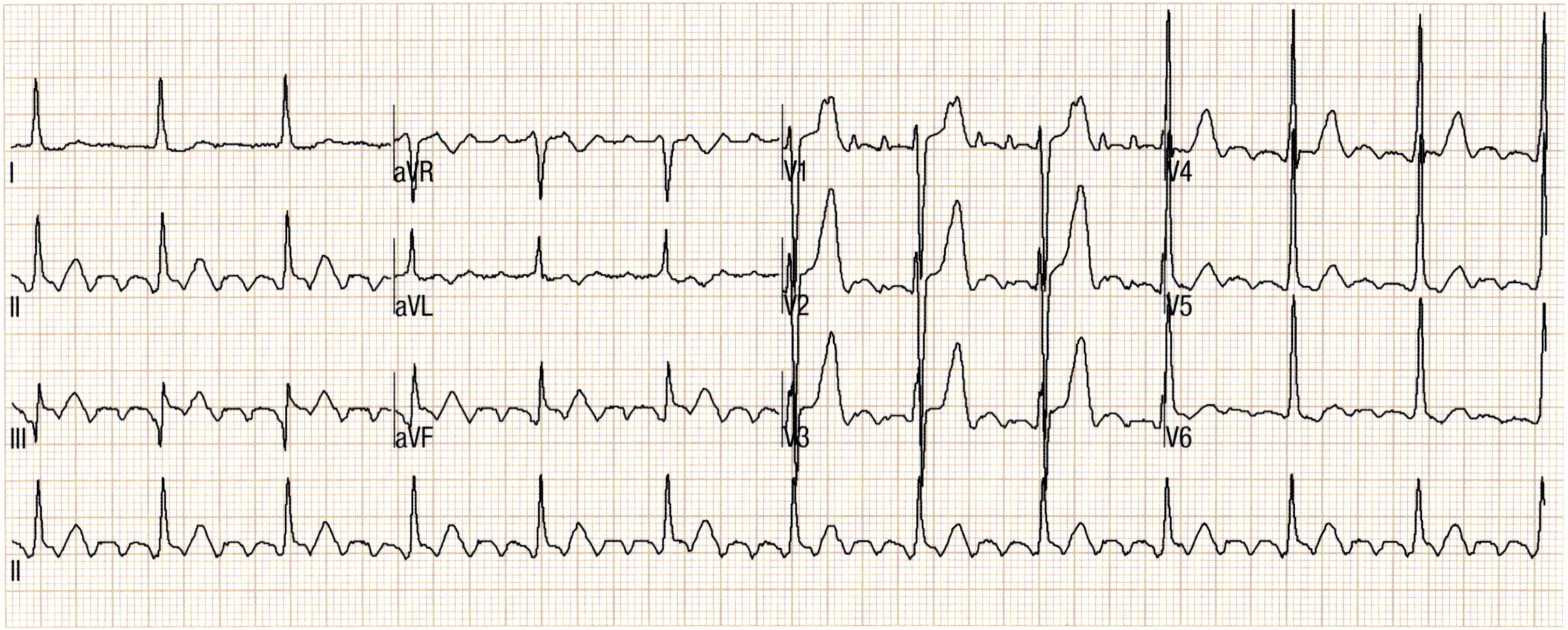

心电图练习70解析

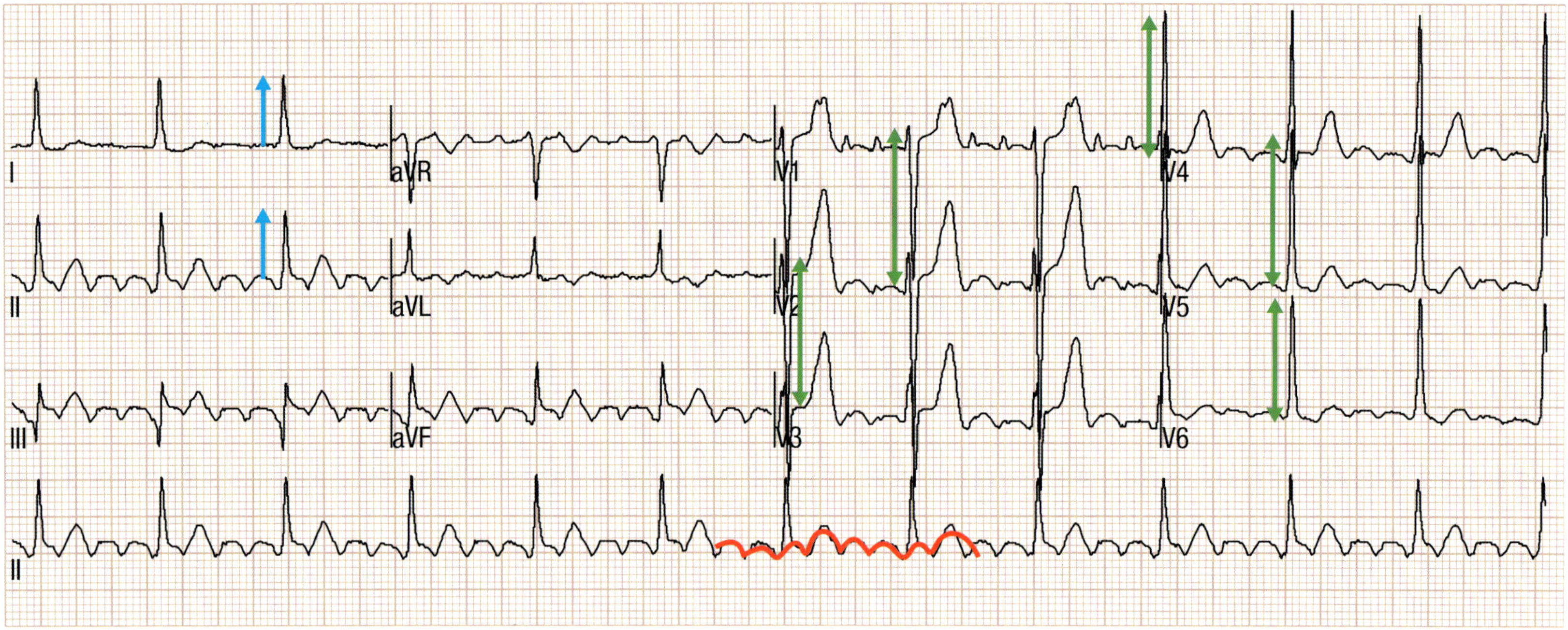

图70　心房扑动(可见“锯齿波”)伴心室反应78次/分,电轴正常,R波递增良好,未见明显复极异常。

心电图练习 71(★★★)

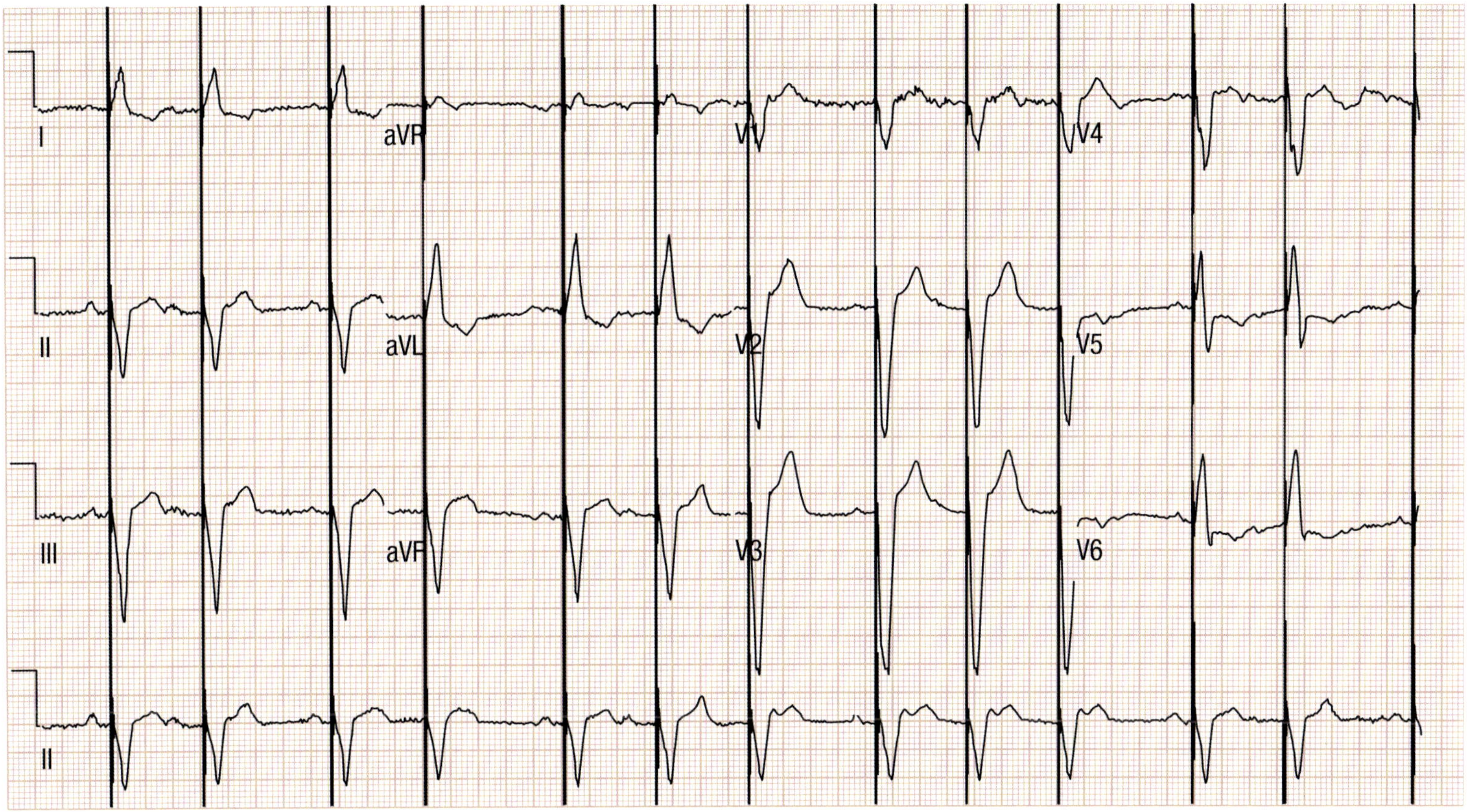

心电图练习 71 解析

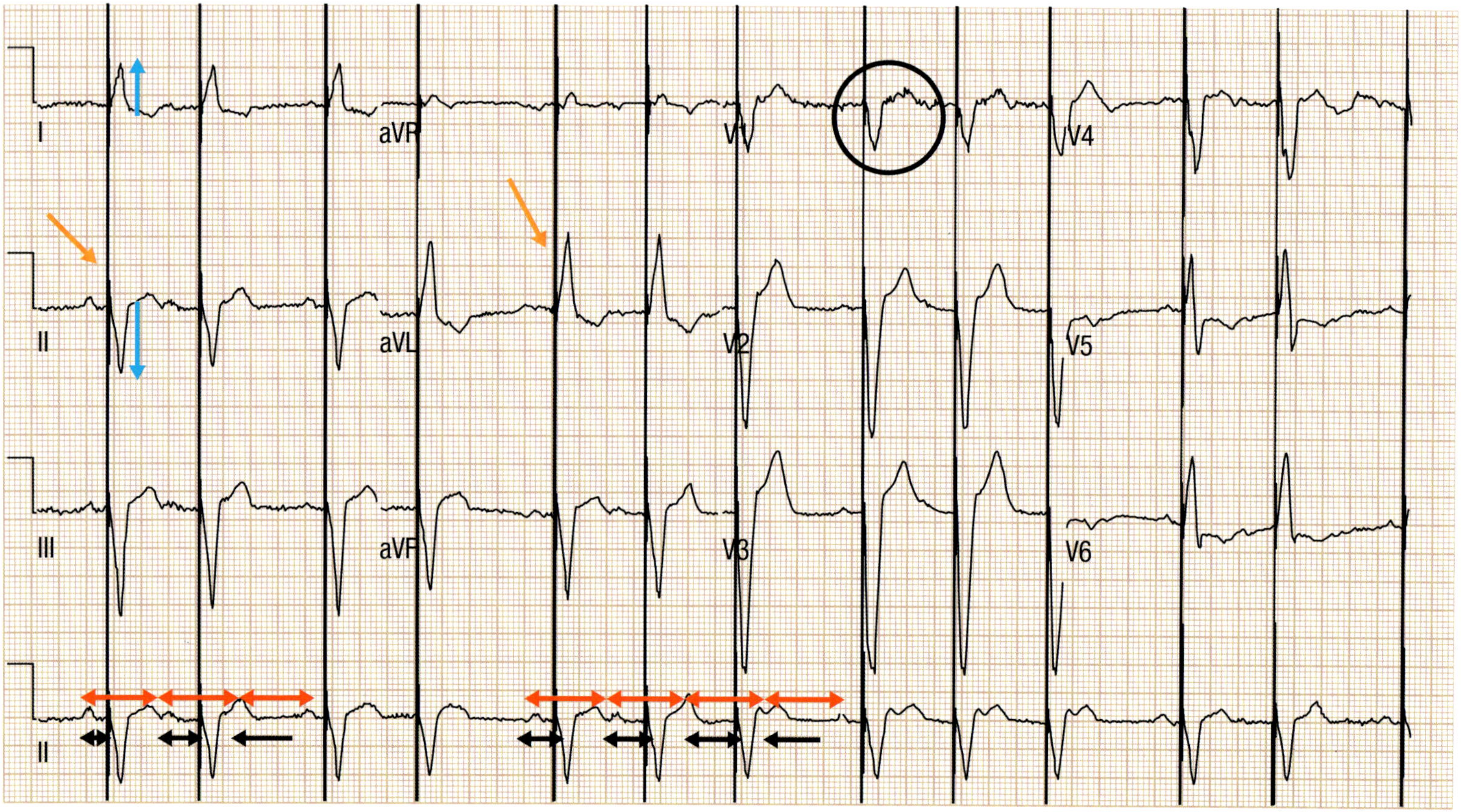

图 71 正常窦性心律，100 次/分，电轴左偏，心房感知、心室起搏（每个 QRS 波前可见高细的起搏钉信号），伴起搏器文氏现象（当患者心房率超过起搏器上限频率时，起搏器通过产生类文氏现象的方式来维持心室率稳定，即心房率越快，P 波不下传的频率越高）。

心电图练习 72(★★★★)

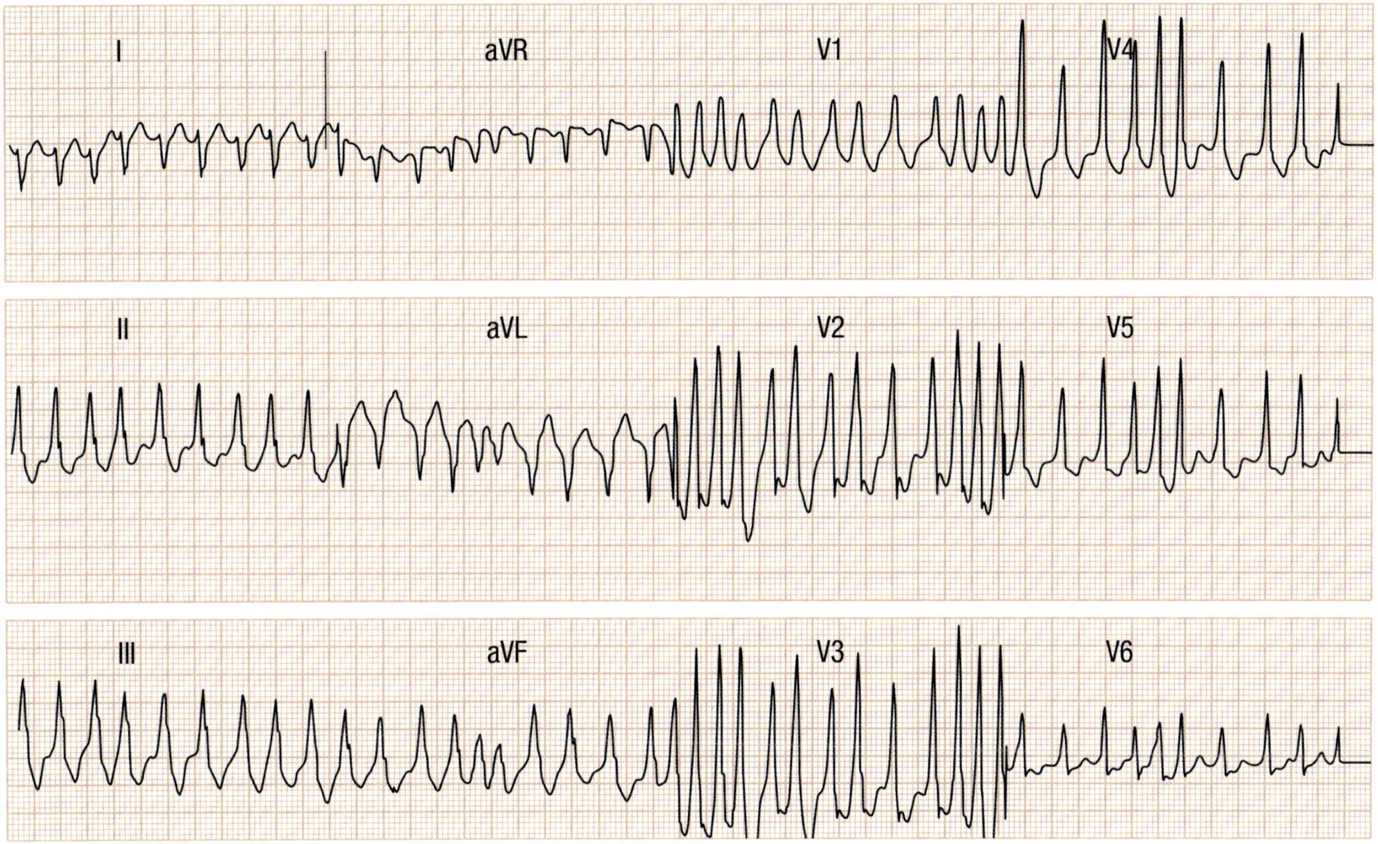

心电图练习 72 解析

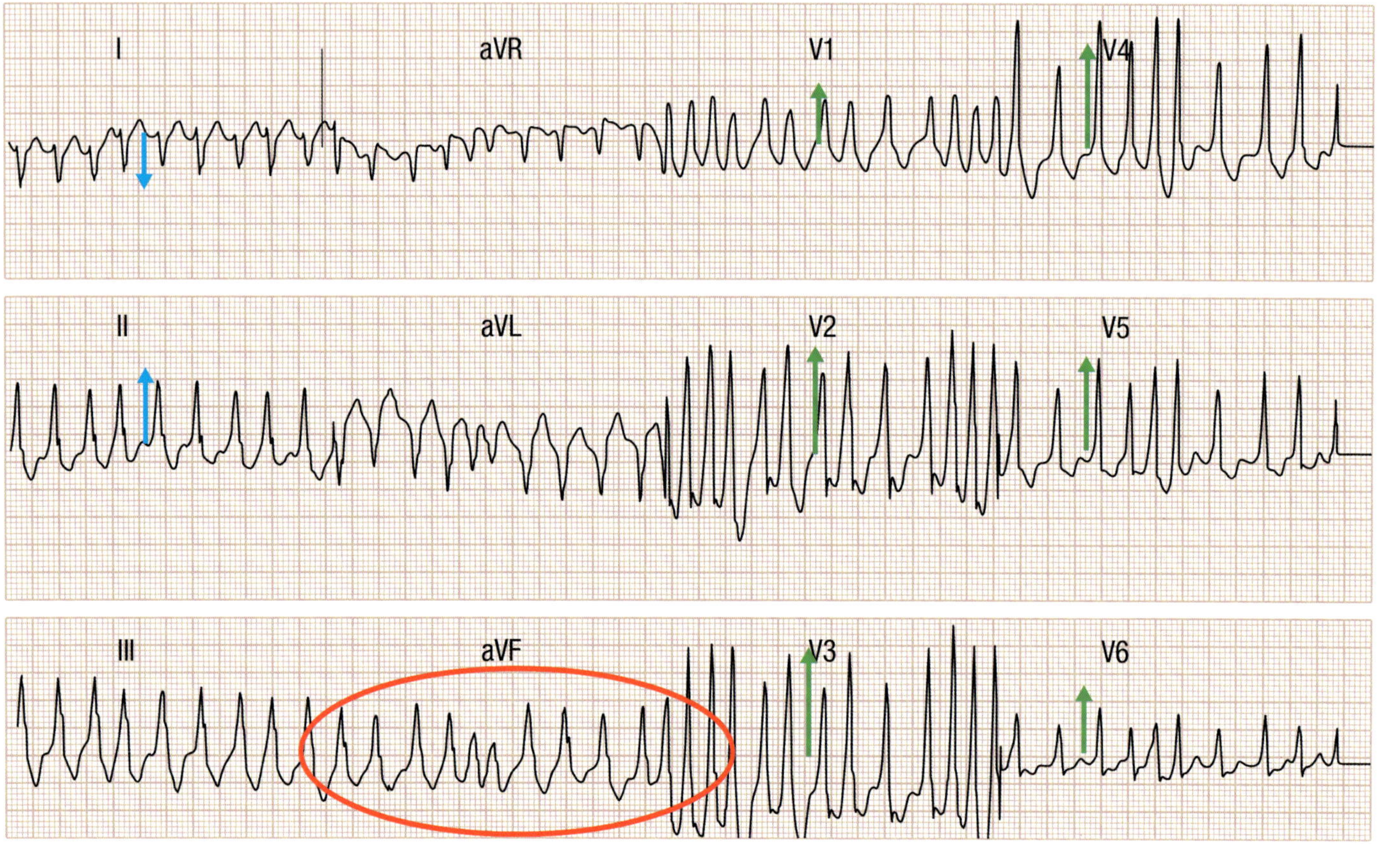

图 72 心房颤动伴快速心室反应，达到 300 次/分(可见心率呈明显变化)，电轴右偏，室内传导延迟(QRS 波增宽，形态多变，<120ms)，继发性复极改变。以上符合 WPW 综合征(通常情况下，房室结能阻止心房活动以如此快的速度下传，因此，提示存在旁路下传，而不是通过房室结下传)。

心电图练习 73(★★★★)

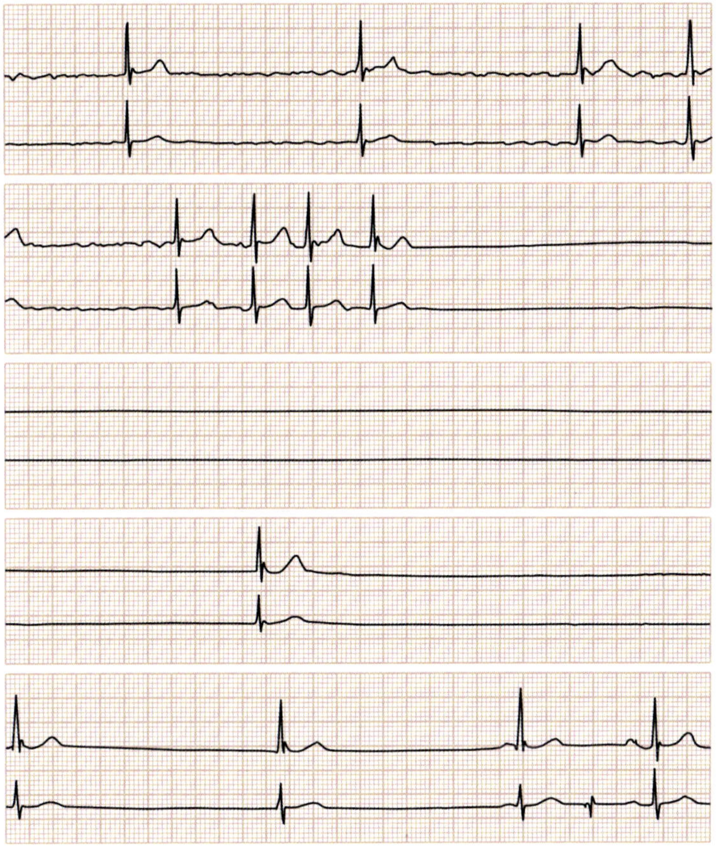

心电图练习 73 解析

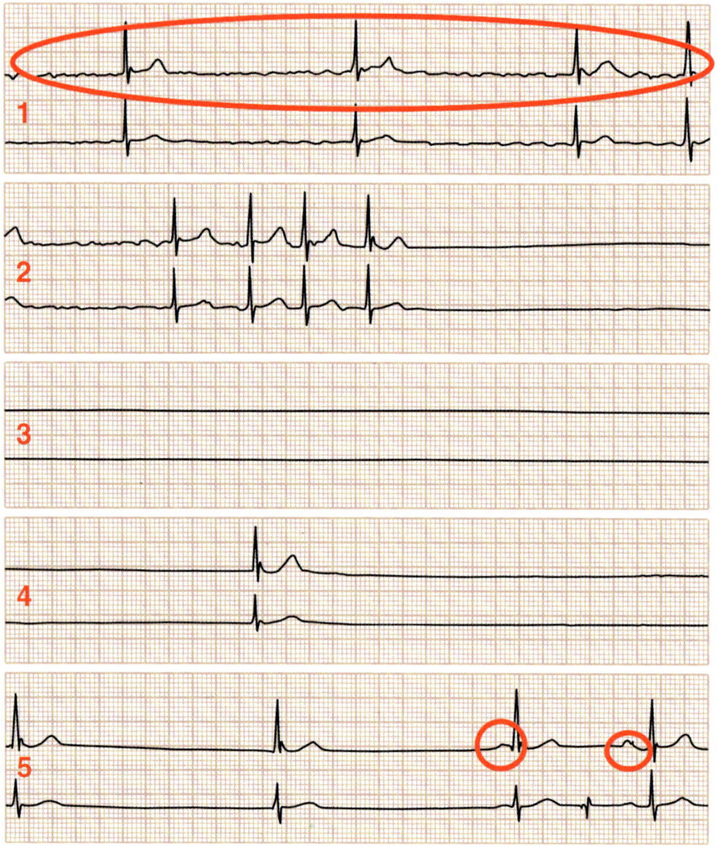

图 73　心房颤动伴缓慢心室反应(图 1)。4 次室上性心动过速心搏后伴较长停搏。最终恢复窦性心律(图 2)。该心电图提示窦房结恢复时间严重异常,可导致患者晕厥,建议起搏器治疗。

心电图练习 74(★)

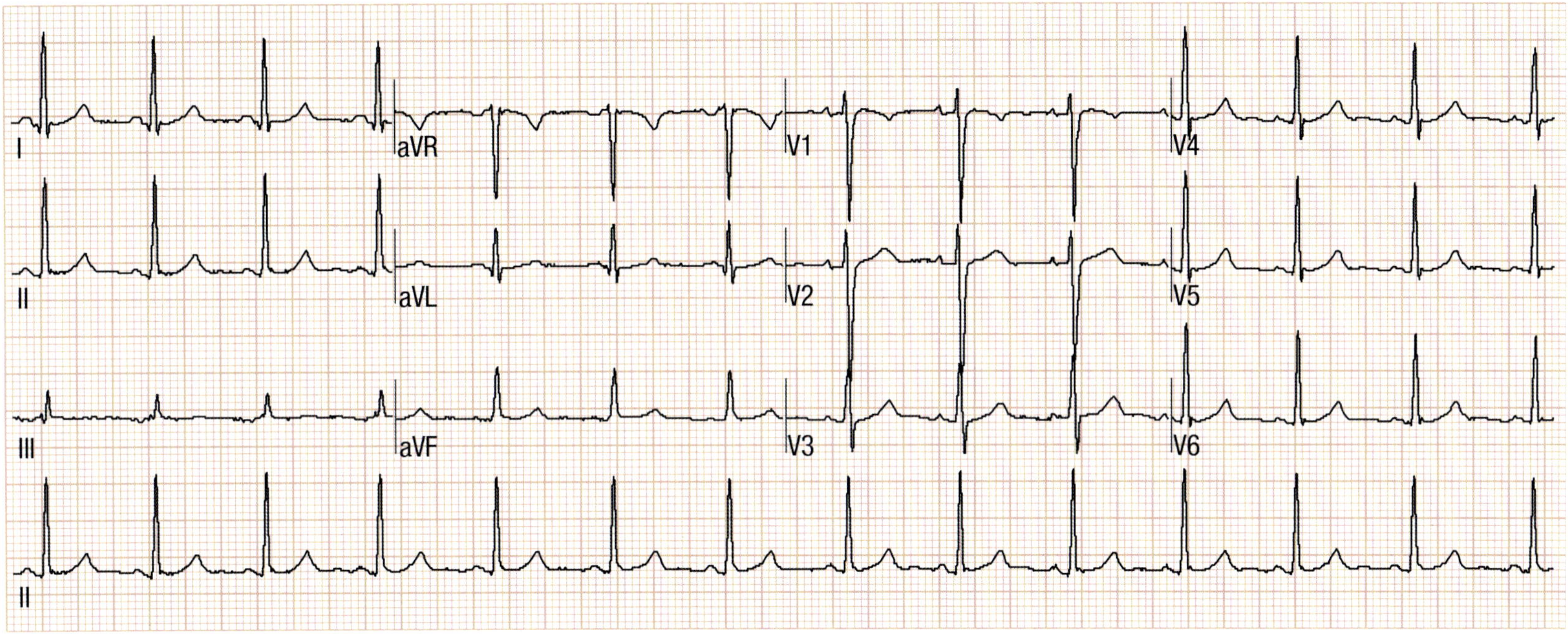

心电图练习74解析

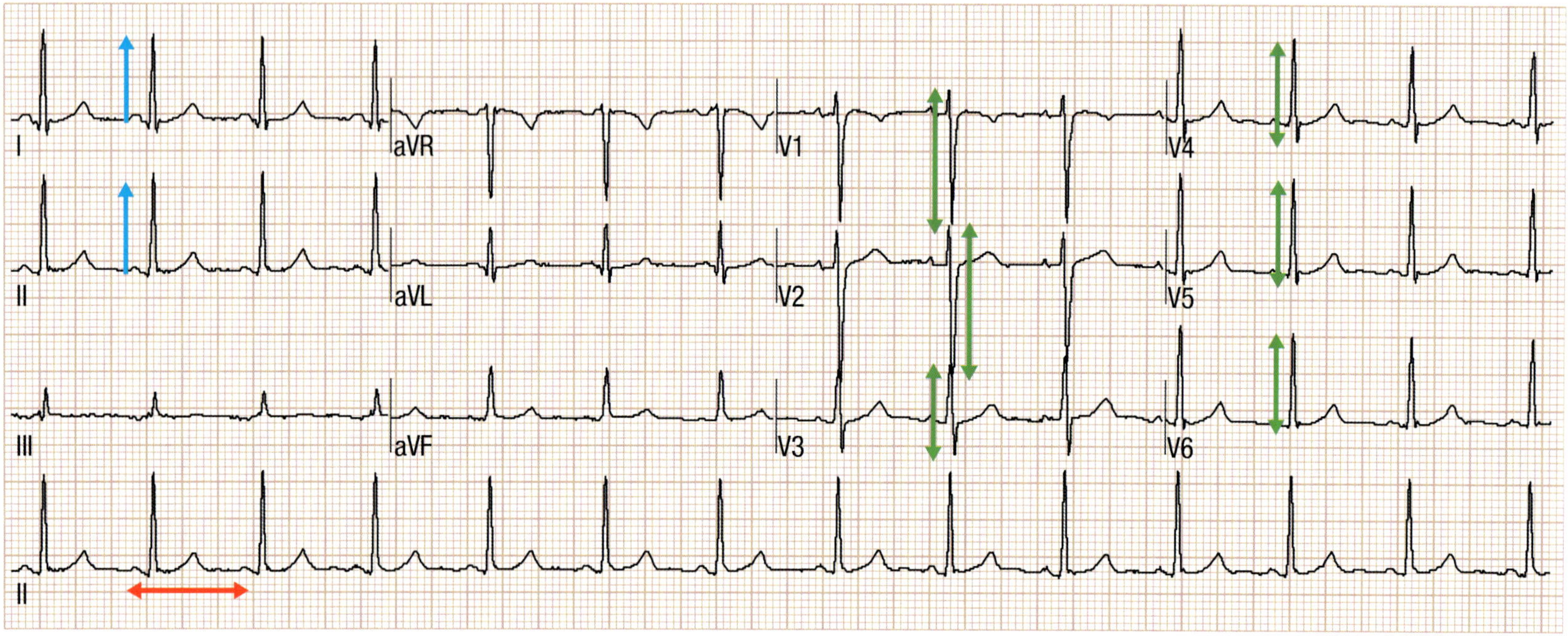

图74　正常窦性心律，93次/分，电轴正常，间期正常，R波递增良好，无明显复极异常。

心电图练习 75(★★★)

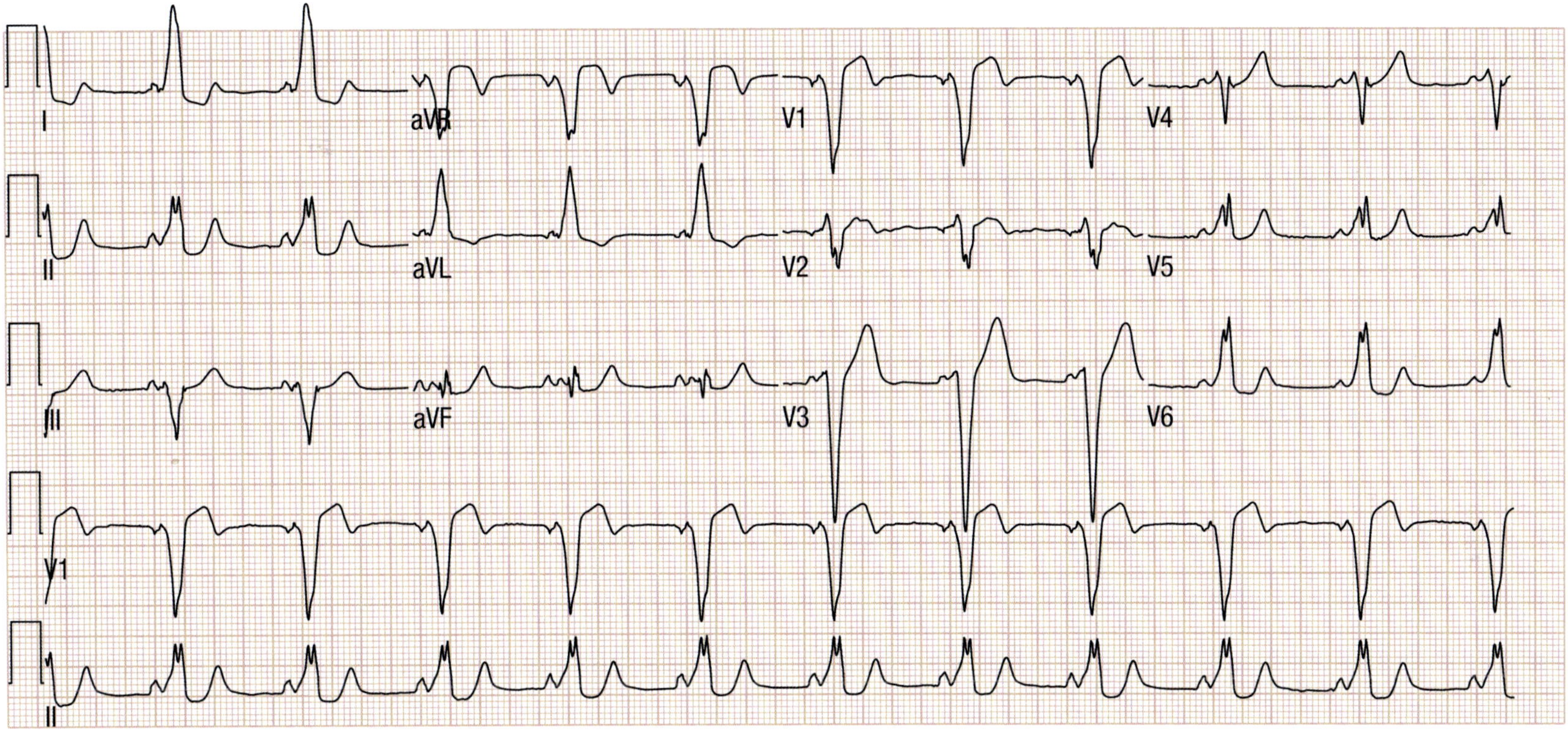

心电图练习 75 解析

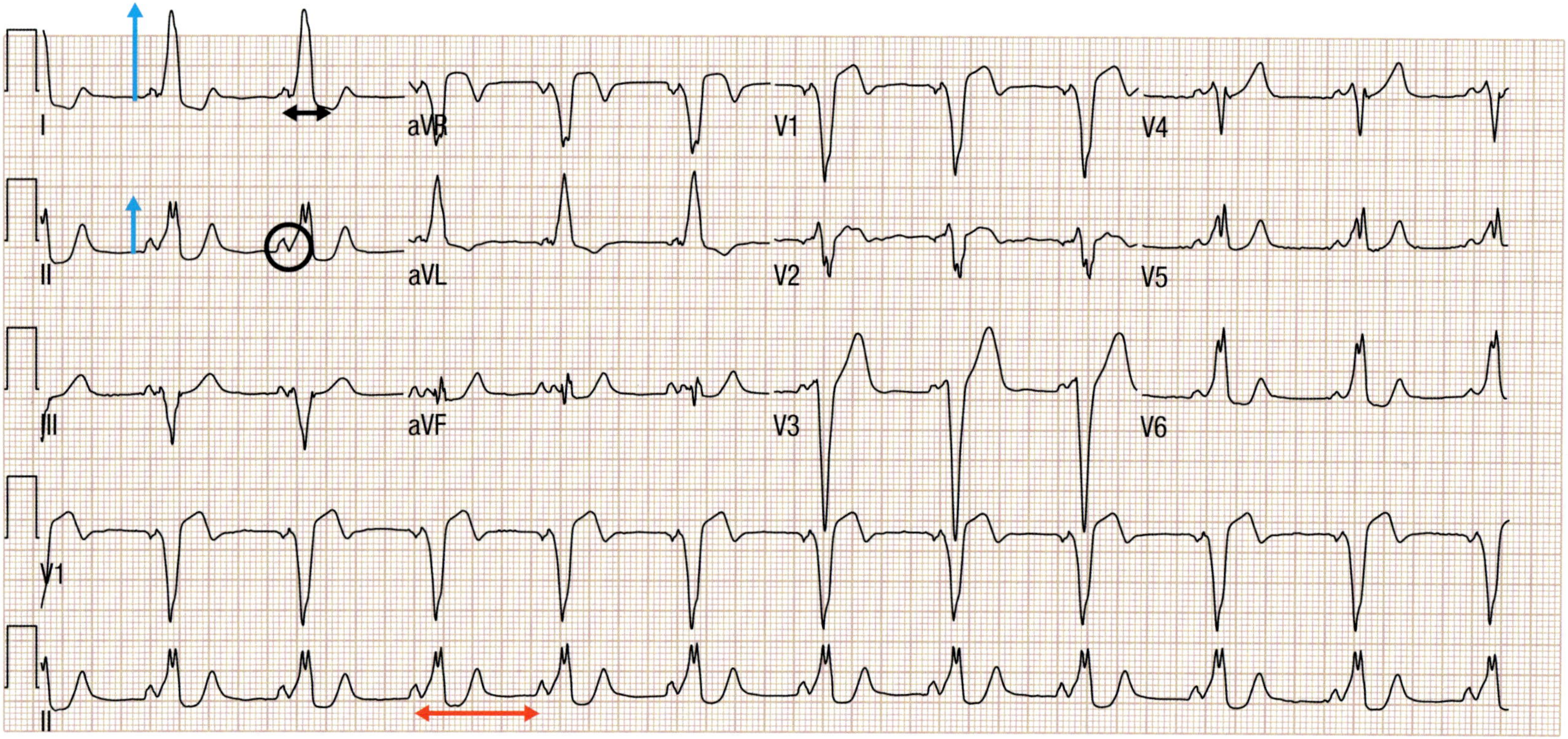

图 75 正常窦性心律，68 次/分，短 PR 间期伴 δ 波，LBBB 伴继发性复极改变（本例为 WPW 综合征）。

心电图练习 76(★★★)

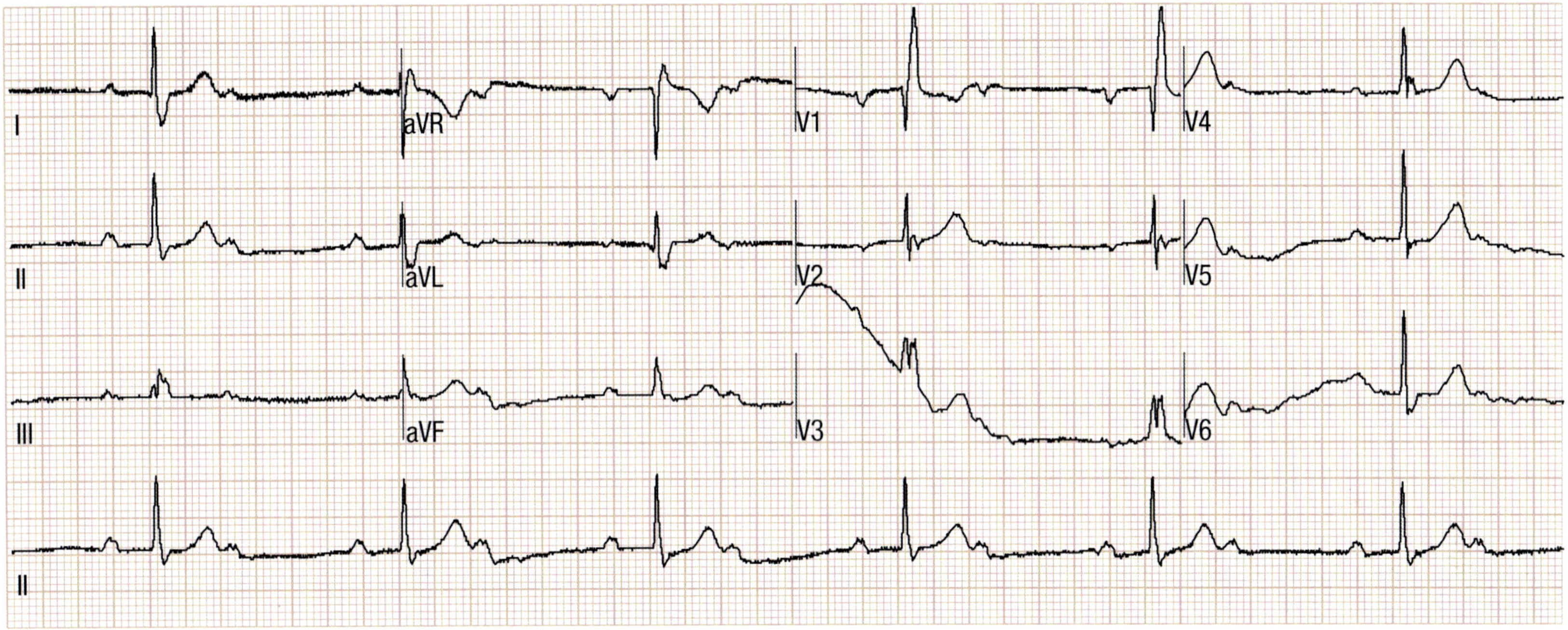

心电图练习 76 解析

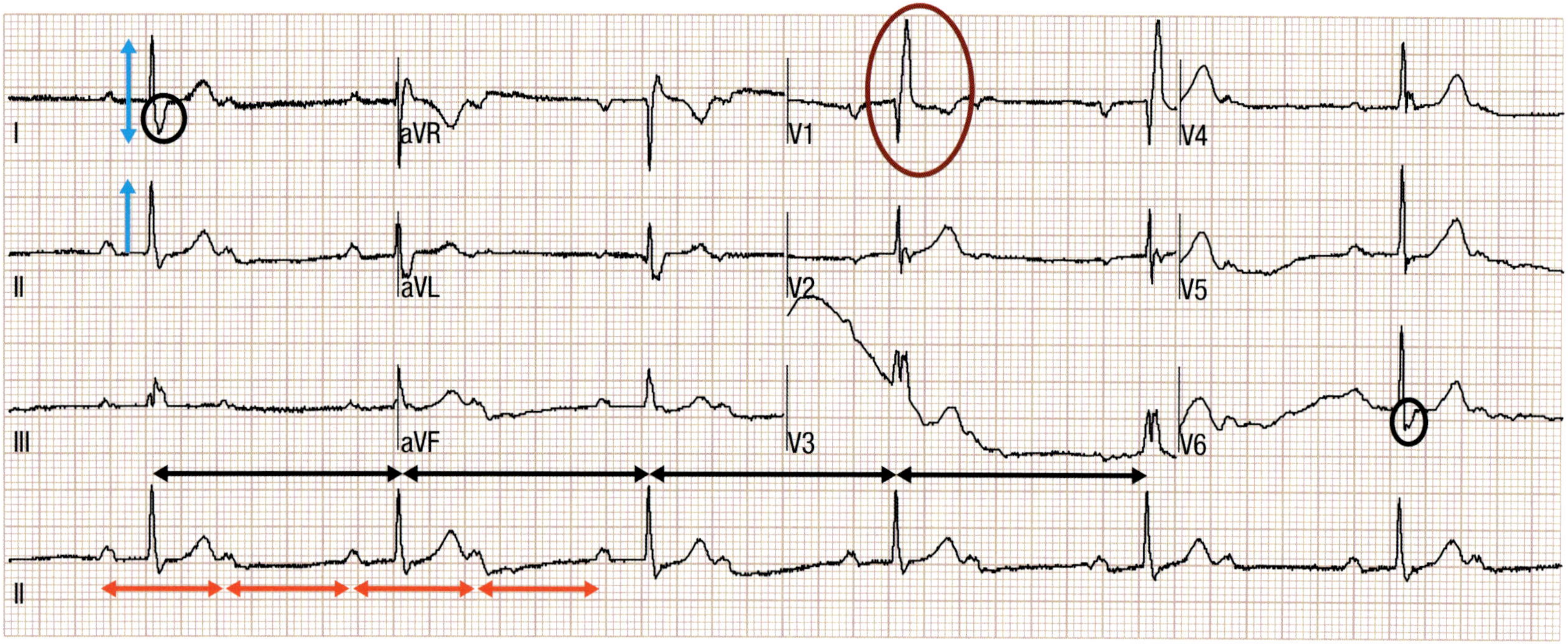

图 76　正常窦性心律，78 次/分，2:1 房室传导阻滞（可能是莫氏Ⅰ型或Ⅱ型），右束支传导阻滞伴继发性复极改变[莫氏Ⅰ型通常由近端传导系统（房室结或结上）阻滞所致，电生理医生称之为 A-H 间期，即窦房结激动到达希浦系统所需时间。莫氏Ⅱ型常累及远端传导系统或称为 H-V 间期疾病。该心电图原本已存在的右束支传导阻滞提示莫氏Ⅱ型生理学特征]。

心电图练习 77(★★)

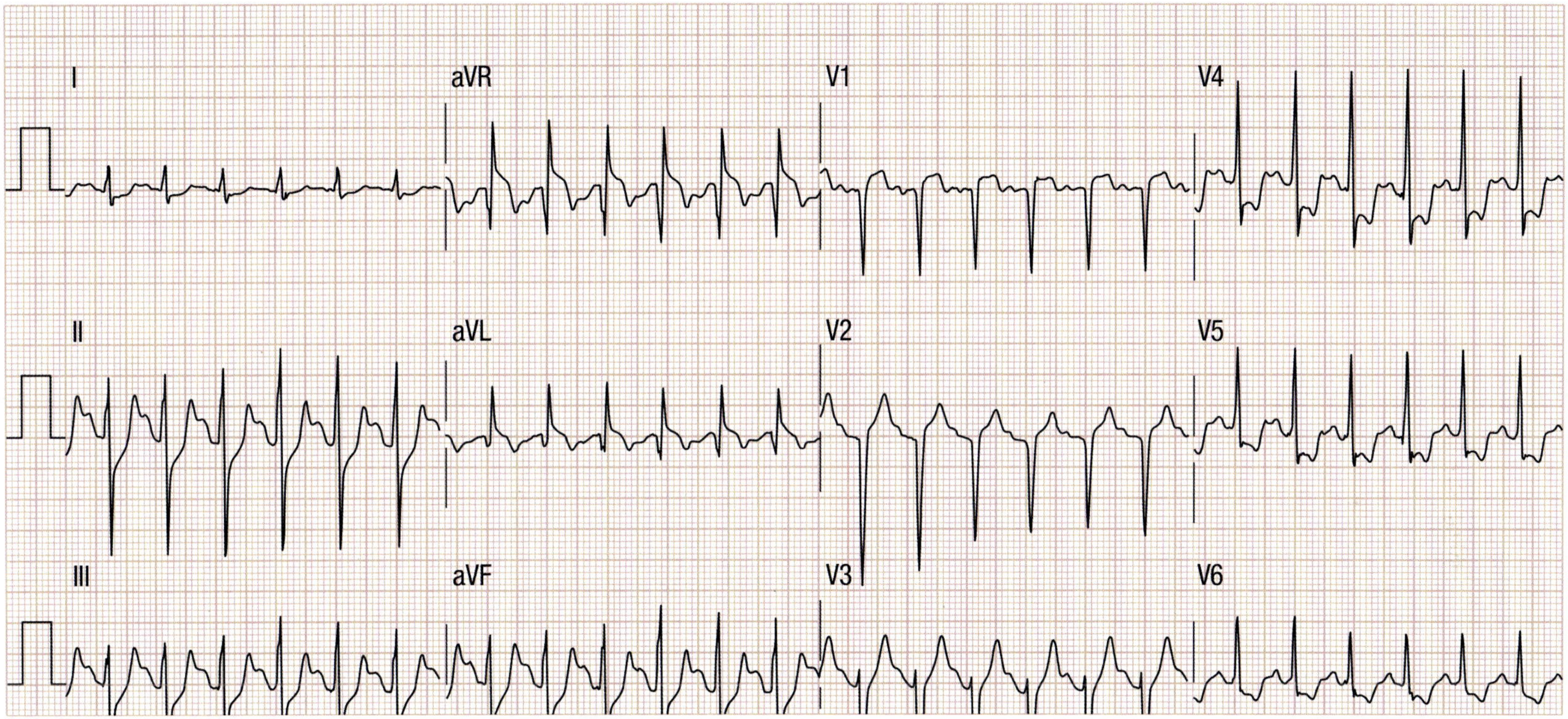

心电图练习 77 解析

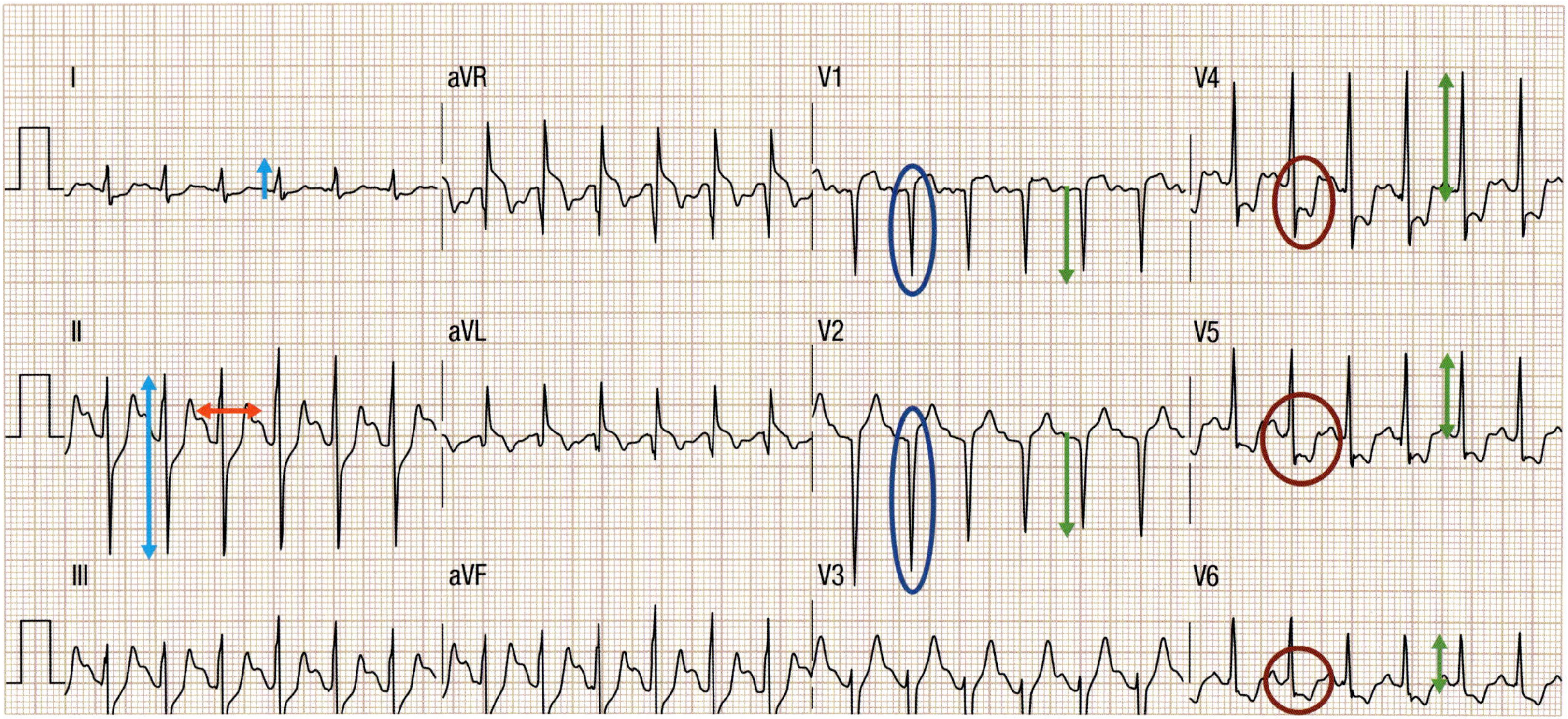

图 77　窦性心动过速，150 次/分，电轴左偏，V1、V2 导联 Q 波，符合陈旧性间隔心肌梗死心电图表现，V4~V6 导联 ST 段下斜型压低，符合急性心肌缺血，aVR 导联 ST 段抬高提示左主干缺血（既往心肌梗死区域相关导联 ST 段抬高的诊断意义不大，如 V1 导联）。

心电图练习 78(★★)

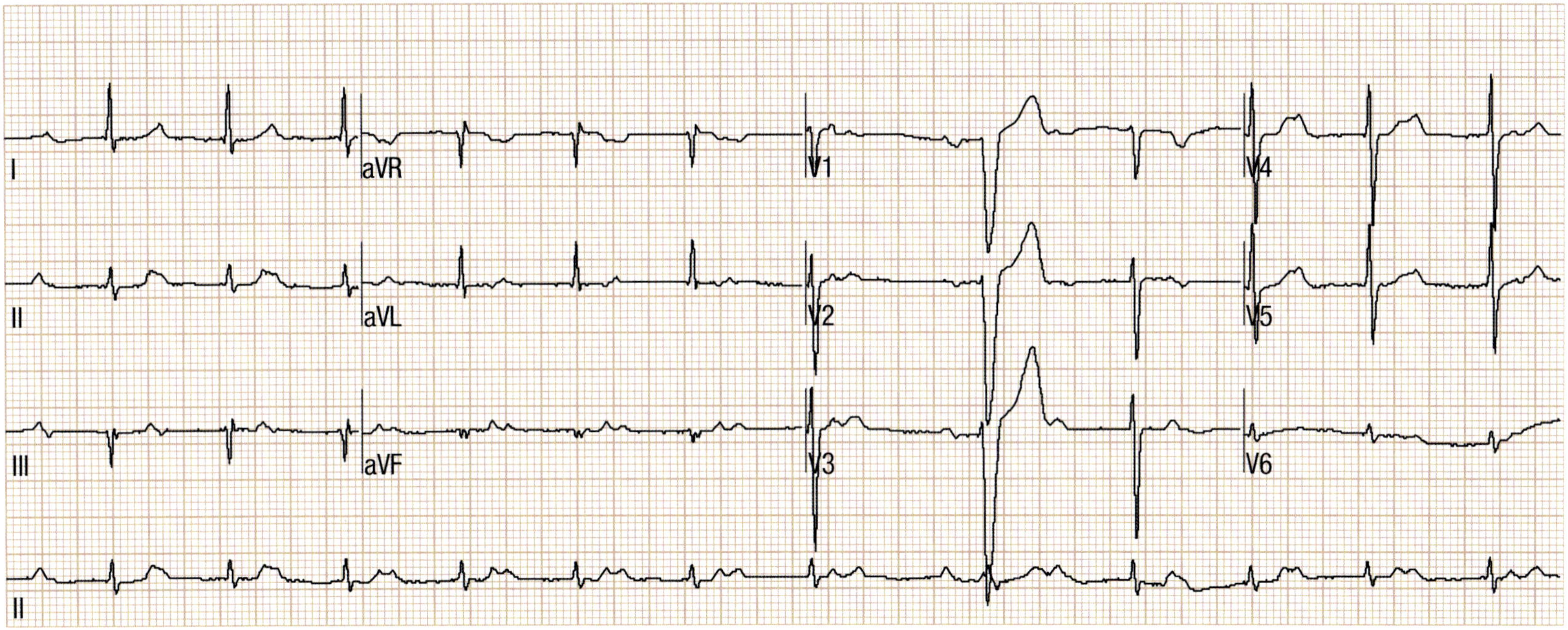

心电图练习 78 解析

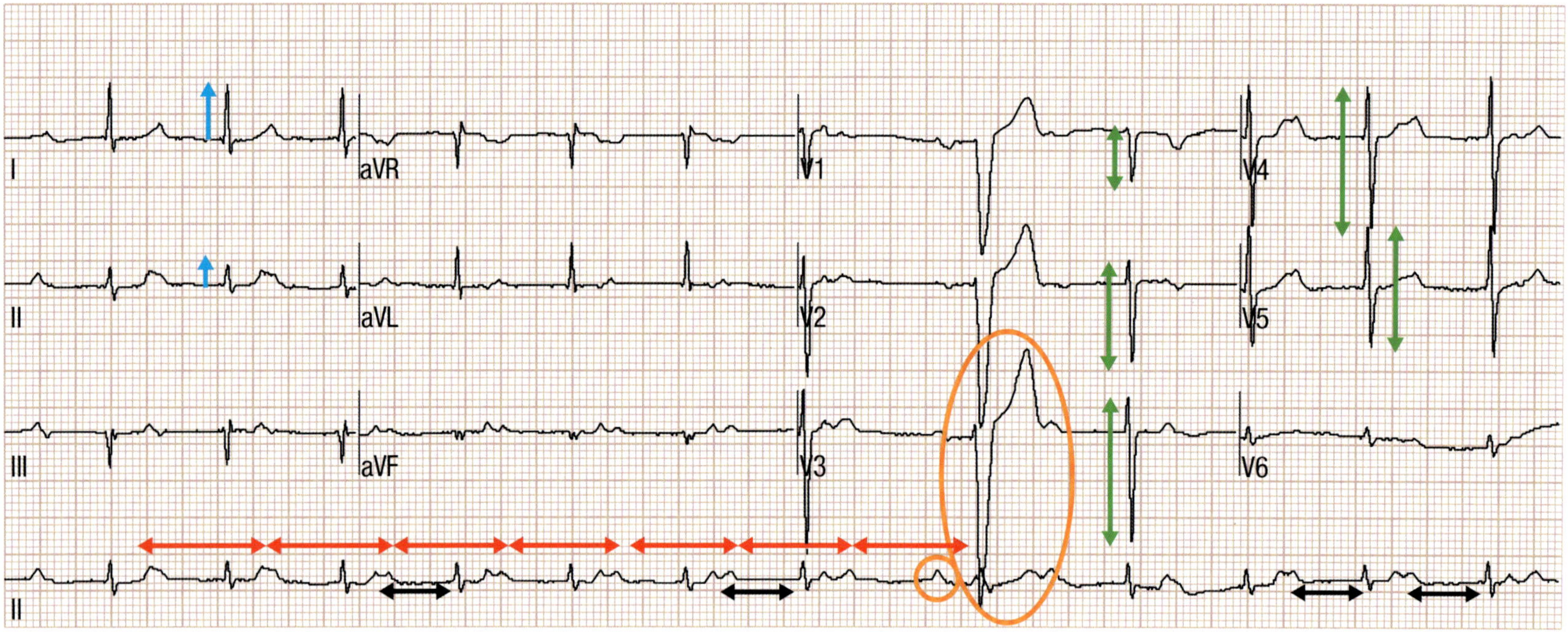

图 78　正常窦性心律，84 次/分，一度房室传导阻滞（PR 间期=380ms），1 个房性期前收缩伴差异性传导，R 波移行较晚，无明显复极异常。

心电图练习 79(★★)

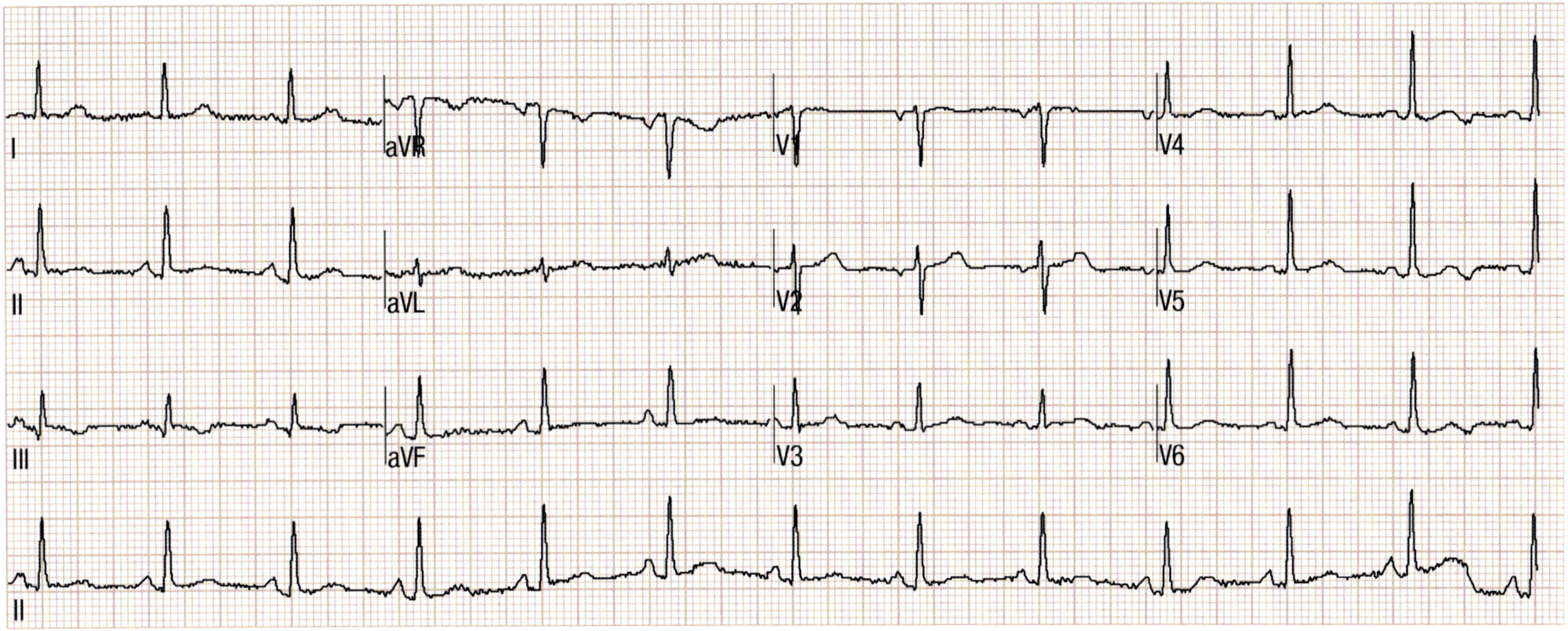

心电图练习 79 解析

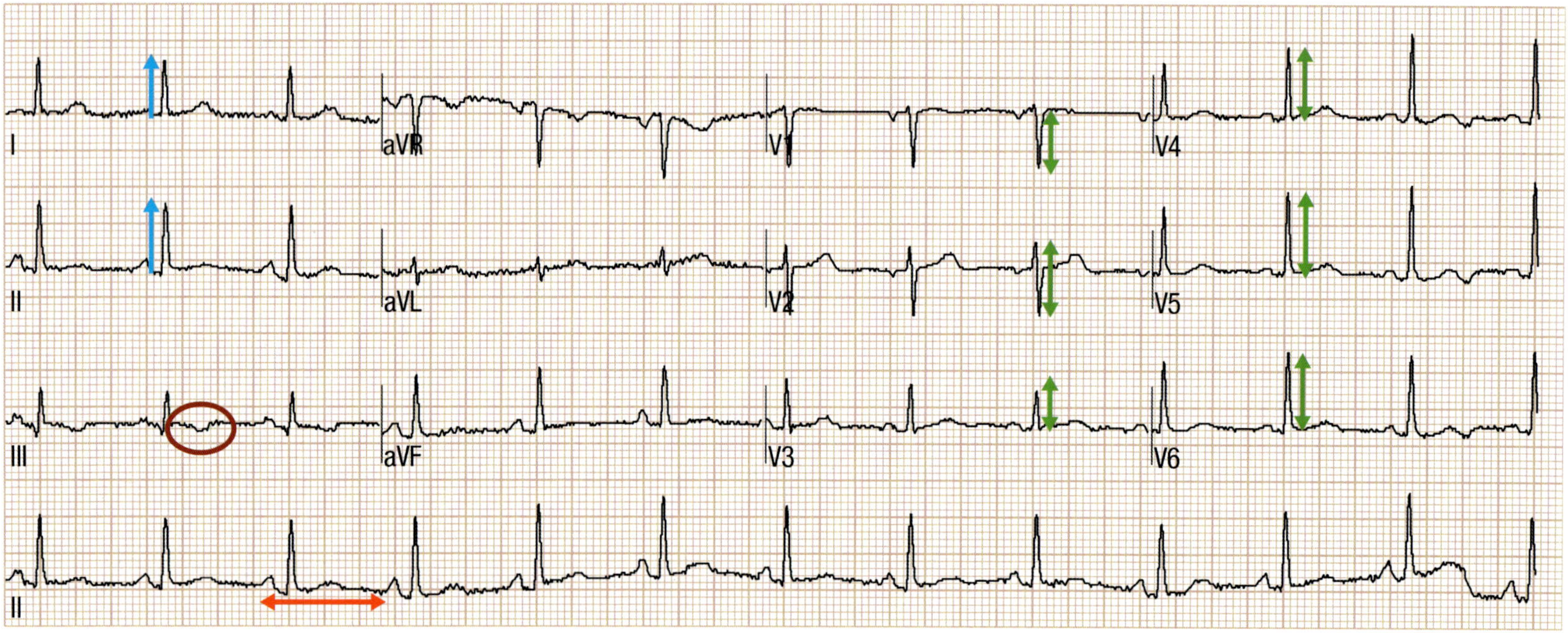

图 79　正常窦性心律，80 次/分，正常间期，R 波递增正常，Ⅲ导联 T 波倒置。

心电图练习 80(★★★)

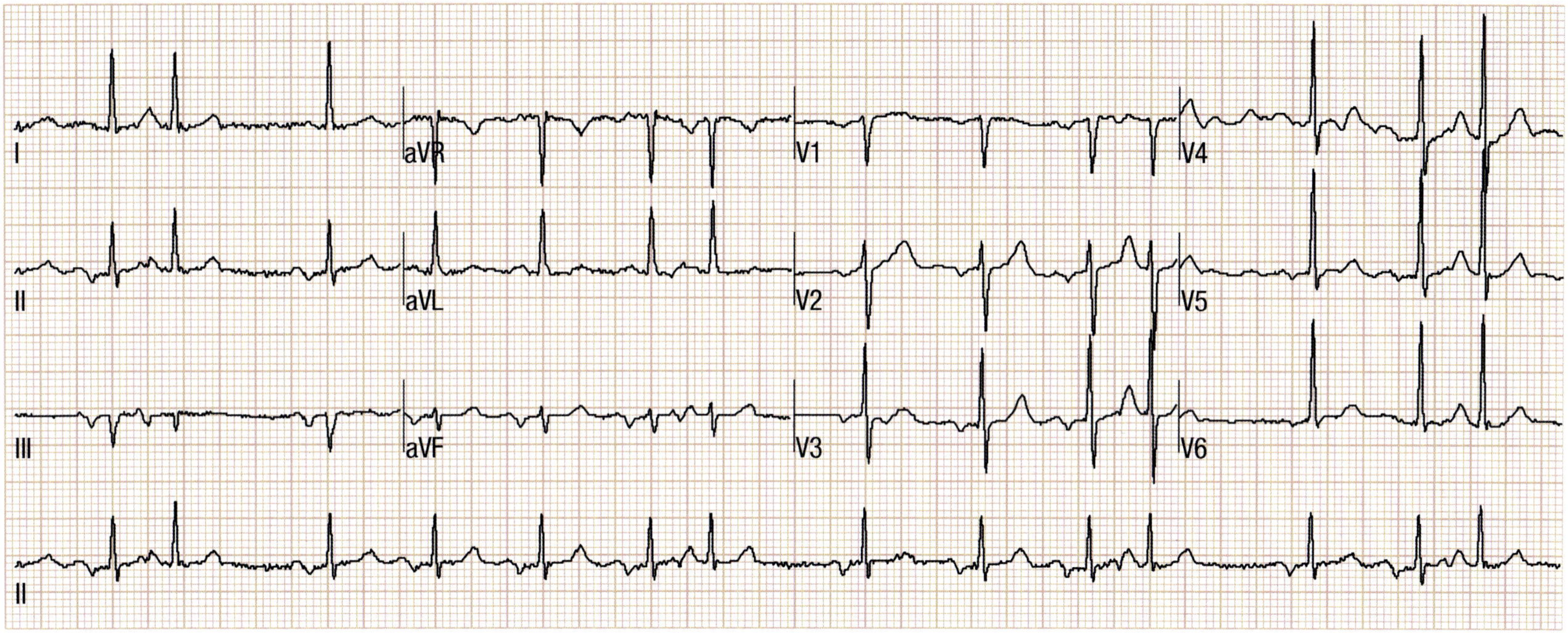

心电图练习 80 解析

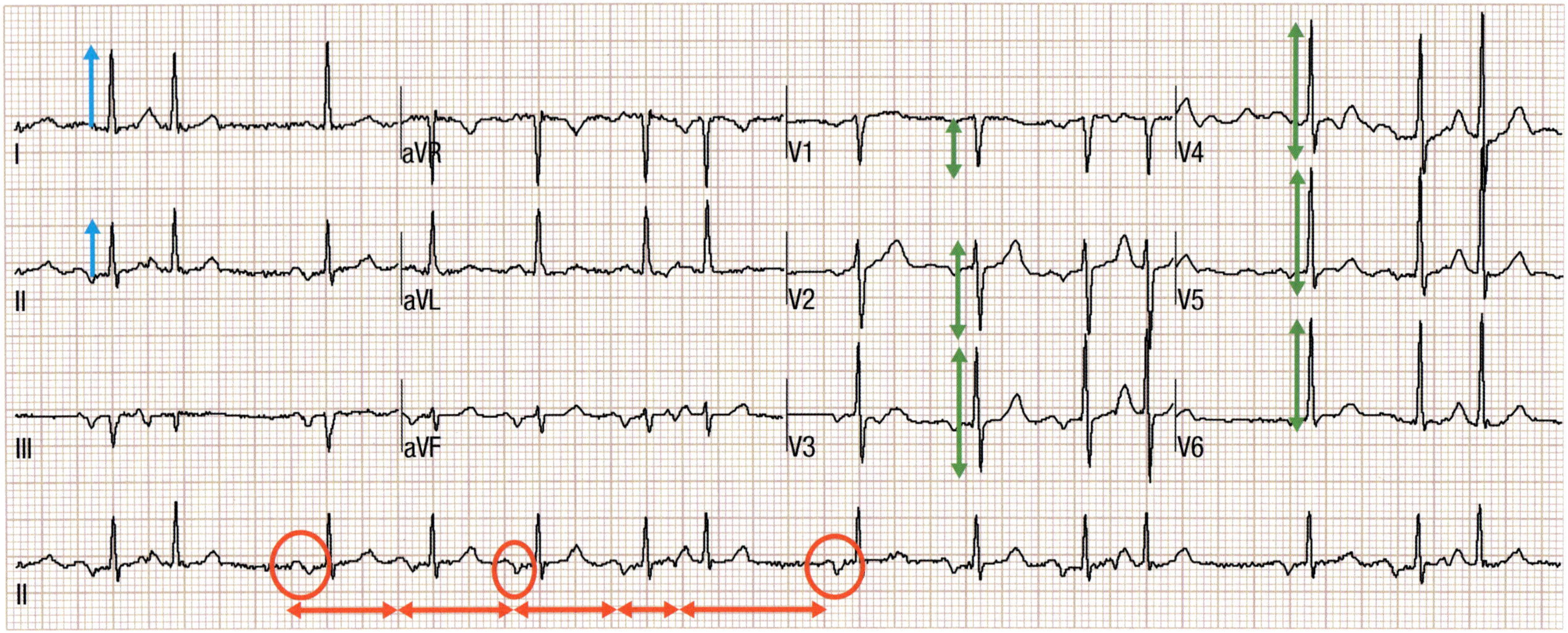

图 80 紊乱性心房激动(有时也被称为游走性心房节律,节律不规整,至少有 3 种不同的 P 波形态,提示多个心房起搏点),电轴正常,间期正常(QRS<100ms,QT<RR/2),R 波递增良好,无明显复极异常。

心电图练习 81(★★)

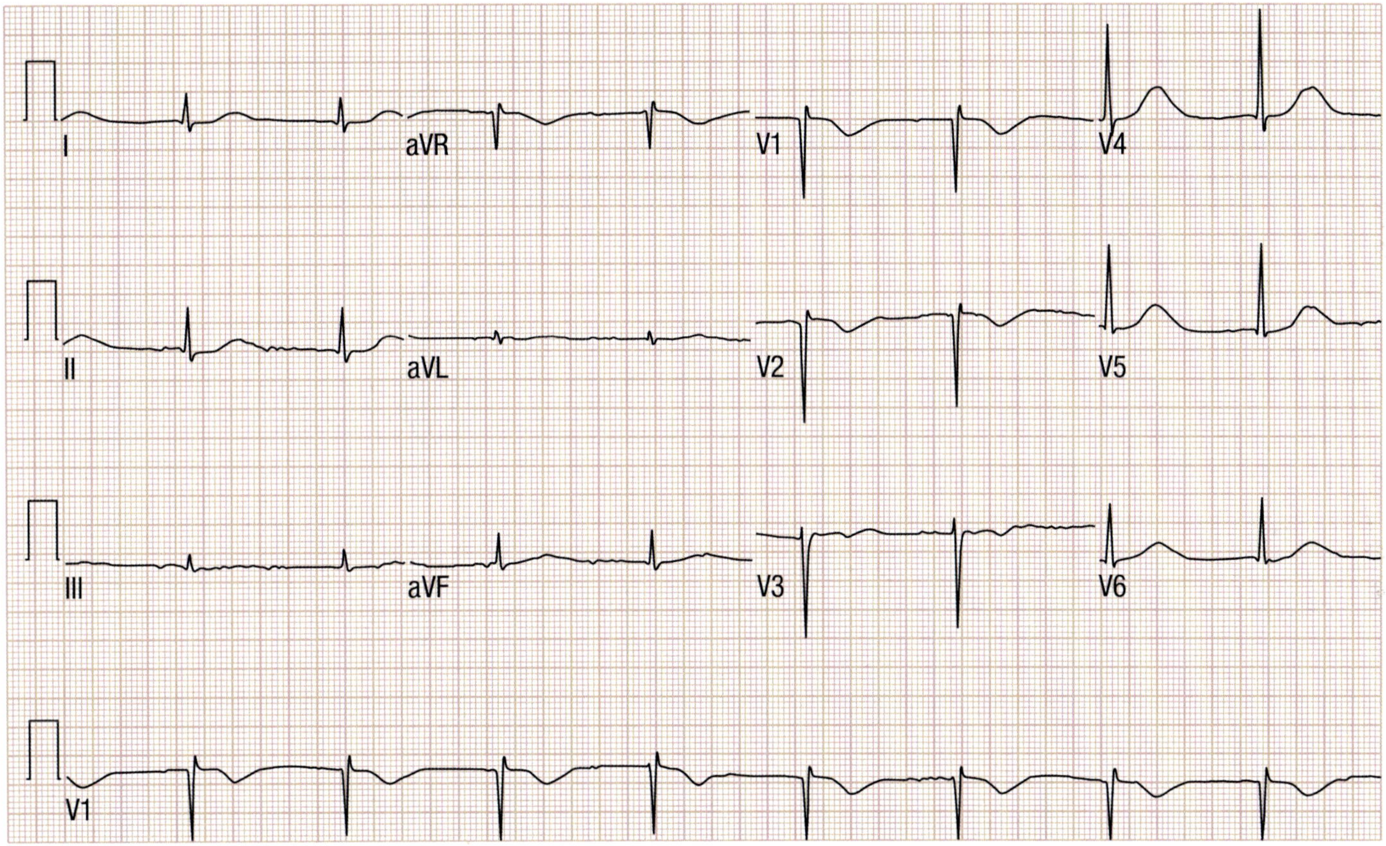

心电图练习 81 解析

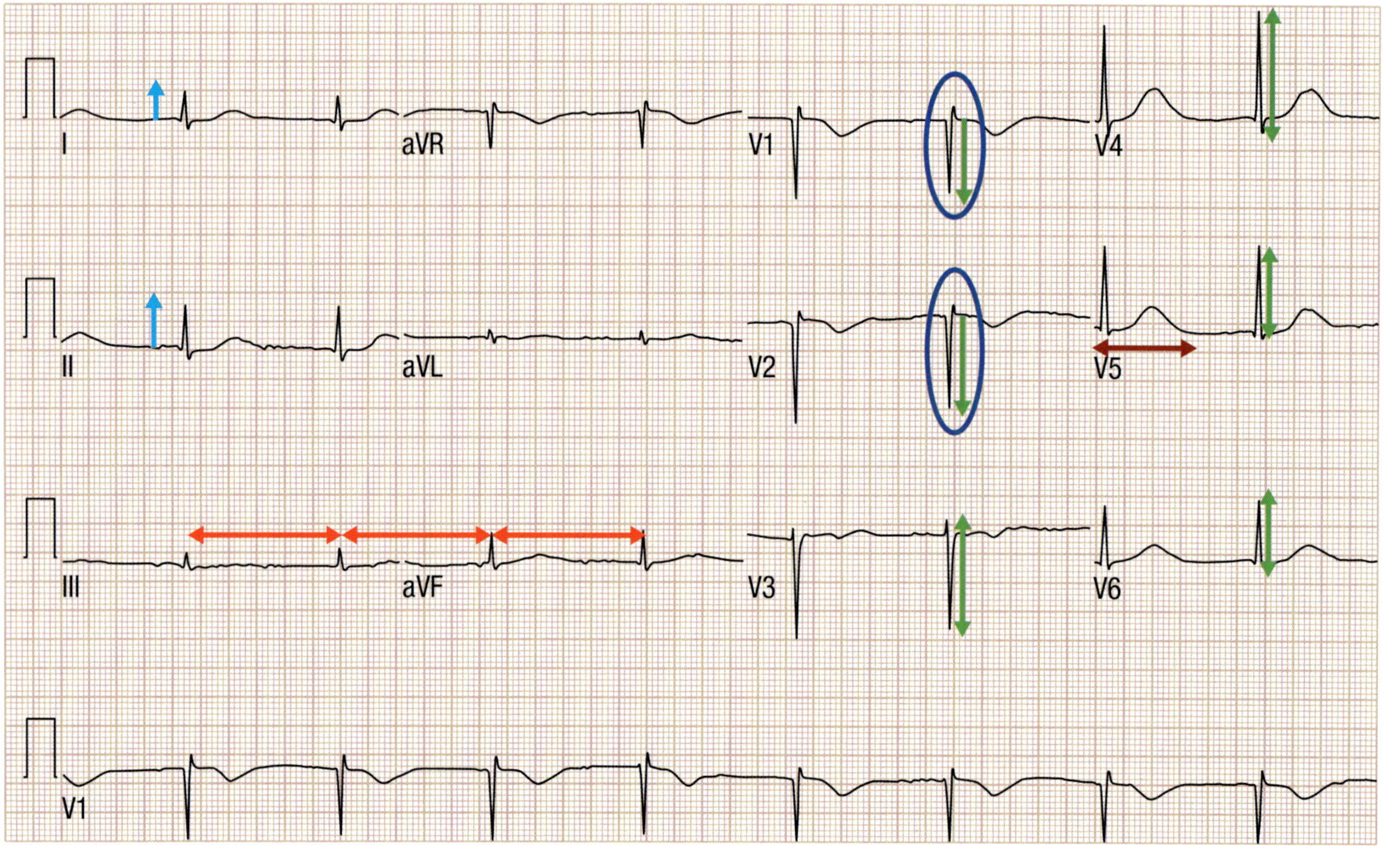

图 81 交界性心律 54 次/分(未见可辨识的 P 波,推测可能是心房颤动,但基线上无颤动波,QRS 节律绝对规则。电轴正常,间期正常,R 波移行较晚,V1 和 V2 导联可见 Q 波和 T 波倒置,符合陈旧性间隔部心肌梗死心电图表现。QT 间期延长(560ms),即使经过校正(QT/$\sqrt{RR}$),QT 间期也是延长的。

心电图练习 82(★)

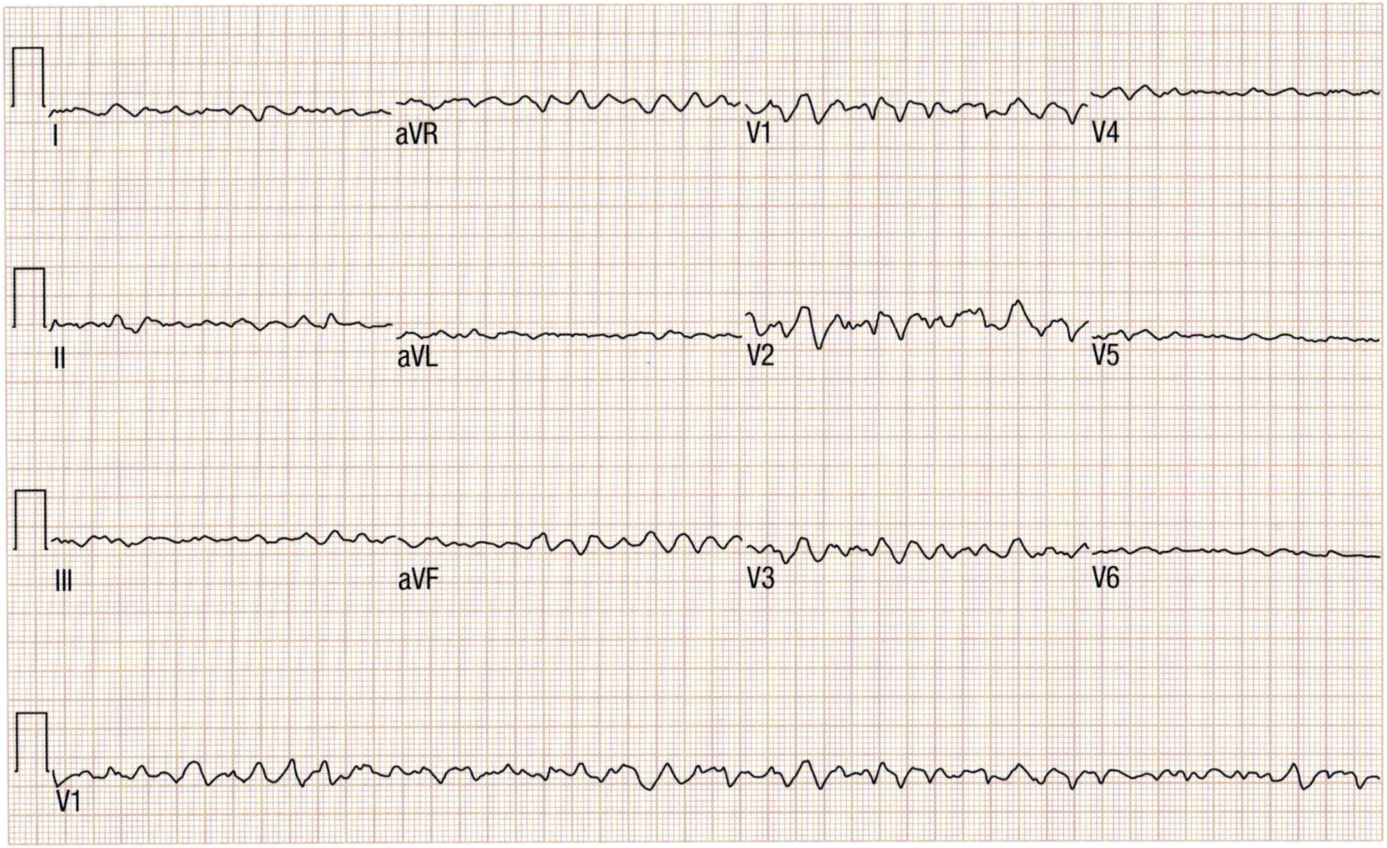

心电图练习 82 解析

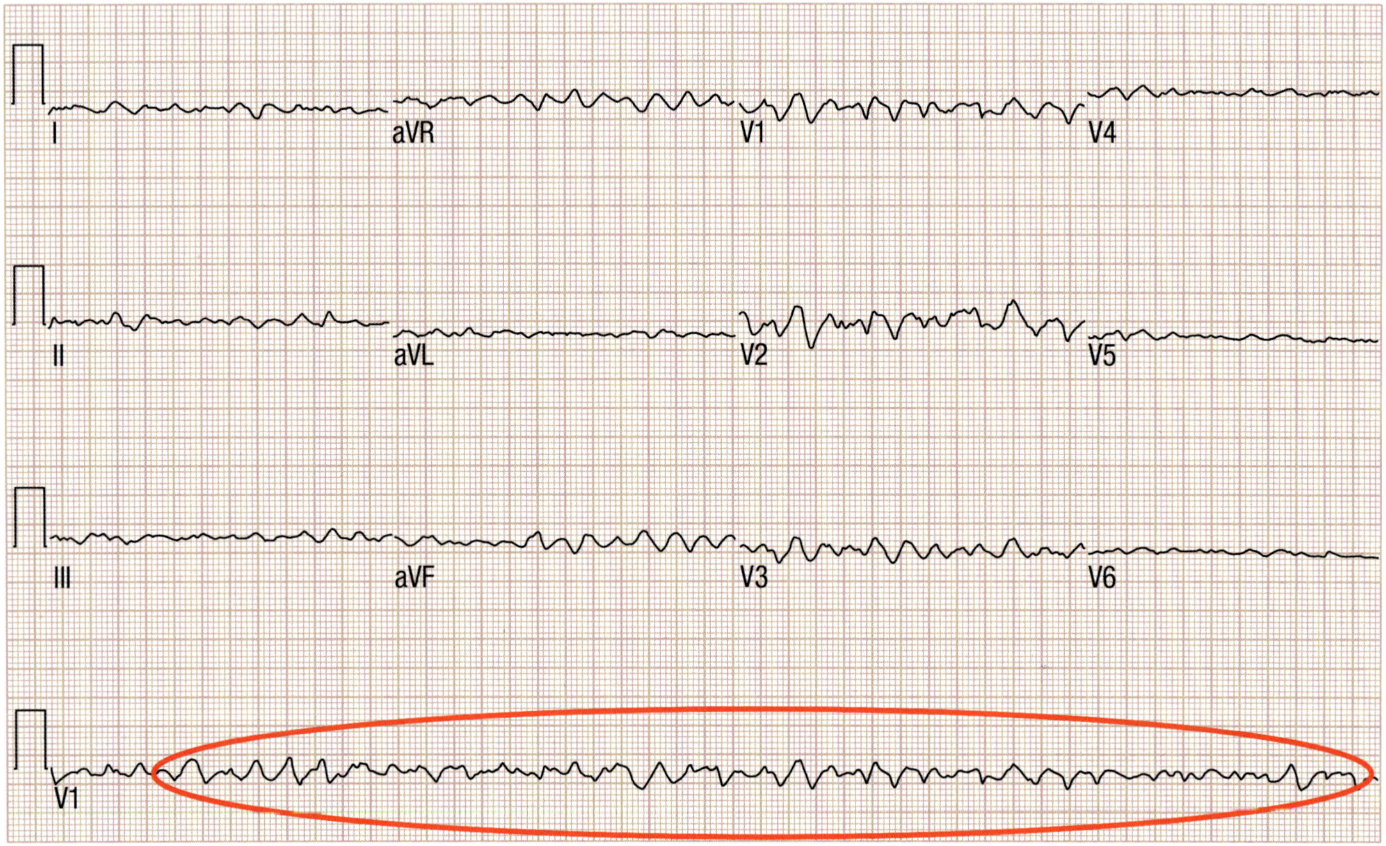

图 82　心室颤动(与“心电图练习 3”中的尖端扭转型室性心动过速相反,图中没有可重复的 QRS 波模式)。

心电图练习 83(★★★)

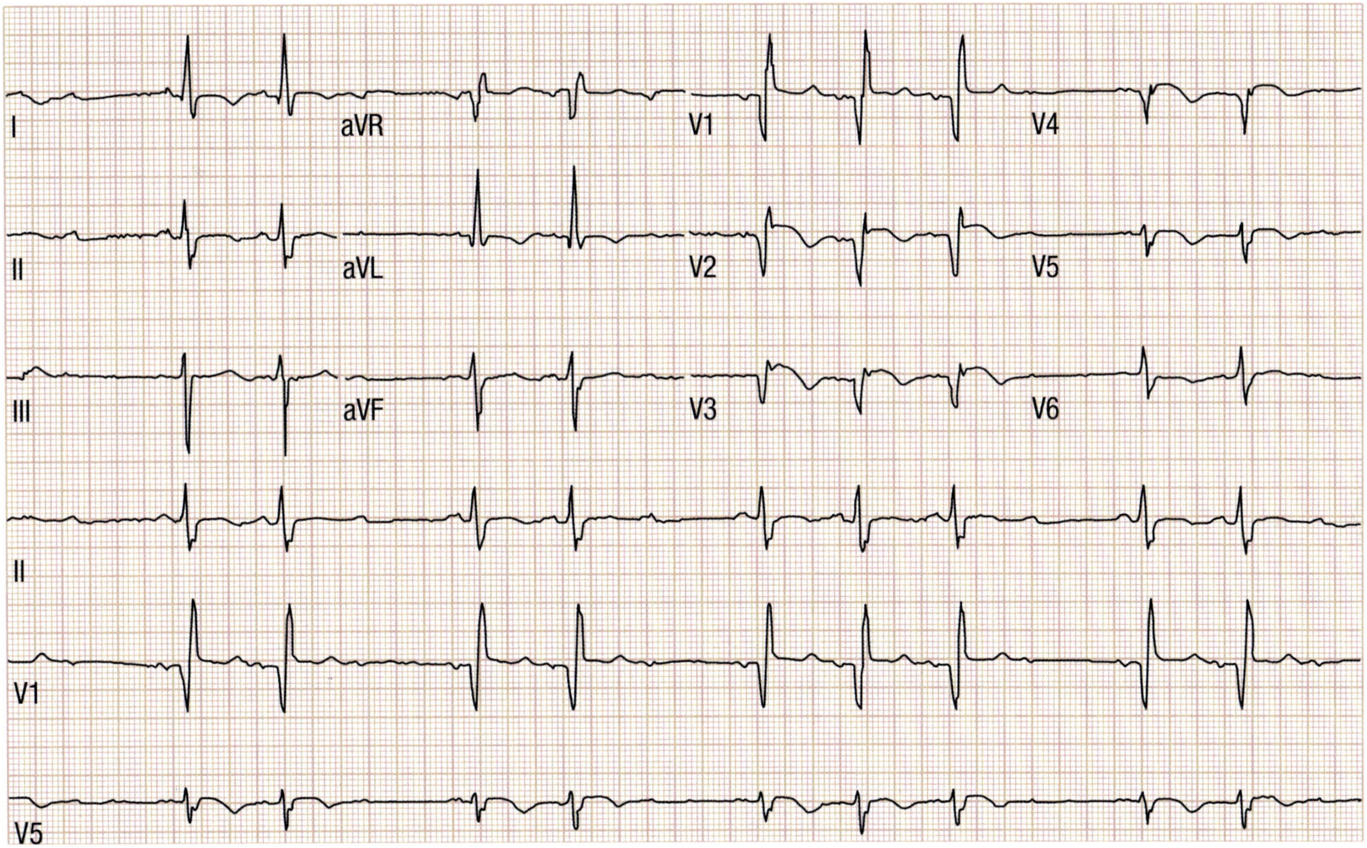

心电图练习 83 解析

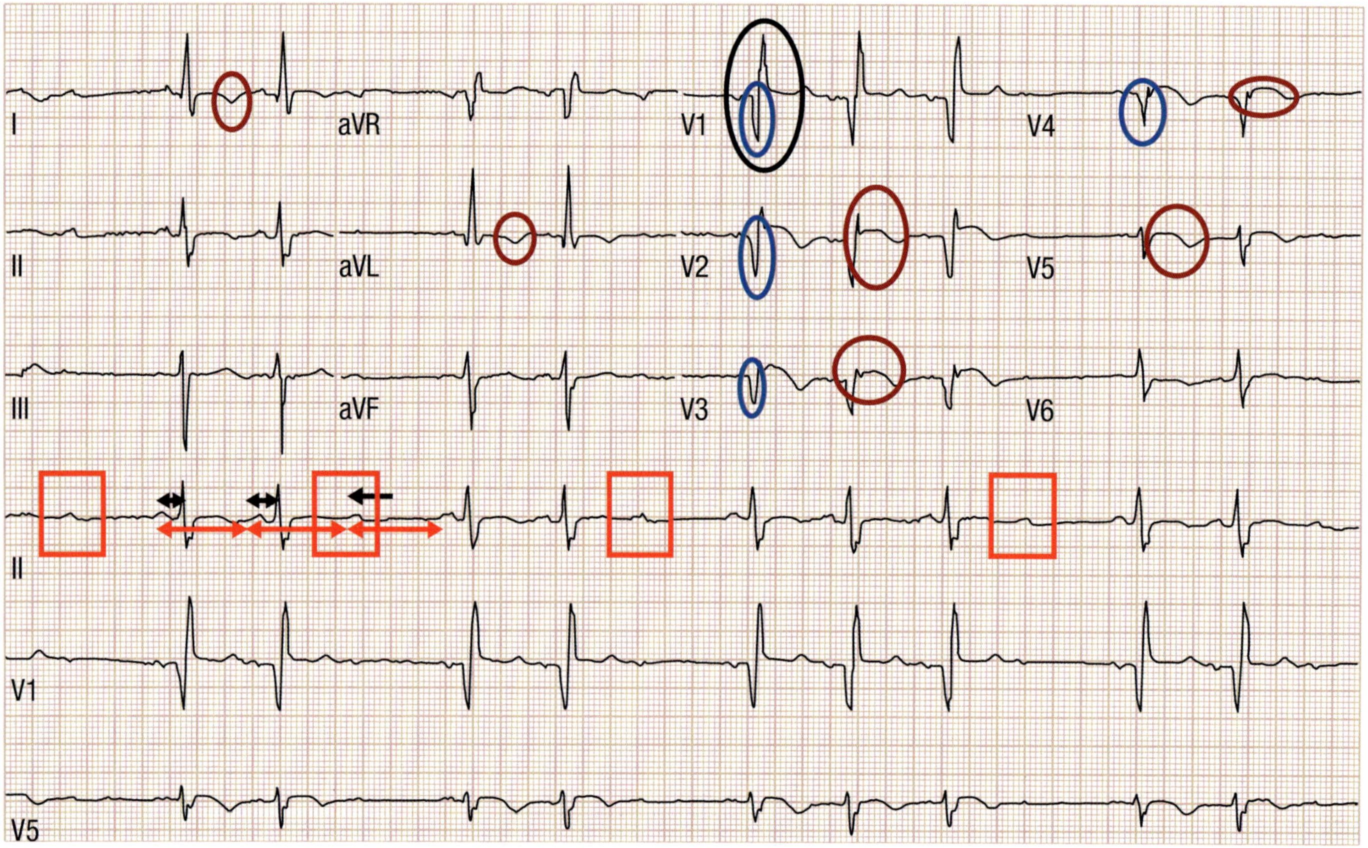

图 83 正常窦性心律 75 次/分，电轴正常，莫氏Ⅱ型房室传导阻滞（红色方框标记阻滞的 P 波），右束支传导阻滞，V1~V4 导联 Q 波伴 V2~V6、Ⅰ、aVL 导联 ST 段进展性凹面向下型抬高，符合近期前外侧壁心肌梗死心电图表现。

心电图练习 84(★★)

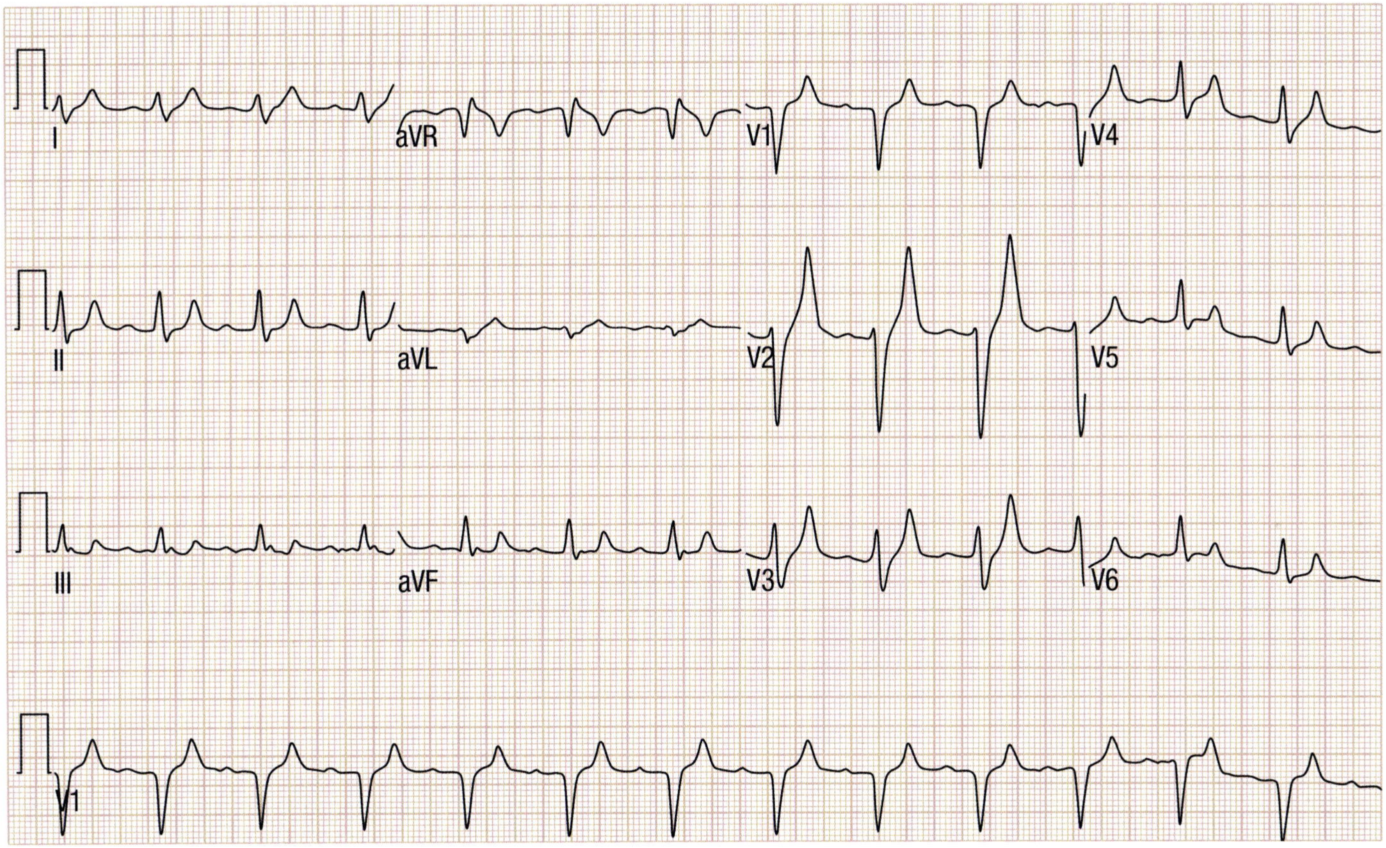

心电图练习 84 解析

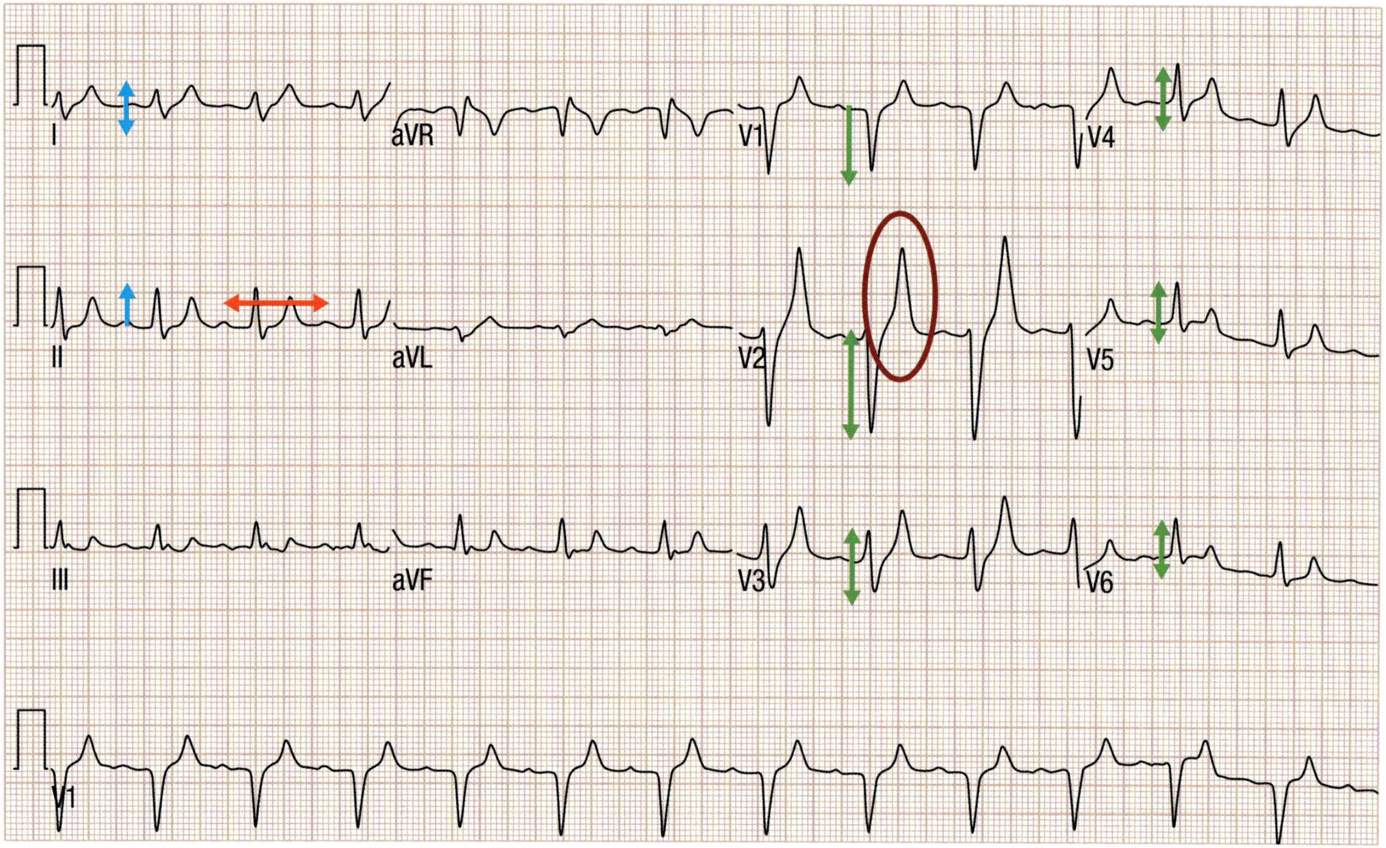

图 84 正常窦性心律 83 次/分，电轴正常，室内传导延迟，R 波递增良好伴 T 波高尖，符合高钾血症心电图表现。

心电图练习 85(★)

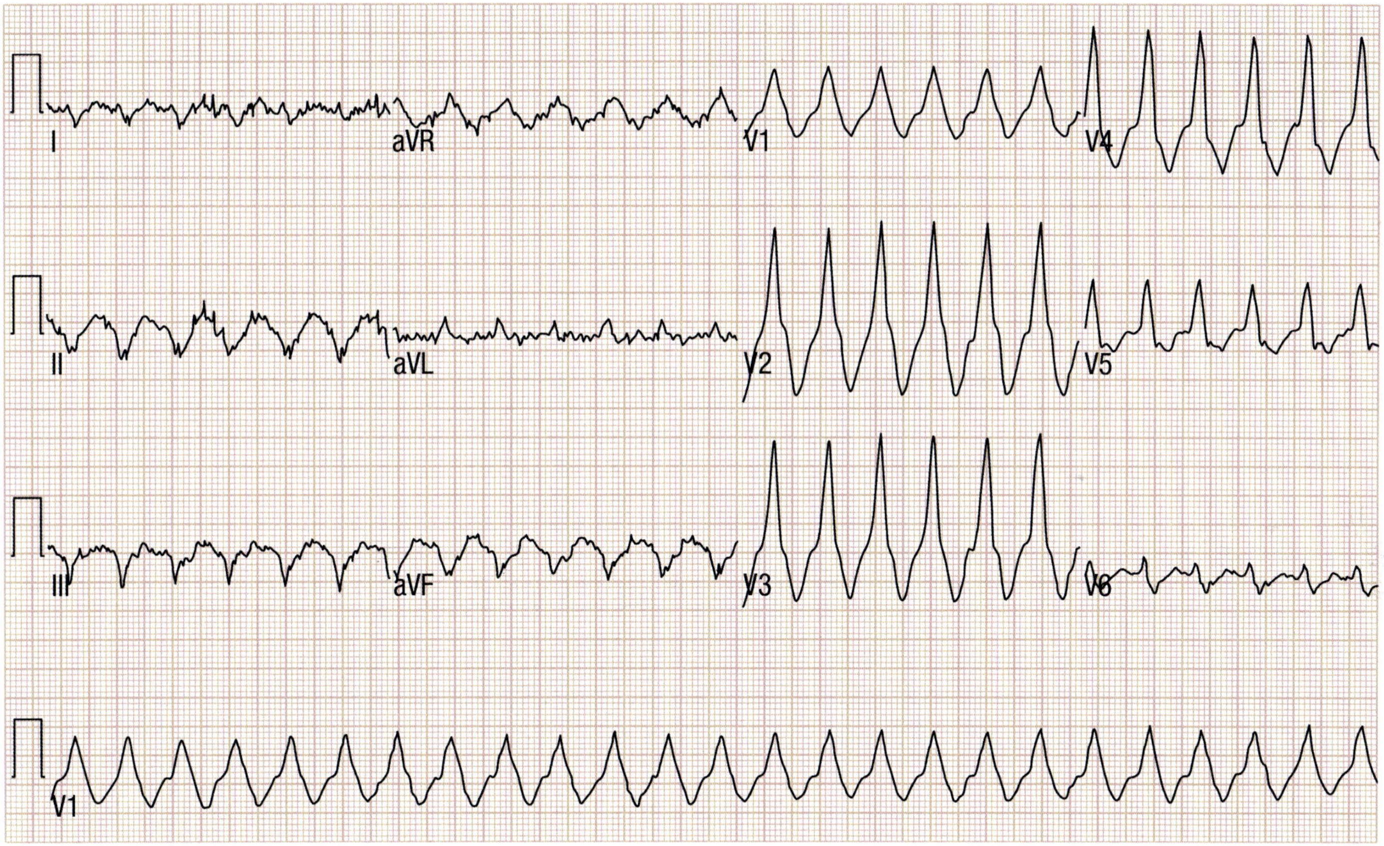

心电图练习 85 解析

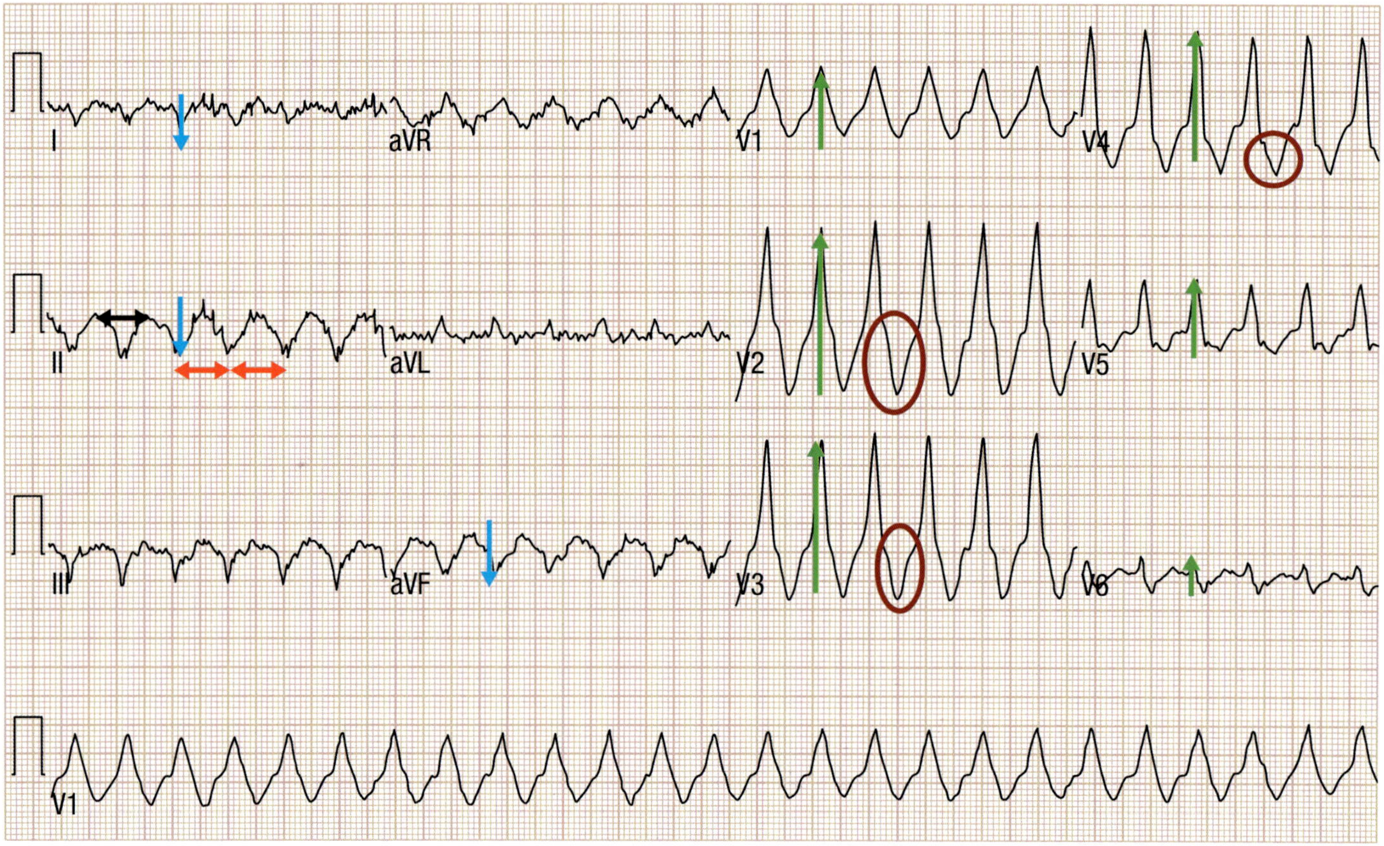

图 85 室性心动过速：心室率 155 次/分（未见可辨识的 P 波，QRS 波时限>120ms，V1~V6 导联 QRS 波方向一致，即同向性，不确定电轴，即Ⅰ、Ⅱ、aVF 导联 QRS 波负向，因为节律起源于心室并向上、向右传导，使电轴向量位于左上象限）。

心电图练习 86(★★★)

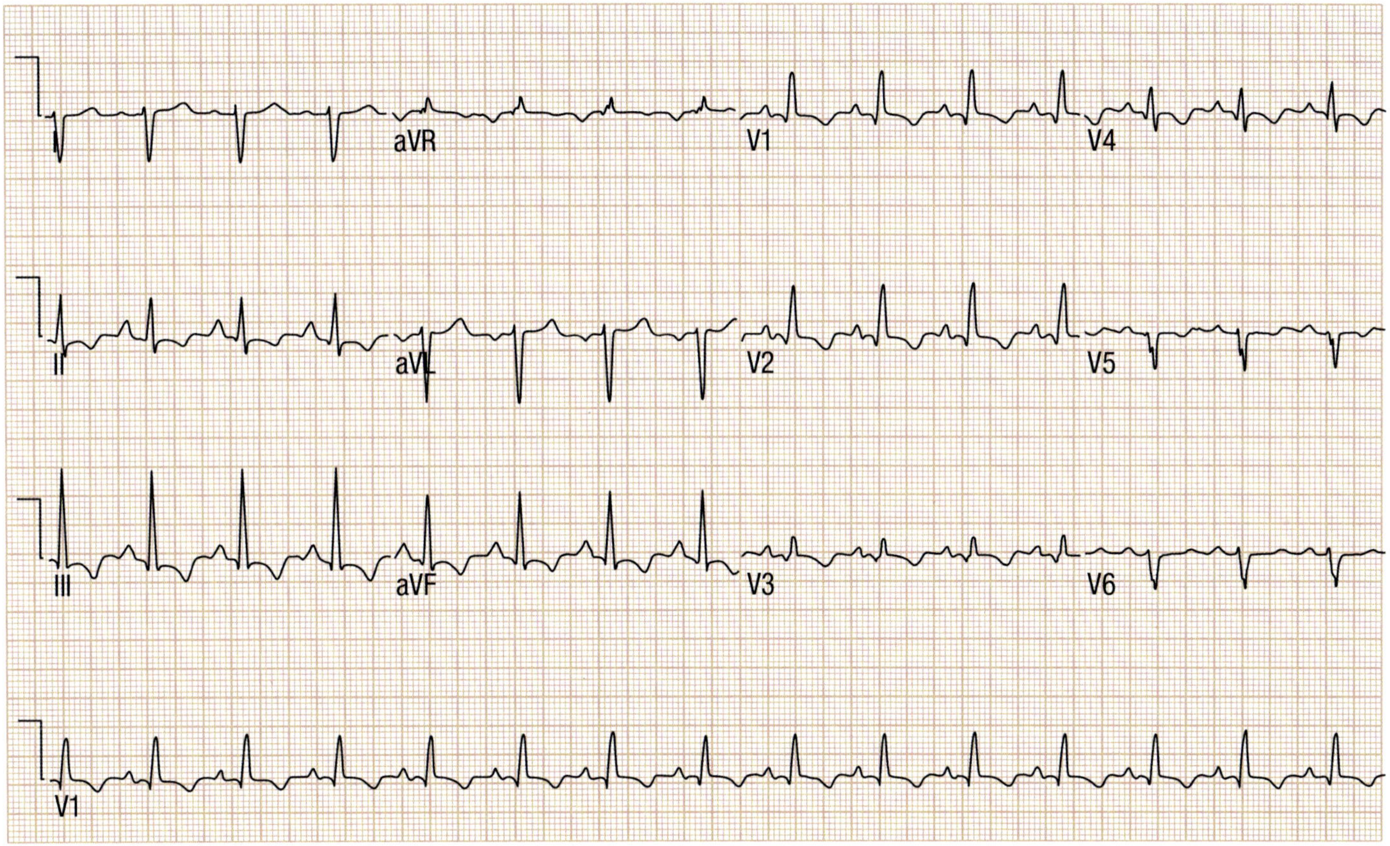

心电图练习 86 解析

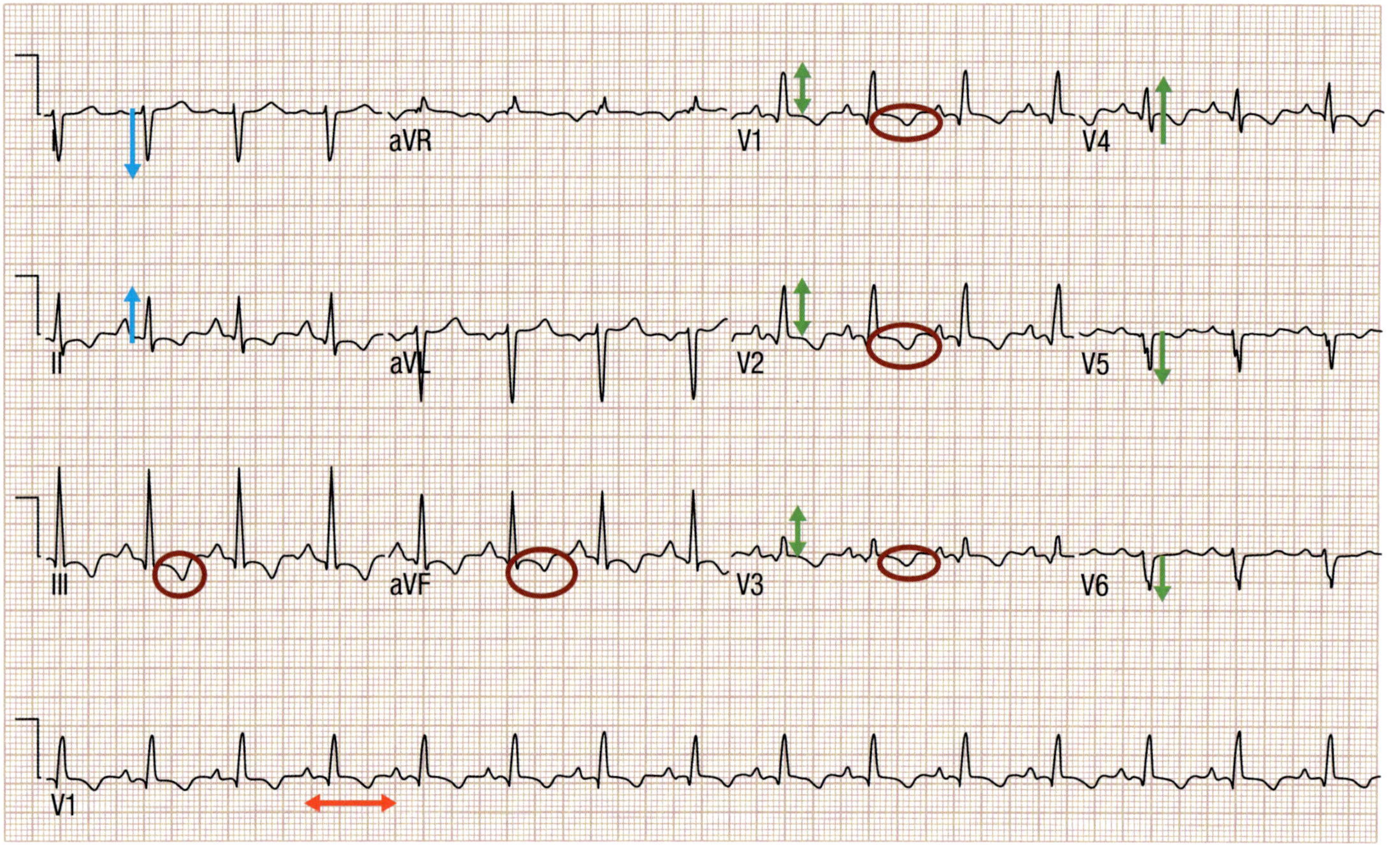

图 86 正常窦性心律，95 次/分，电轴右偏，间期正常，R 波移行较早，Ⅱ、Ⅲ、aVF、V1~V5 导联 T 波倒置（肥厚性 T 波倒置倾向于不对称，像直角三角形；缺血性 T 波倒置倾向于对称，像等腰三角形），符合右心室肥大心电图表现。

心电图练习 87(★★★)

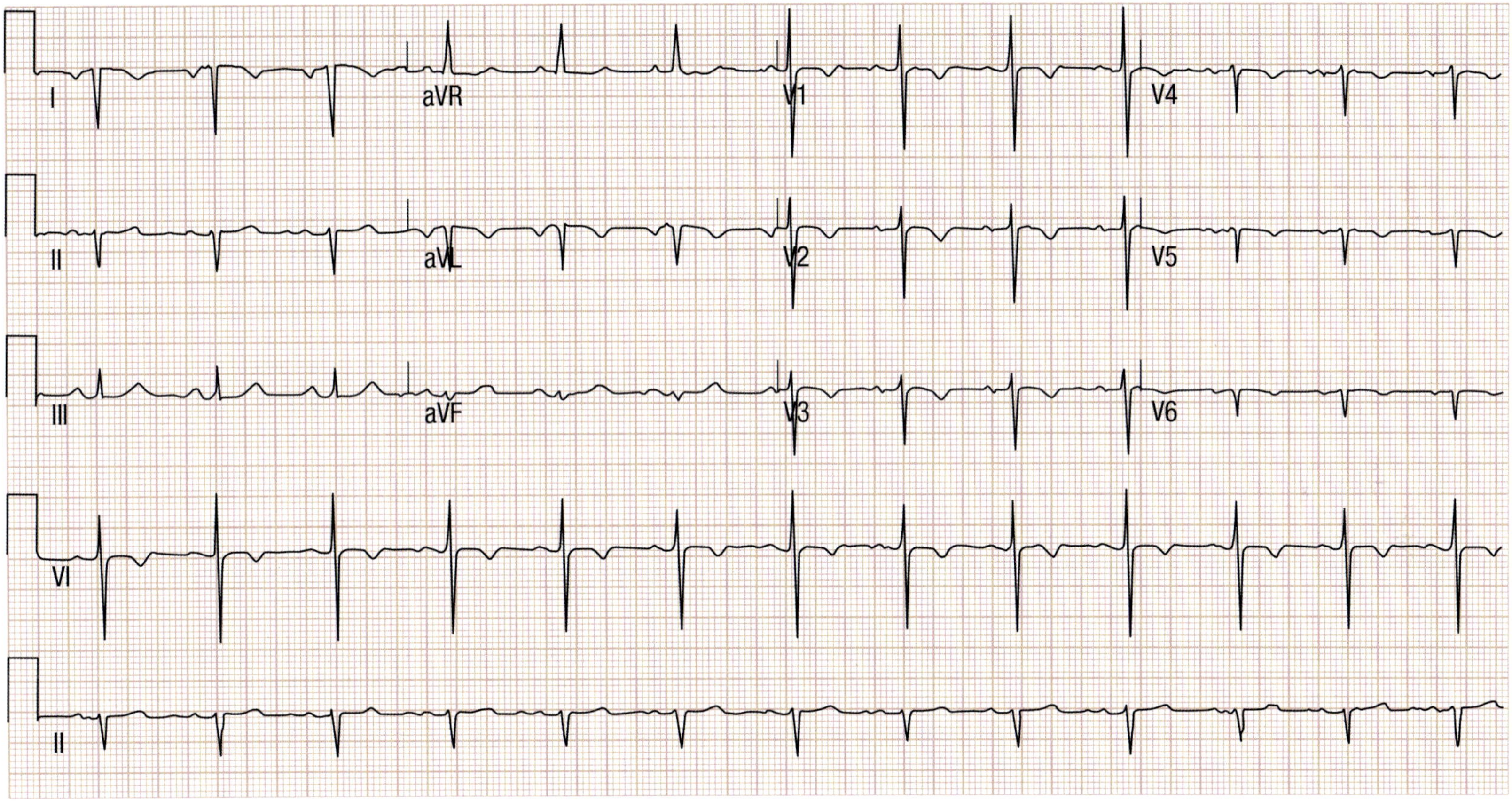

心电图练习 87 解析

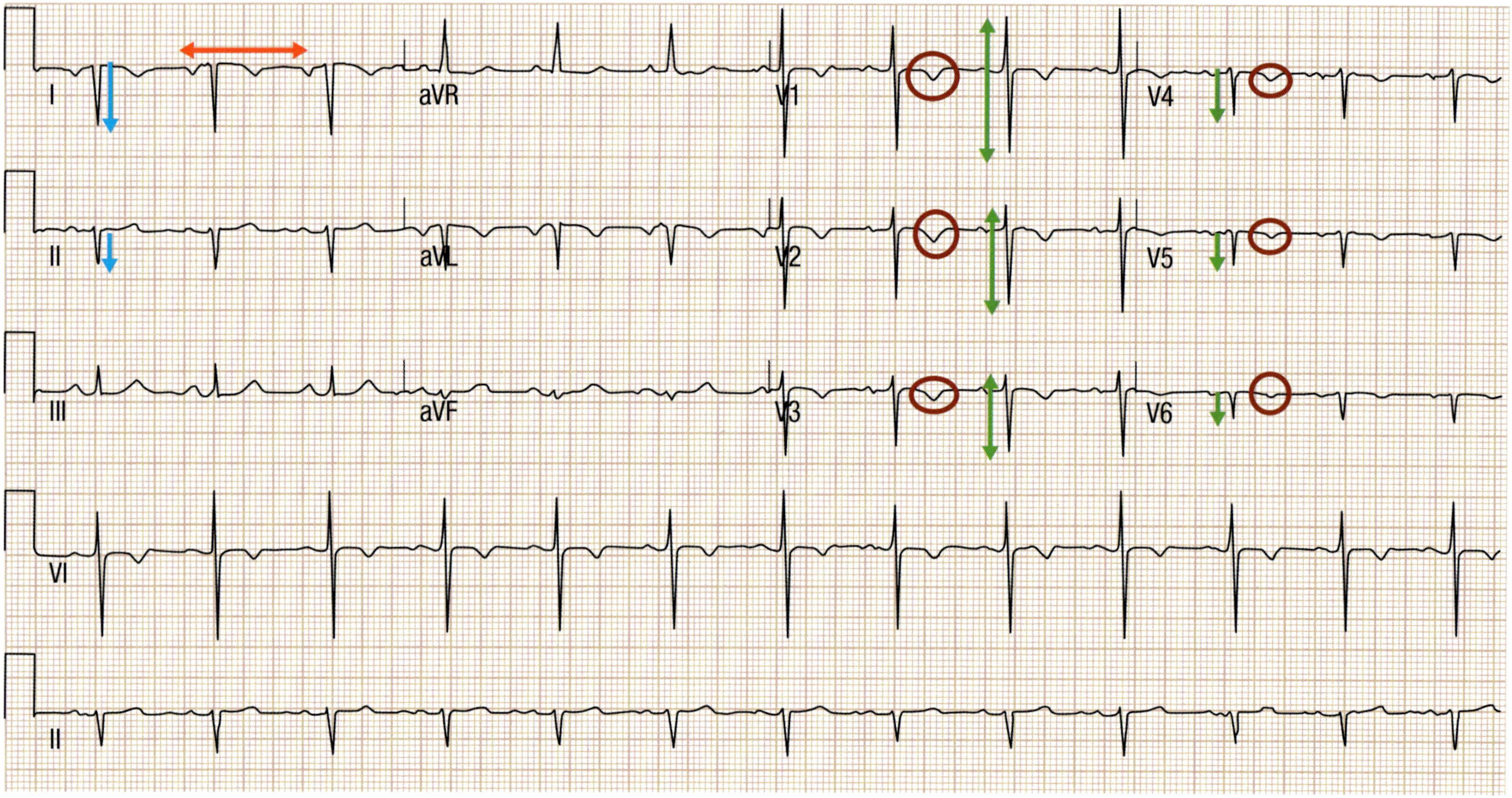

图 87　这是一份棘手的心电图。注意：I 和 aVL 导联 P 波倒置，QRS 波主波向下。这可能代表导联错接（如左、右手导联互换）。然而，事实上，心电图上 V1~V6 导联 R 波没有增加，而是逐渐变小，指向右位心诊断。 这种解释基于已知右位心的存在。正常窦性心律，75 次/分，电轴正常，间期正常，R 波递增良好，I 、aVL、V1~V6 导联 T 波倒置。

心电图练习 88(★★★)

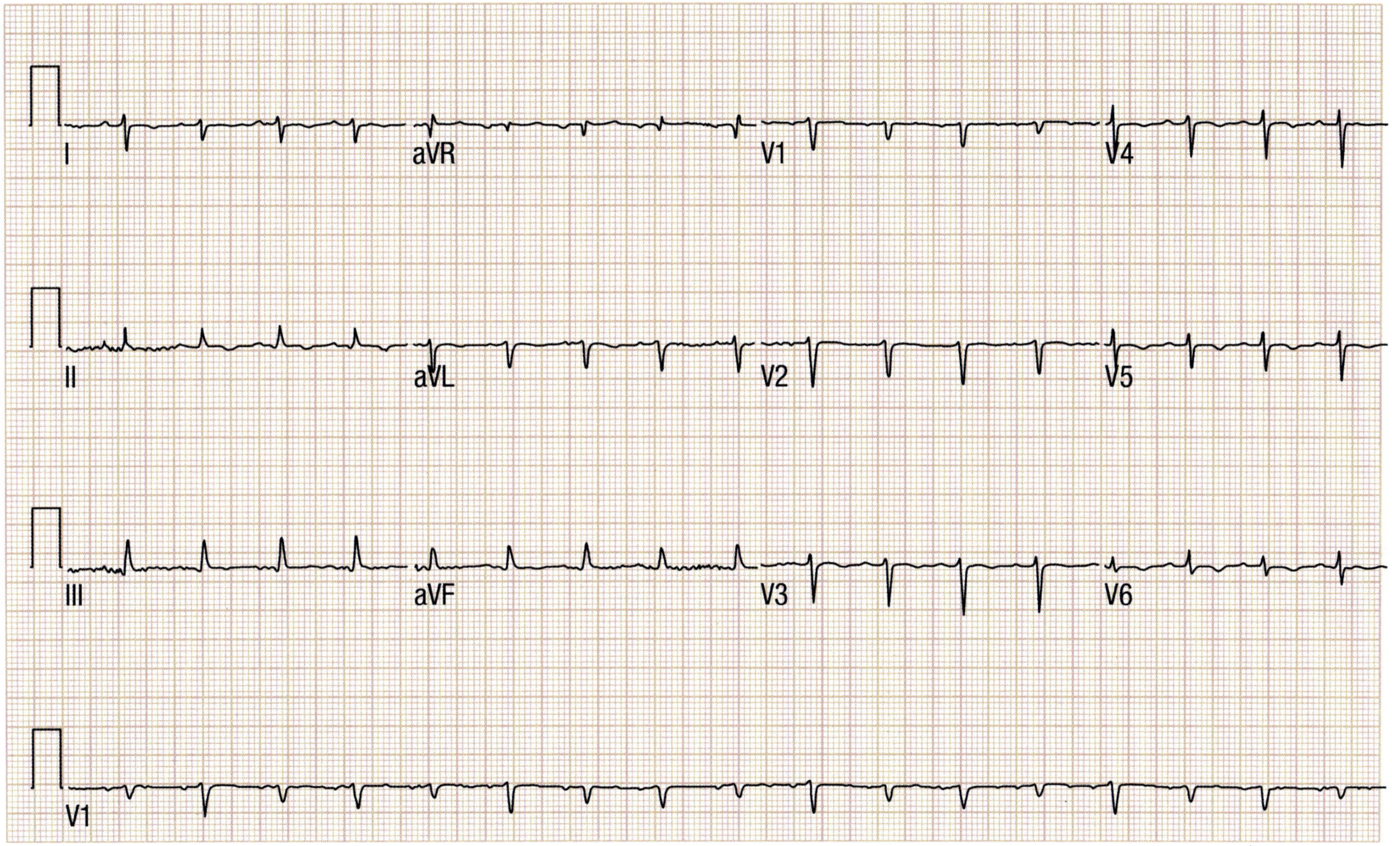

心电图练习 88 解析

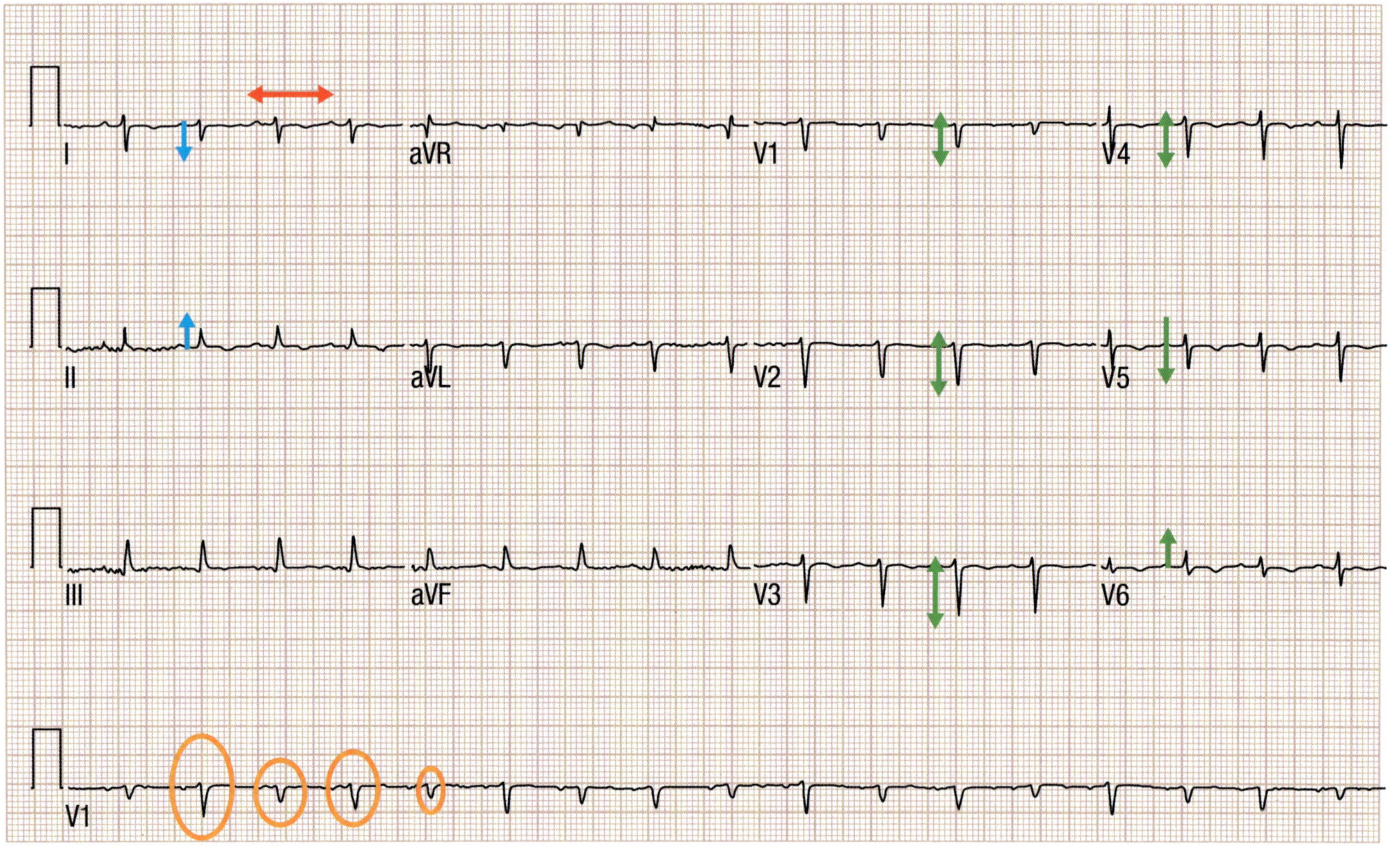

图 88　窦性心动过速，110 次/分，电轴右偏，低电压，电交替（注意Ⅰ、Ⅱ导联 QRS 波振幅，Ⅱ导联<5mm，V1 导联 QRS 波振幅逐波变化），间期正常，R 波移行较晚伴非特异性 T 波低平（低电压可能见于肺气肿或心包积液患者，其中空气或液体分别干扰电传递到心电图导联上），电交替的出现提示应更多考虑心包压塞。

心电图练习 89(★★★)

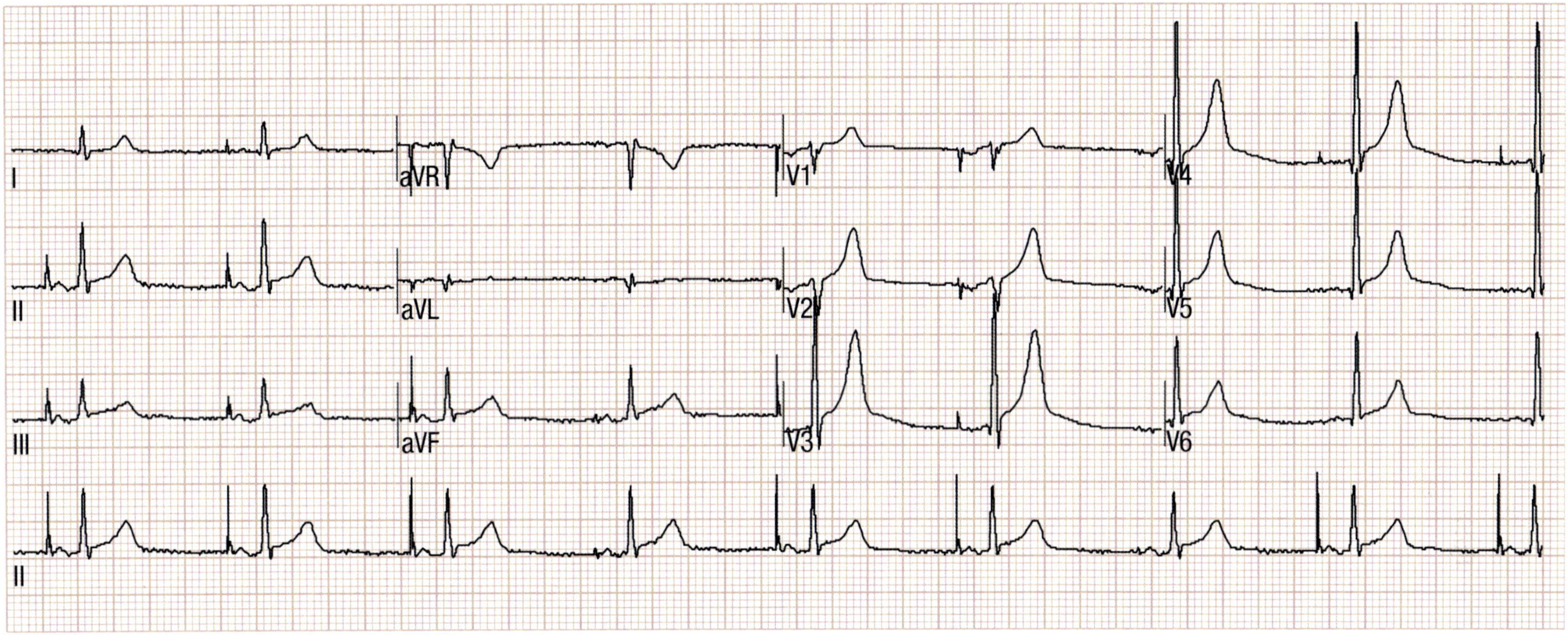

心电图练习 89 解析

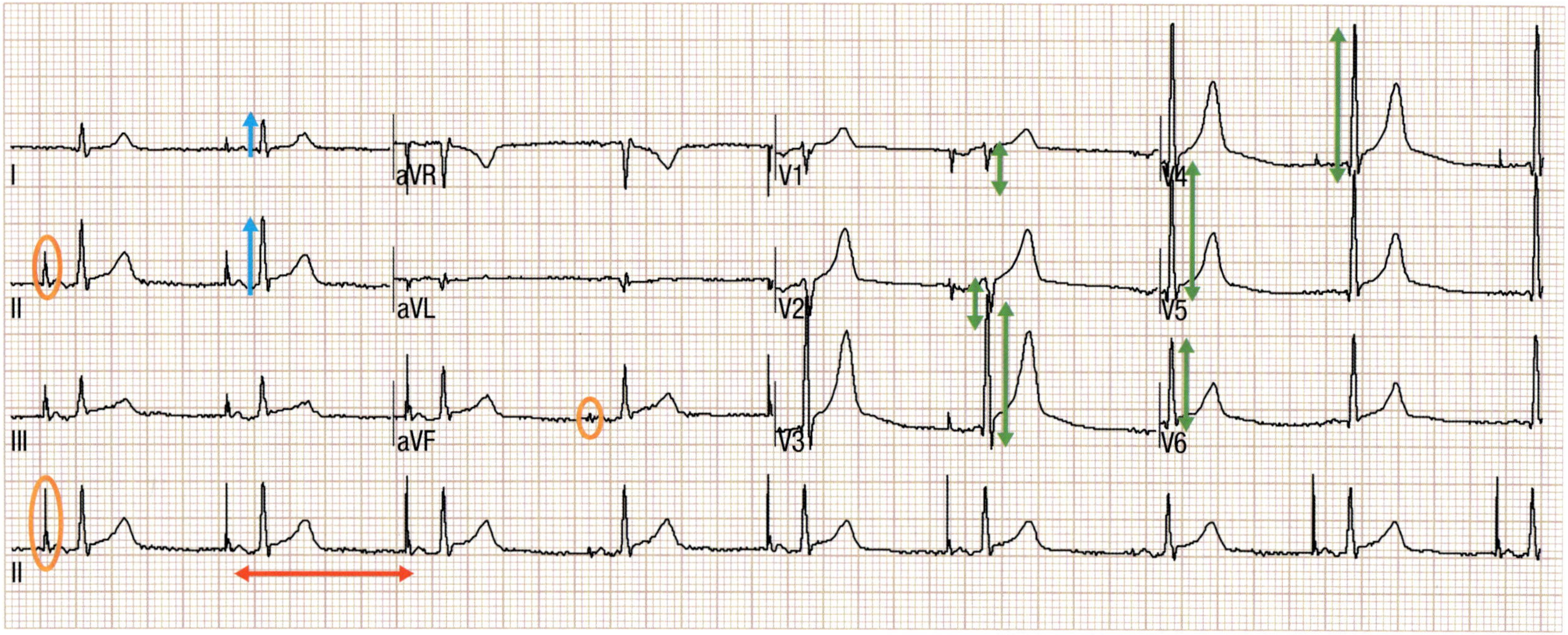

图 89　100%心房起搏节律，50 次/分，注意每个 P 波之前有非常窄的起搏钉，起搏钉在一些导联上明显，而在一些导联上不明显，电轴正常，间期正常，R 波递增良好，无明显复极异常。

心电图练习 90(★)

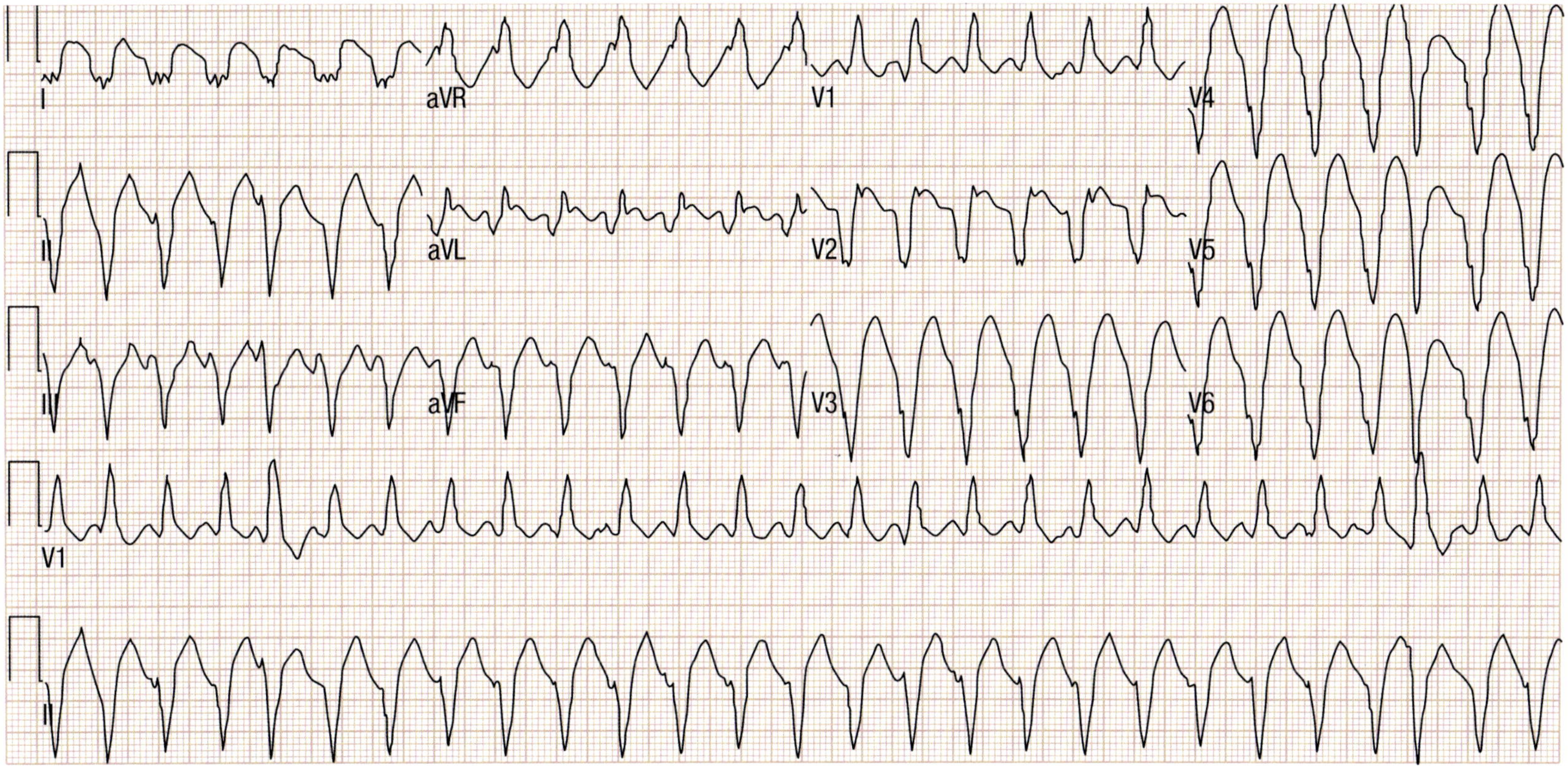

心电图练习 90 解析

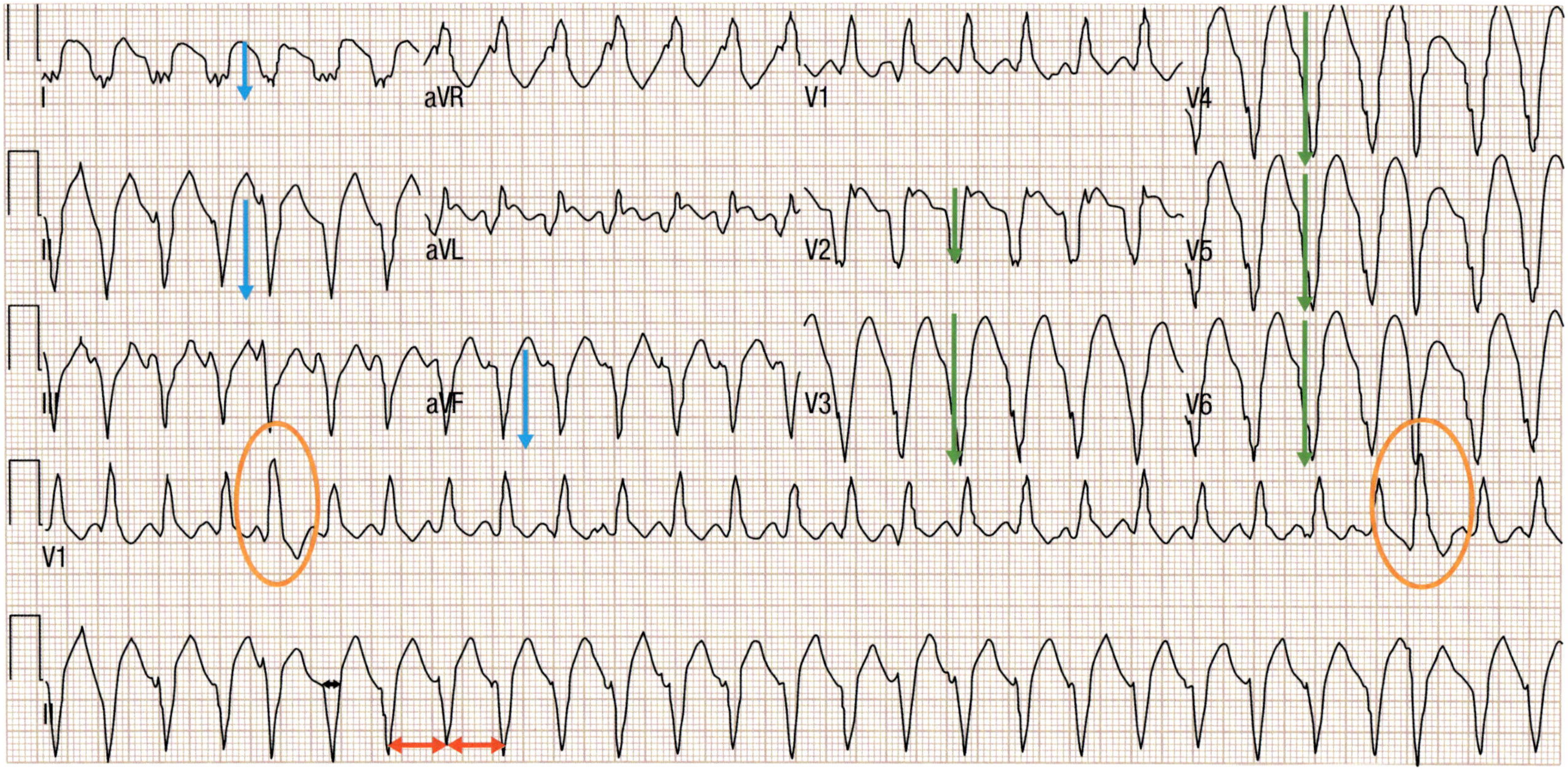

图 90 单形性室性心动过速，心室率 150 次/分，未见可辨识的 P 波，QRS 波时限>120ms，V2~V6 导联 QRS 波一致同向性，不确定电轴（Ⅰ、Ⅱ、aVF 导联 QRS 波负向，因为节律起源于心室并向上、向右传导，使电轴向量位于左上象限）。

心电图练习 91(★★)

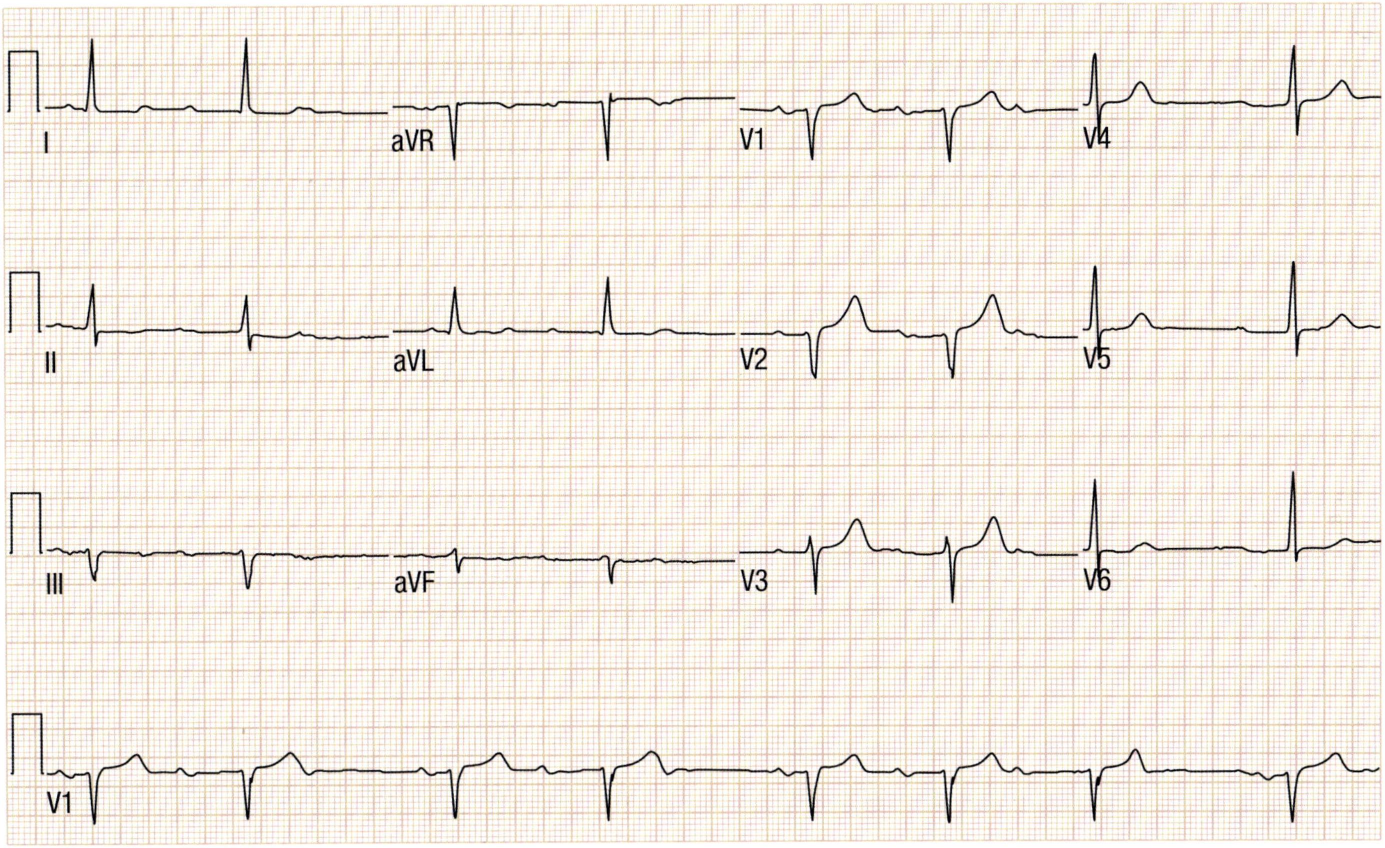

心电图练习 91 解析

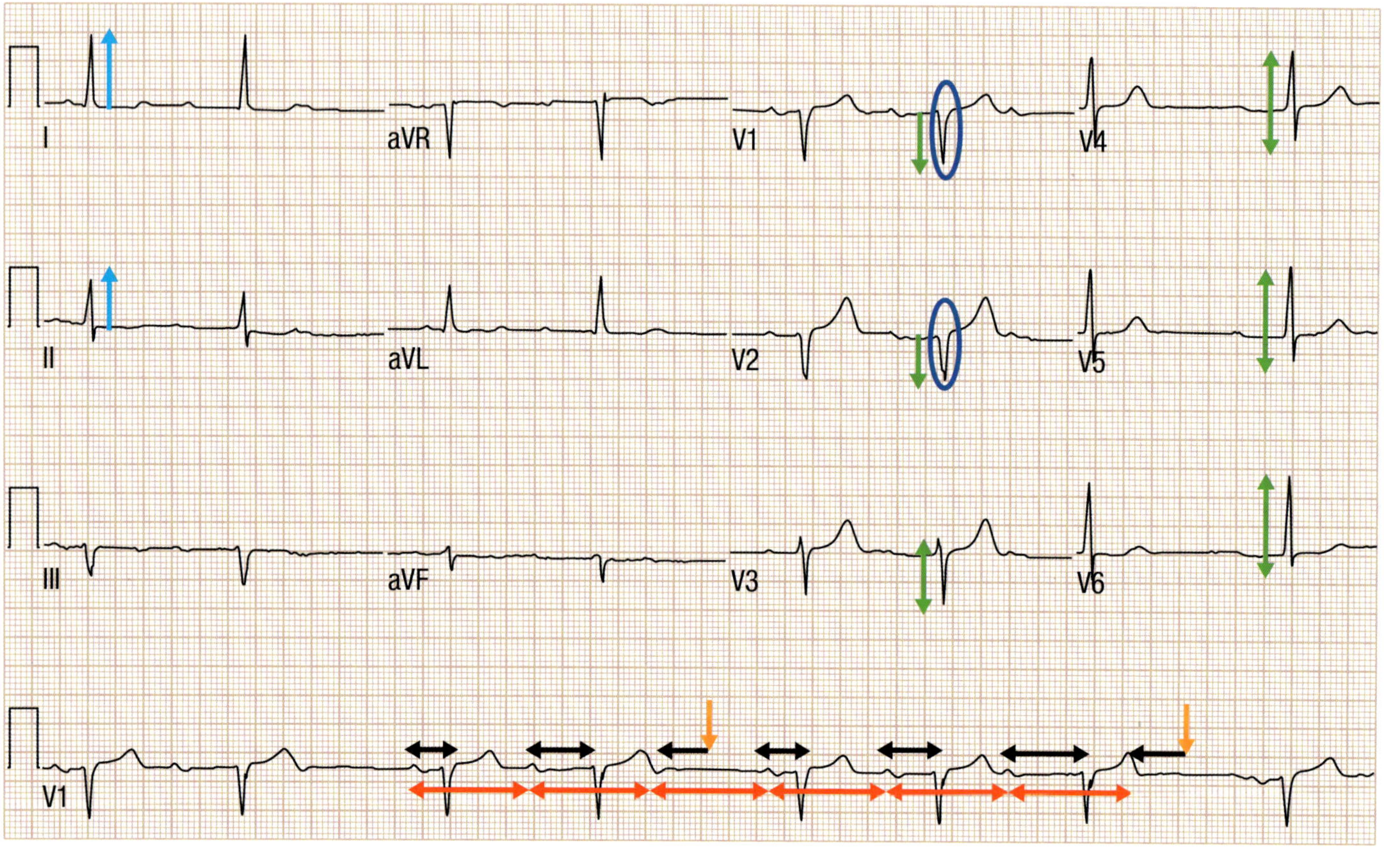

图 91　正常窦性心律，75 次/分，电轴正常，二度 I 型心脏传导阻滞(莫氏 I 型或文氏型)(PR 间期进行性延长，直至下一个 P 波出现未下传)，R 波递增良好，无明显复极异常，V1、V2 导联 Q 波，符合陈旧性间隔部心肌梗死心电图表现。

心电图练习 92(★★)

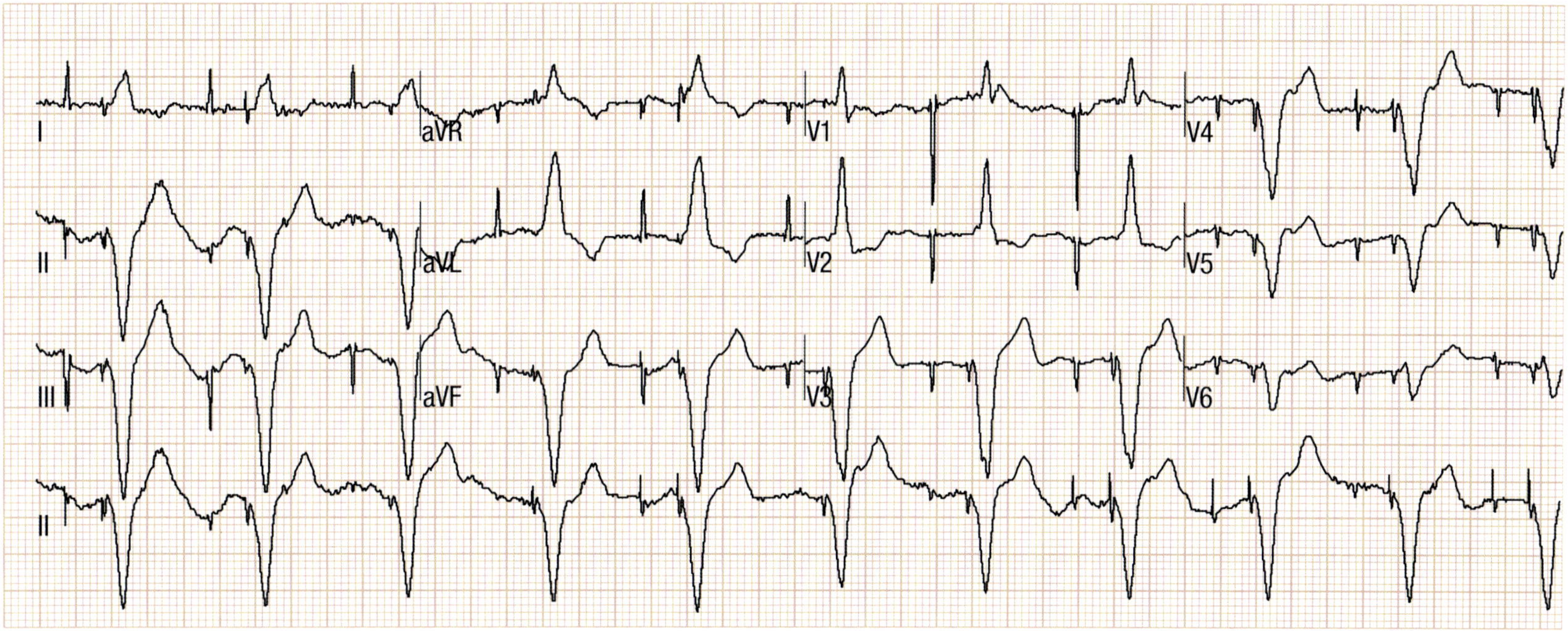

心电图练习 92 解析

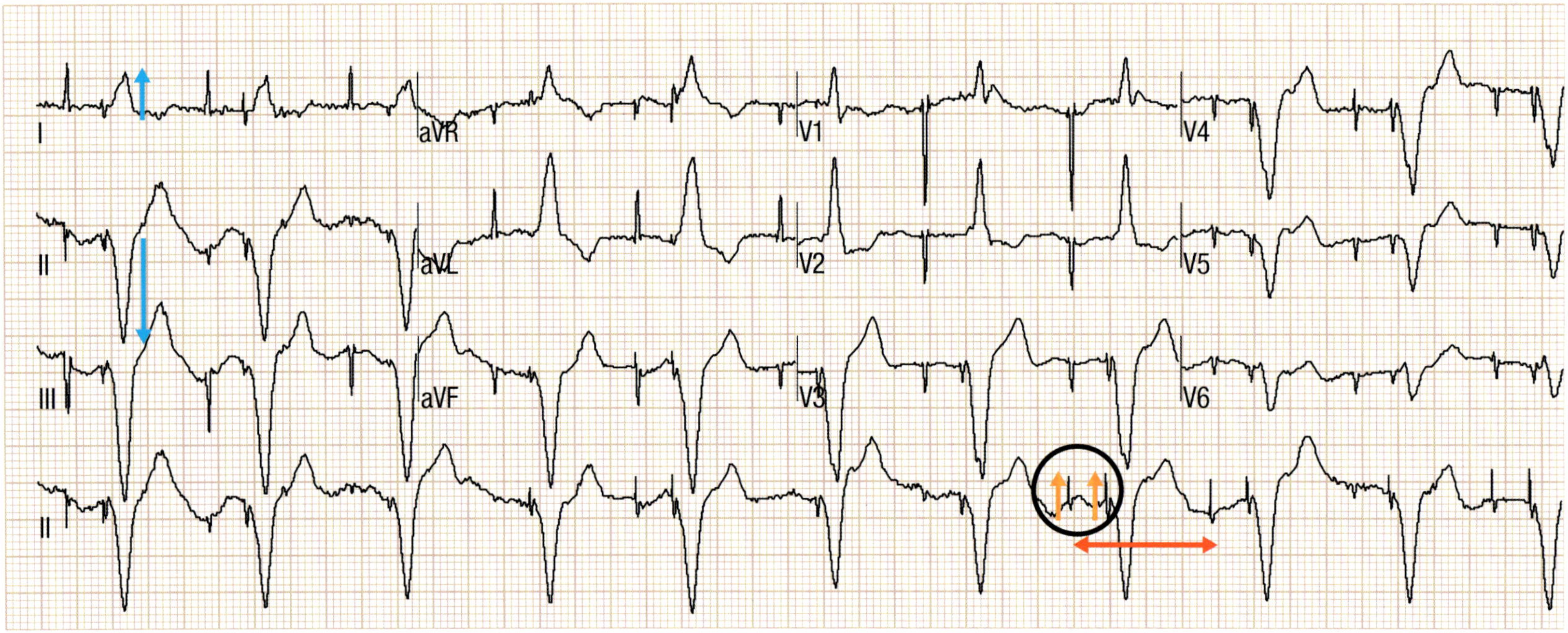

图 92　100%心房起搏(左侧橙色箭头指向心房起搏钉)和心室起搏(右侧橙色箭头指向心室起搏钉)节律 75 次/分,由右心室心尖部电极导线产生的心室起搏节律导致左束支传导阻滞型 QRS 波和电轴左偏。

心电图练习 93(★)

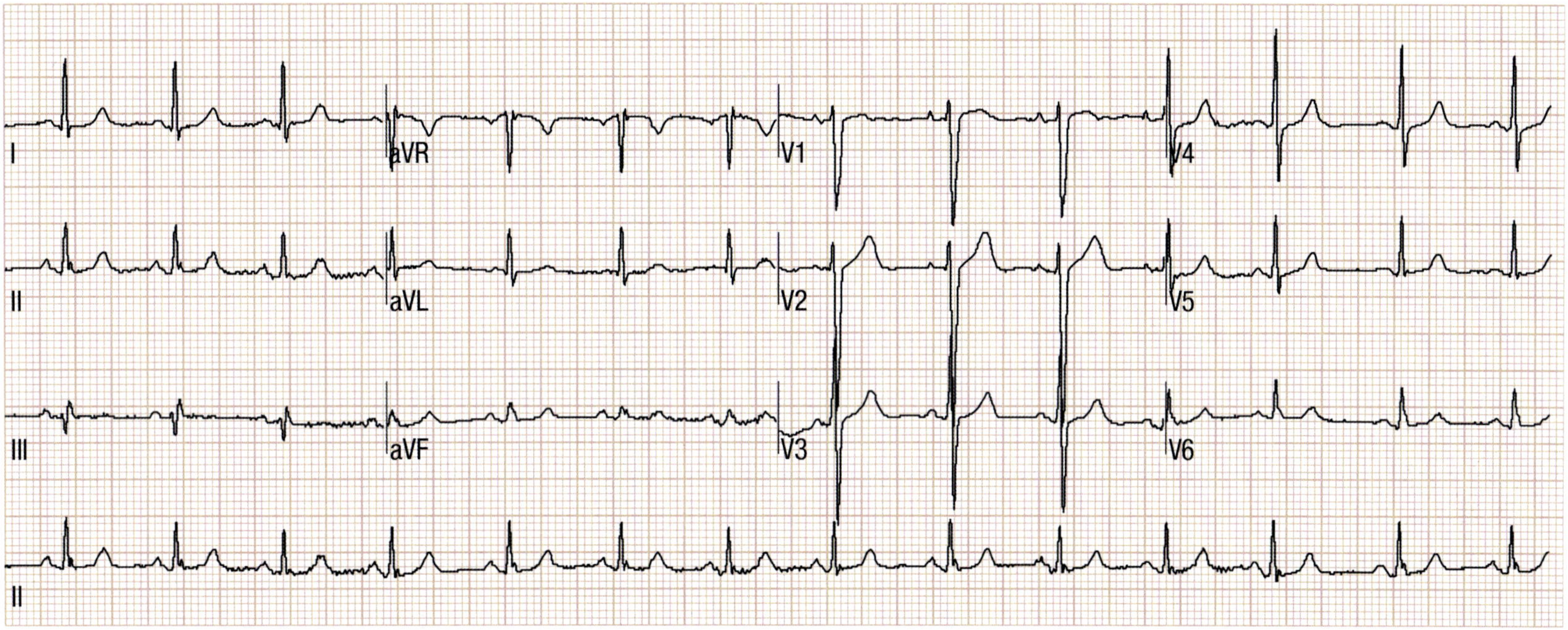

心电图练习 93 解析

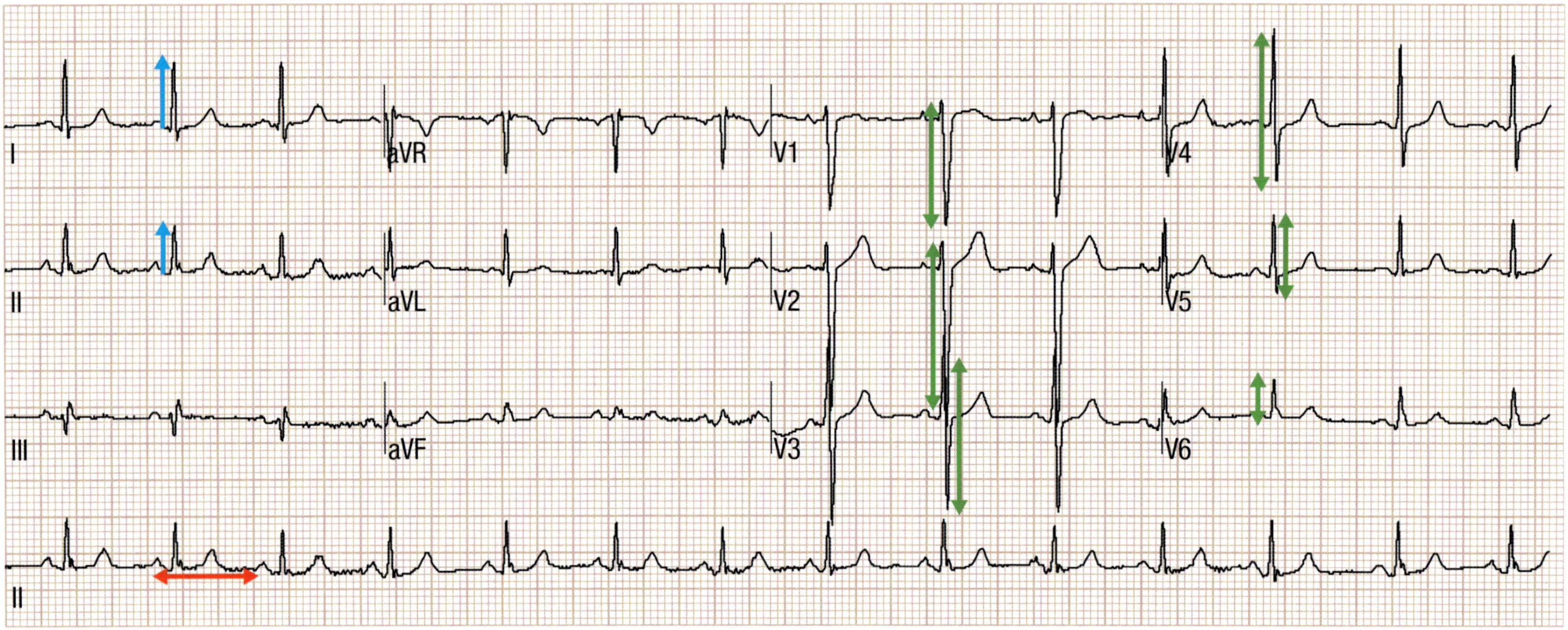

图 93　正常窦性心律, 88 次/分,电轴正常,间期正常,R 波递增良好,无明显复极异常。

心电图练习 94(★★★)

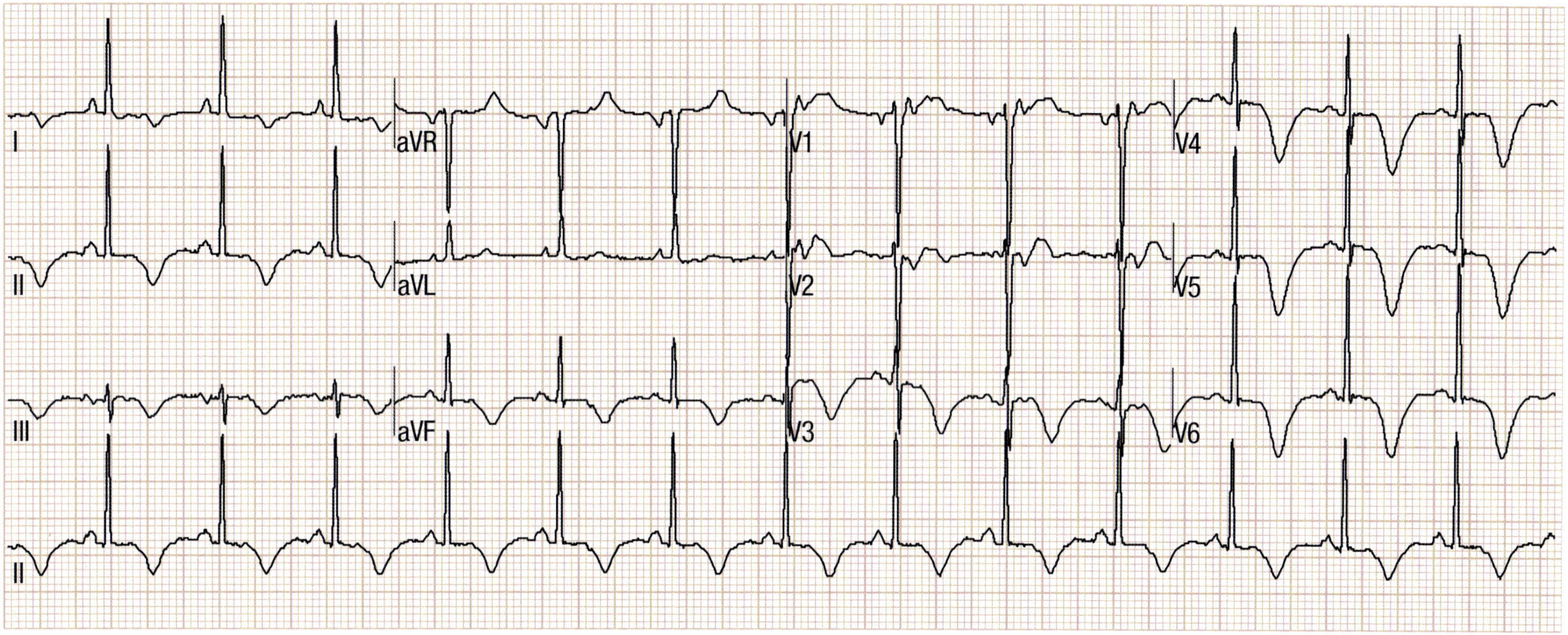

心电图练习 94 解析

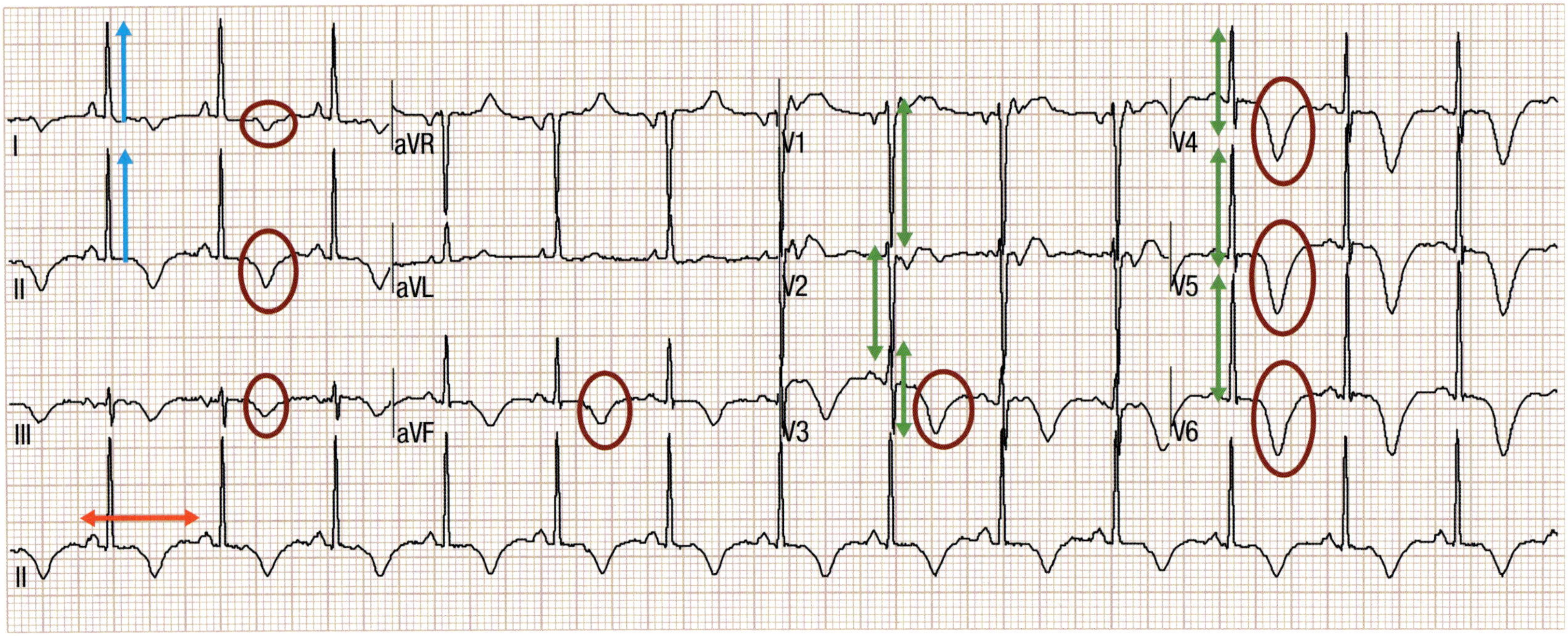

图 94　正常窦性心律，88 次/分，电轴正常，QT 间期延长，R 波递增良好伴Ⅱ、Ⅲ、aVF、V3~V6 导联对称性 T 波倒置（像等腰三角形，而不是左心室肥大导致的直角三角形），与近期发生的前外侧（V3~V6 导联）和下壁（Ⅱ、Ⅲ、aVF）缺血事件一致。

心电图练习 95(★★★★)

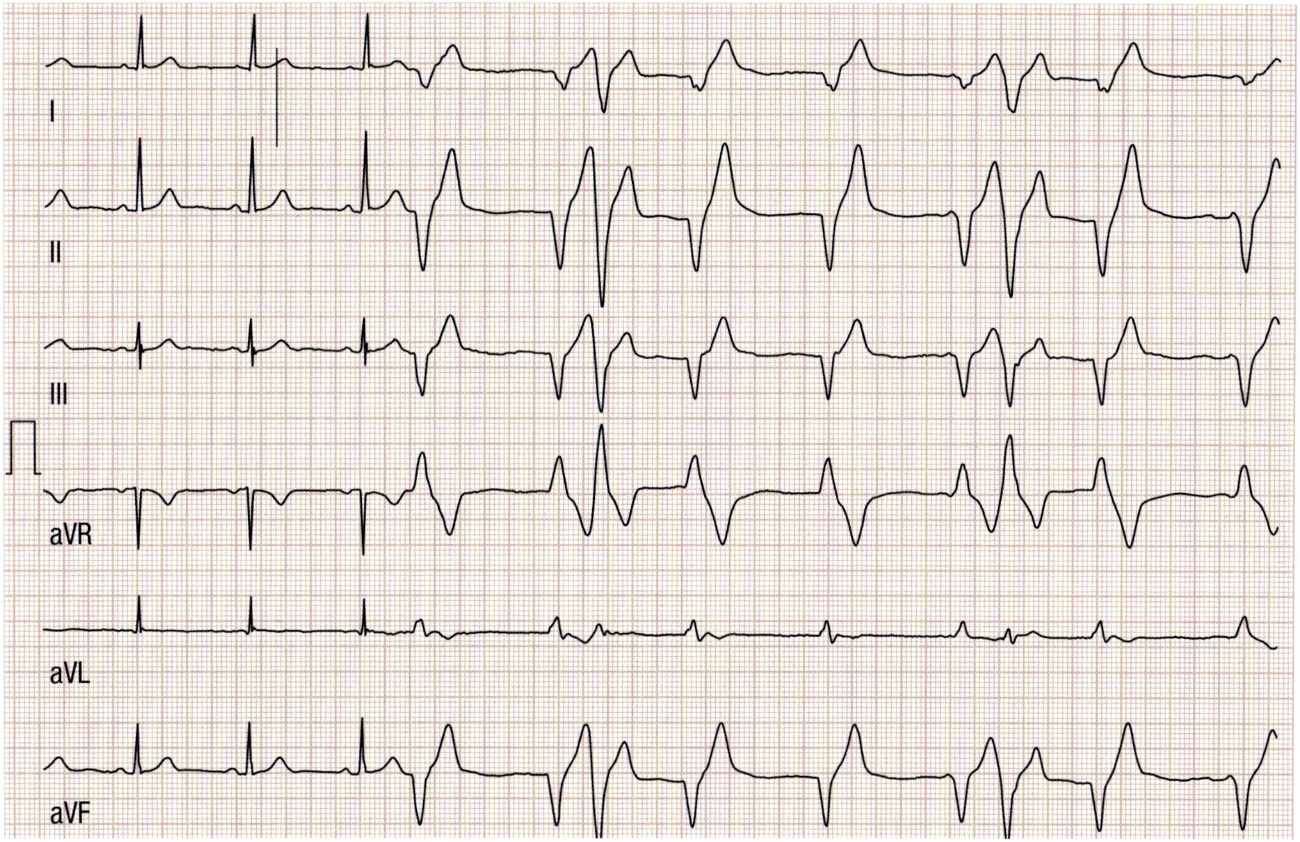

心电图练习 95 解析

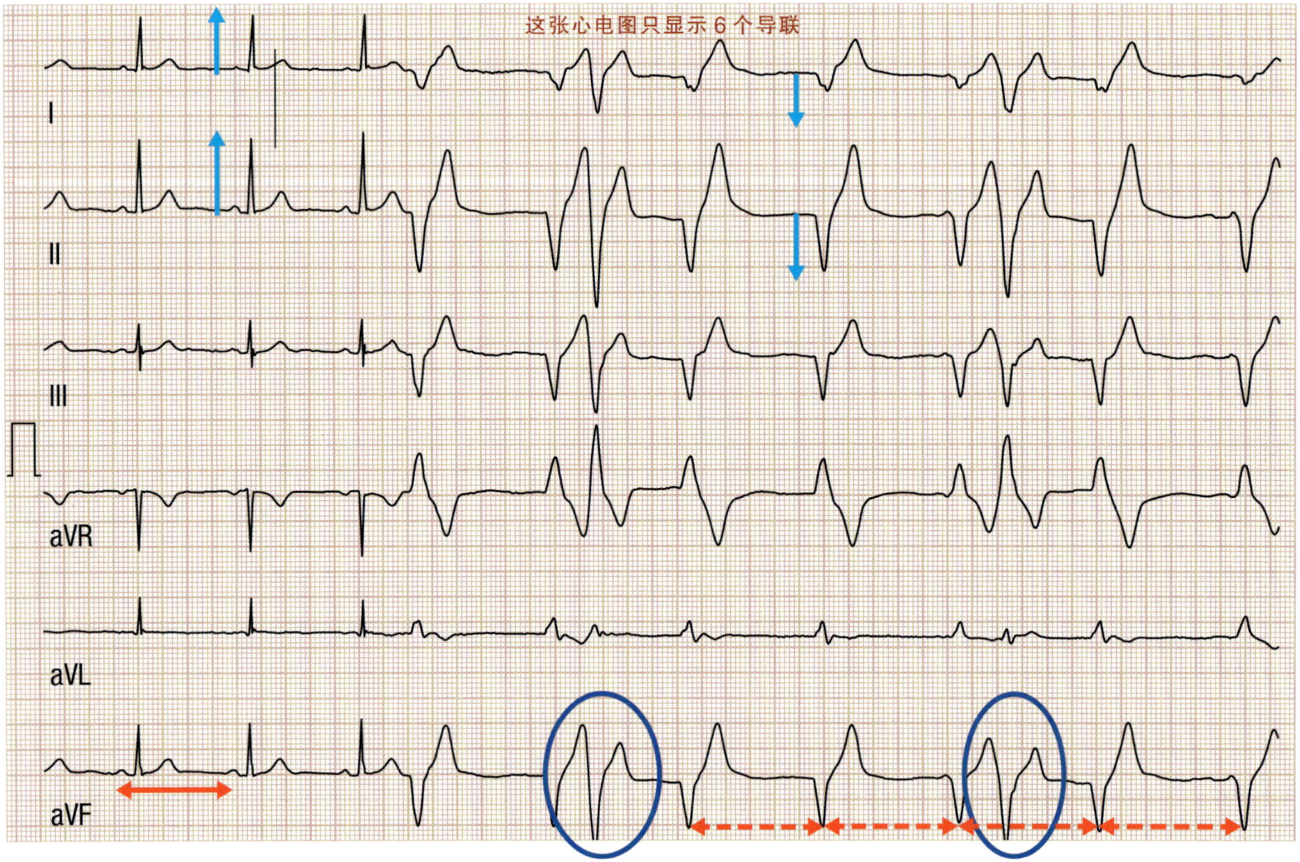

图 95　心电图左侧显示正常窦性心律，64 次/分，电轴正常，间期正常，从第 3 个 QRS 波之后开始，节律呈加速性室性自主节律（红色虚线箭头，QRS 波宽，>120ms，但频率太慢不能称为室性心动过速。一般心室自主逸搏心率<30 次/分，因此被称为加速性室性自主节律），偶有室性期前收缩。

心电图练习 96(★★★)

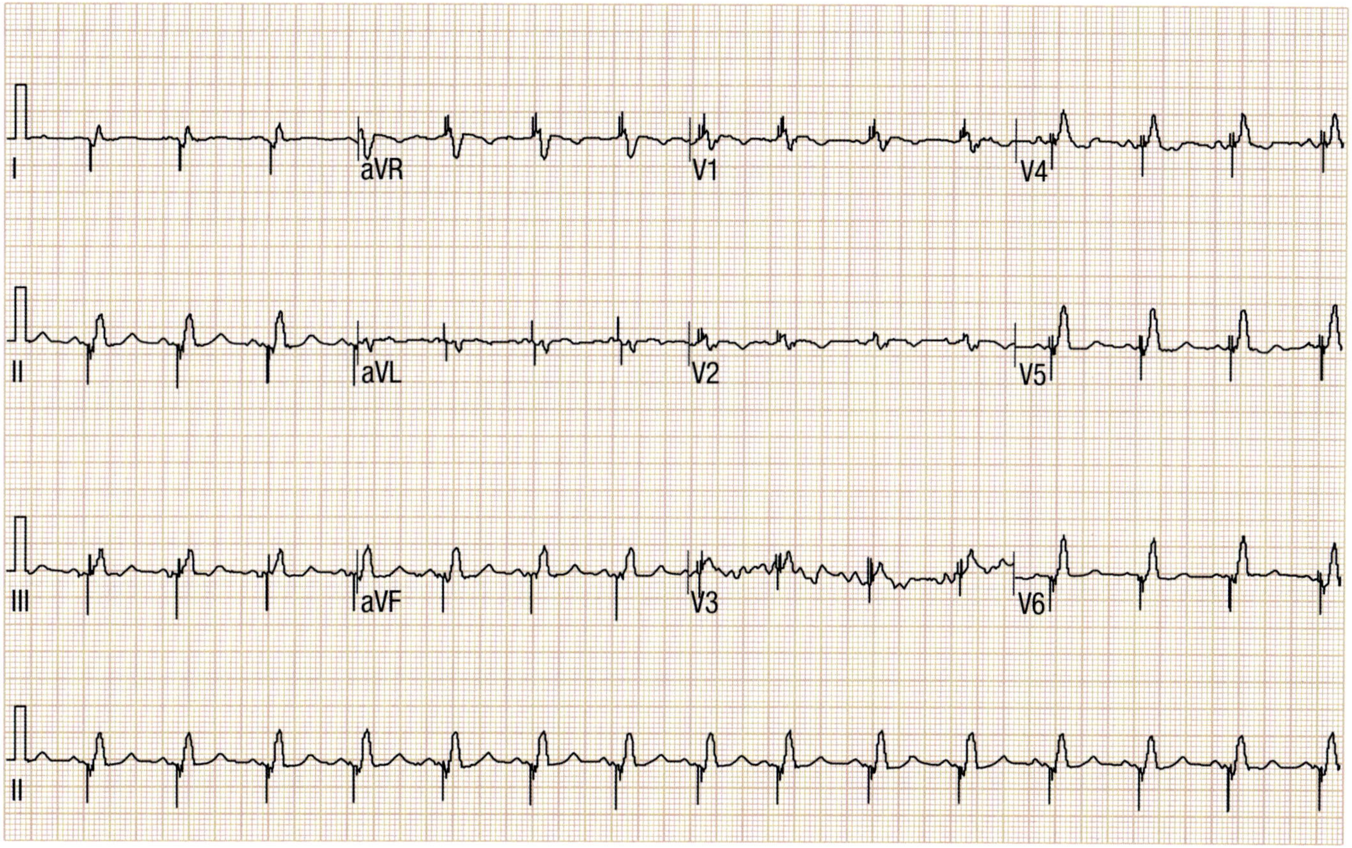

心电图练习 96 解析

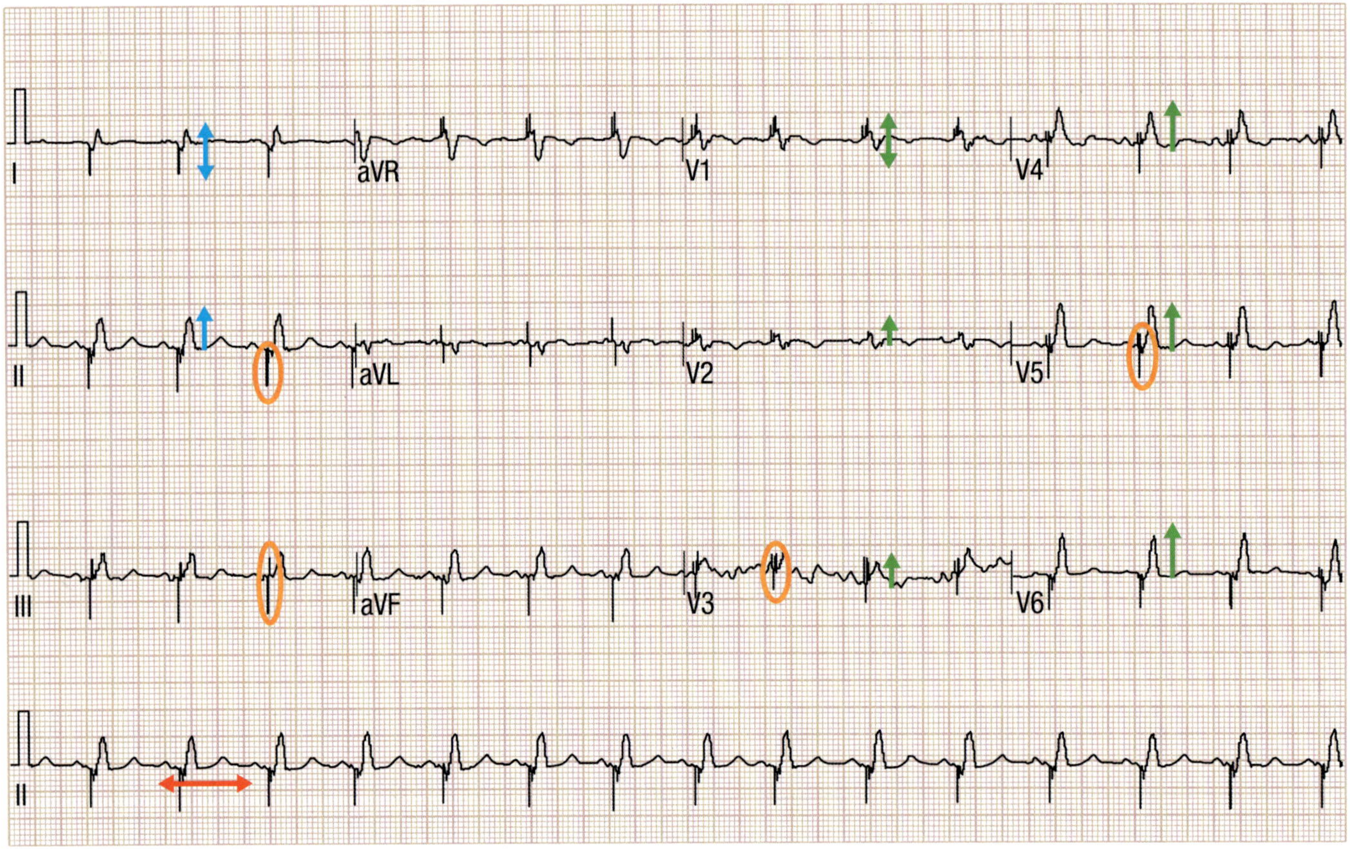

图 96 正常窦性心律，90 次/分，电轴正常，100%心房感知和双心室起搏（注意每次 QRS 波之前的起搏钉，将该心电图中起搏的 QRS 波与“心电图练习 16”中的起搏 QRS 波进行比较，“心电图练习 16”中的是单心室起搏器，因此，QRS 波比较宽）。在该心电图中，起搏器试图使左右心室的起搏同步，因此 QRS 波通常（但并不总是）更窄且电轴不同伴 R 波移行较早。

心电图练习 97(★★★★)

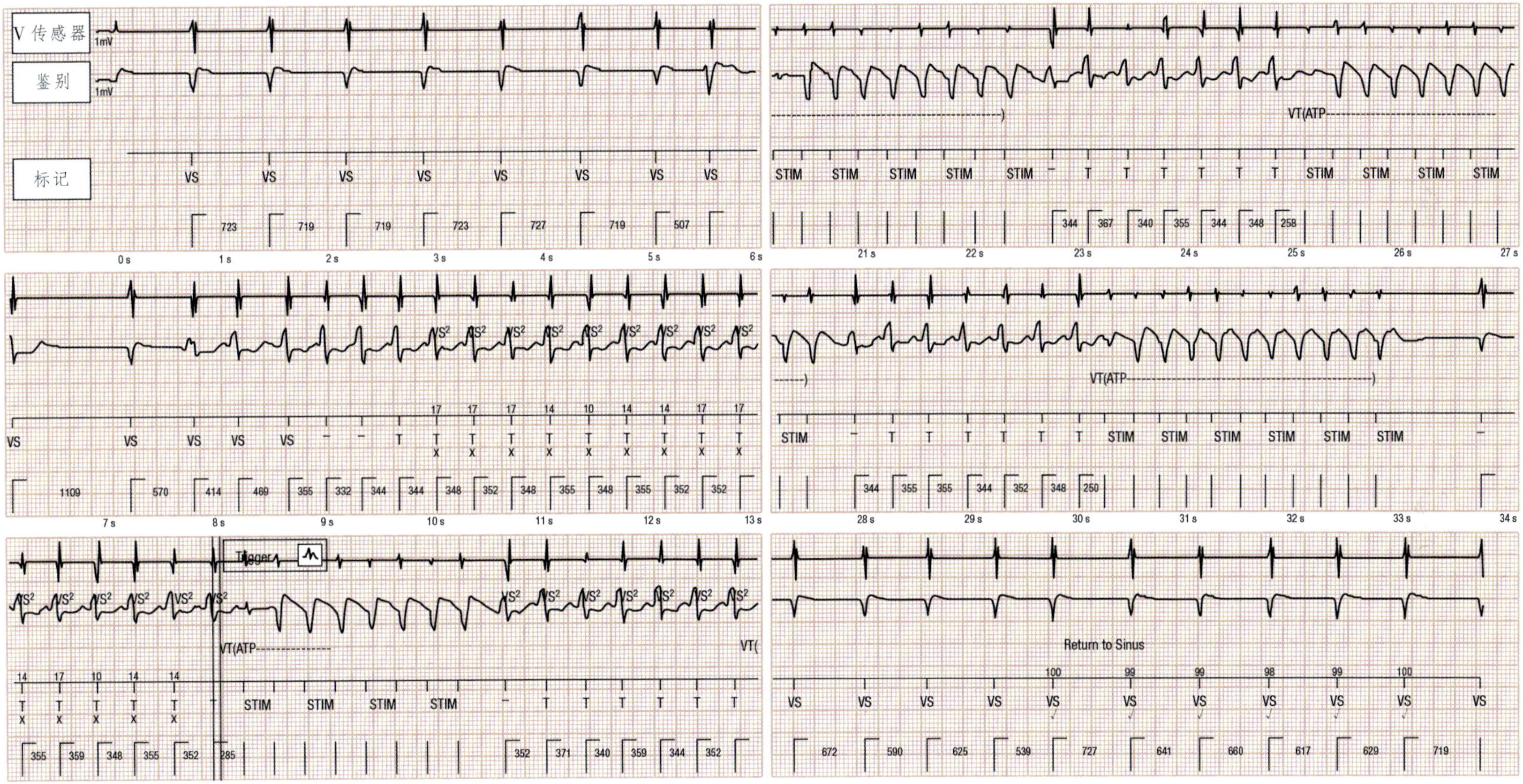

心电图练习 97 解析

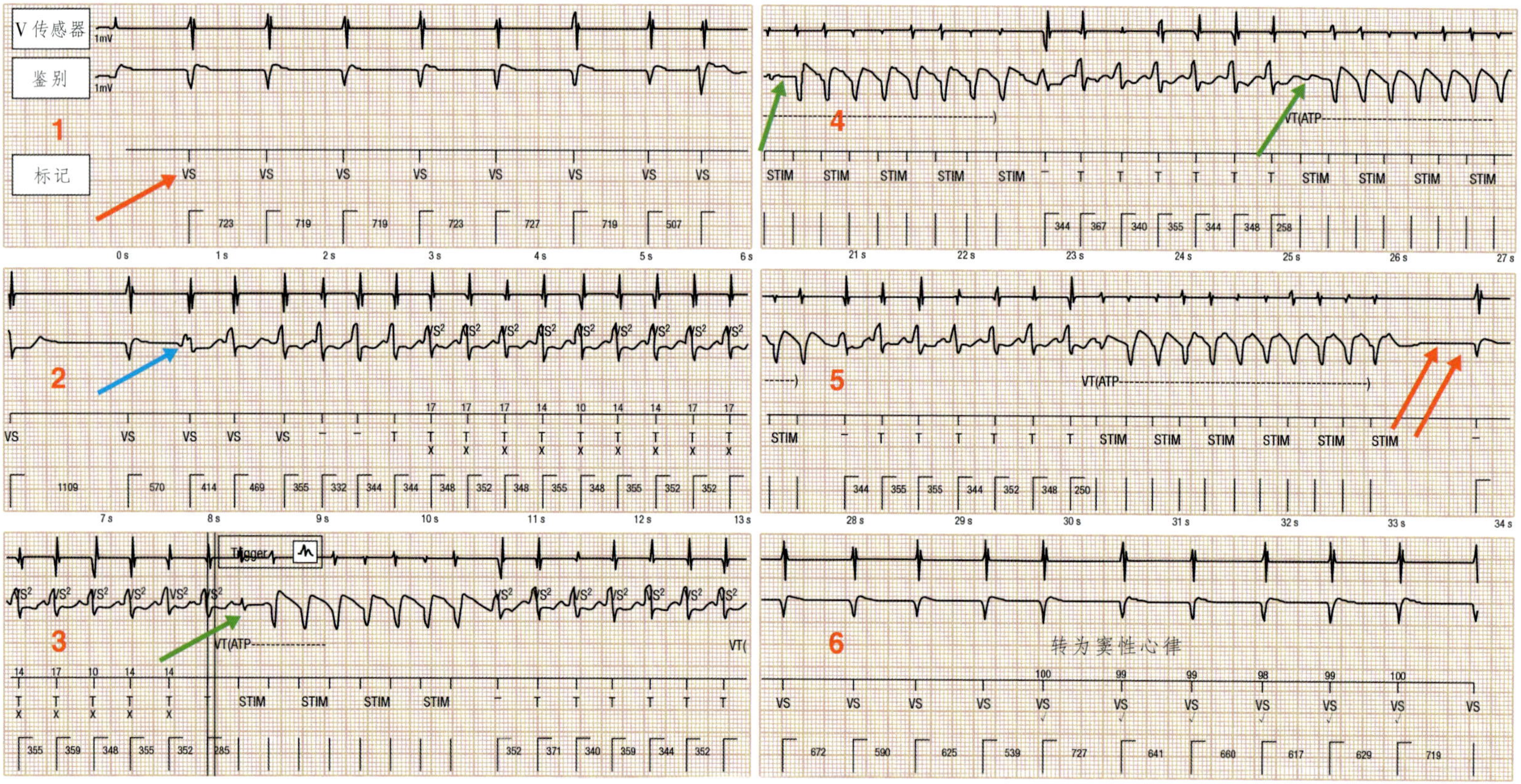

图 97 图 1 的标记通道显示心室感知(VS)。在图 2 的开头(垂直阅读),一个室性期前收缩(蓝色箭头)引发了一阵室性心动过速(VS^2)。一旦设备确定心律是室性心动过速,即启动抗心动过速起搏(ATP)(绿色箭头),试图终止原室性心动过速。这种程序失败了 3 次,但第 4 次尝试后,患者恢复为正常窦性心律(红色箭头)。

心电图练习 98(★★)

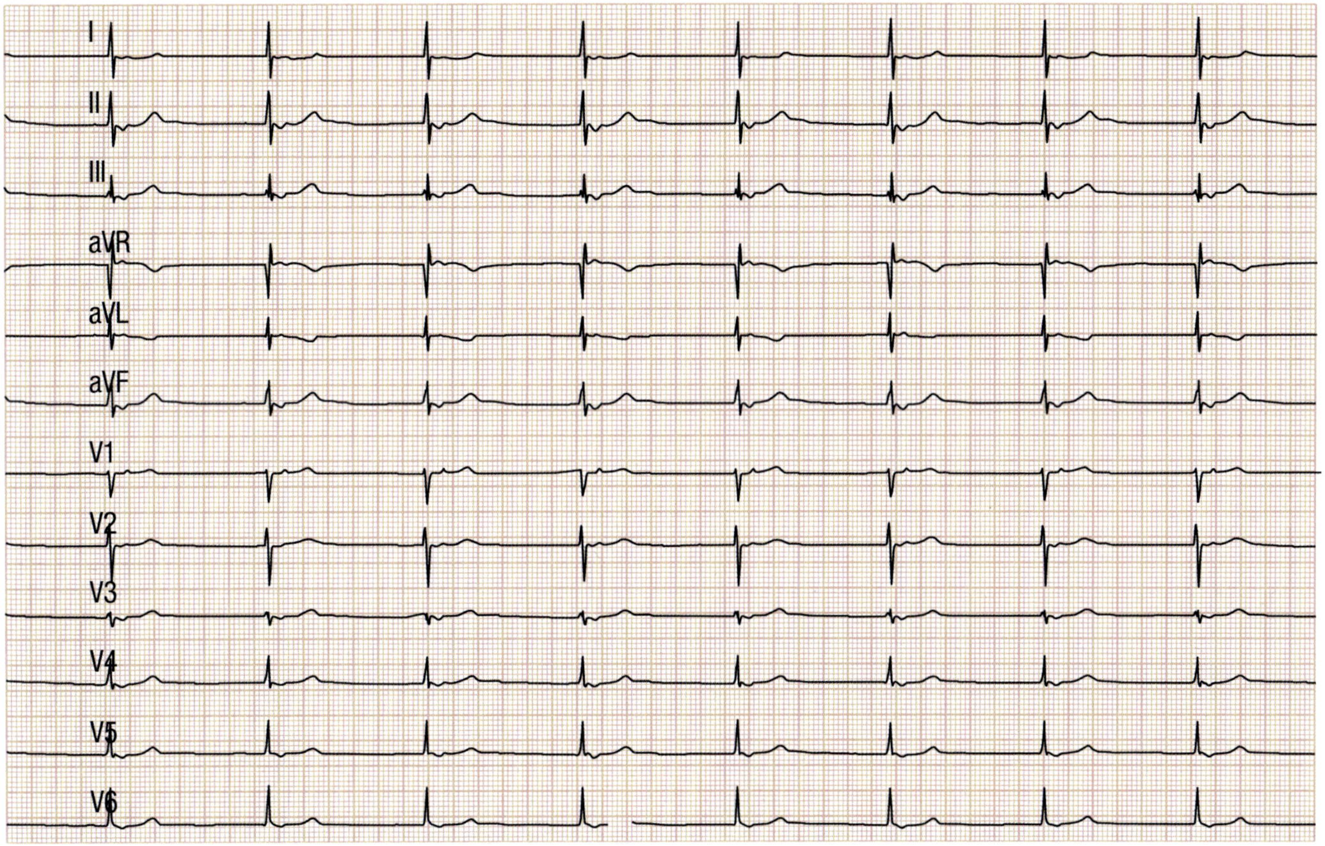

心电图练习 98 解析

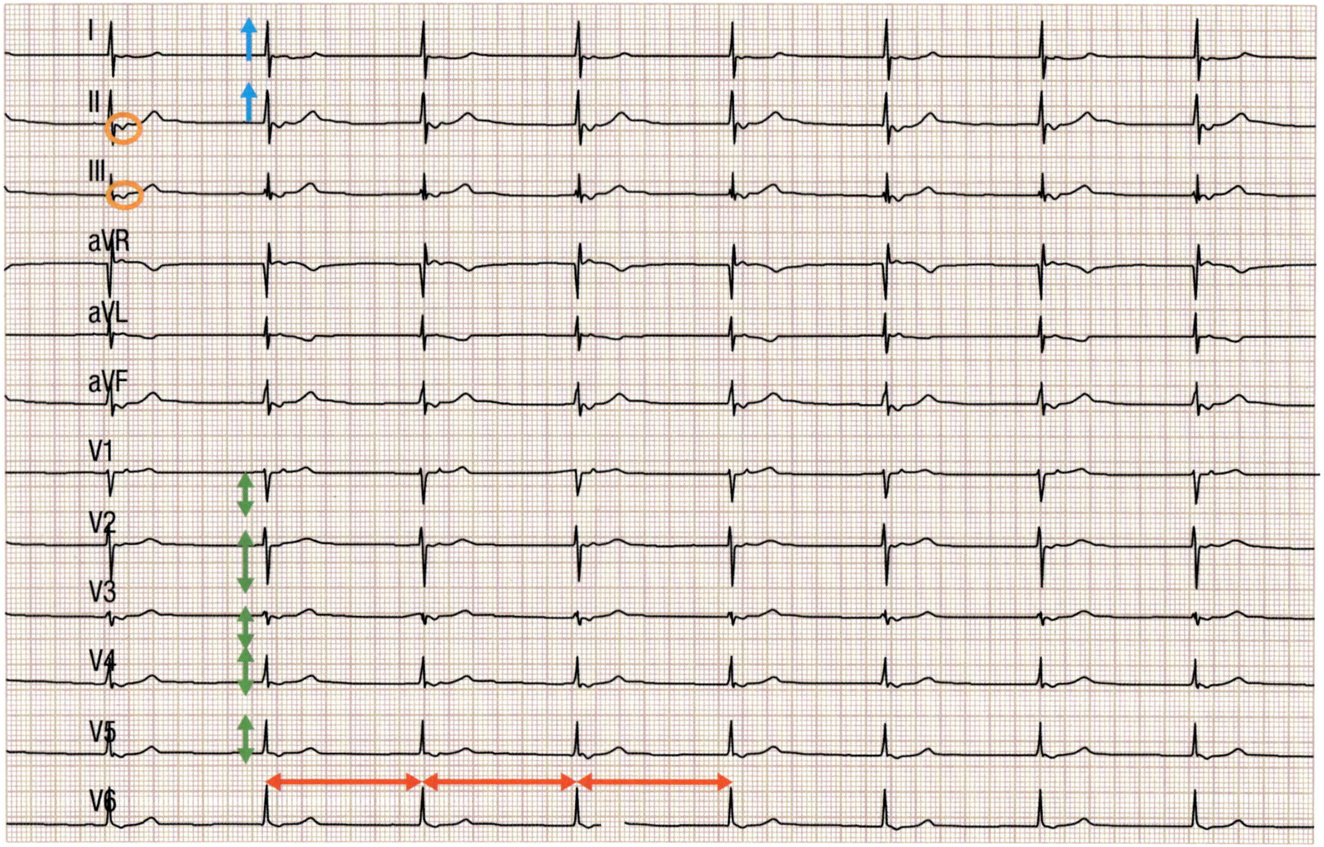

图 98 交界性心律，48 次/分(QRS 波后立即出现逆行 P 波)，正常电轴，正常间期，R 波递增良好，无明显复极异常。

心电图练习 99(★)

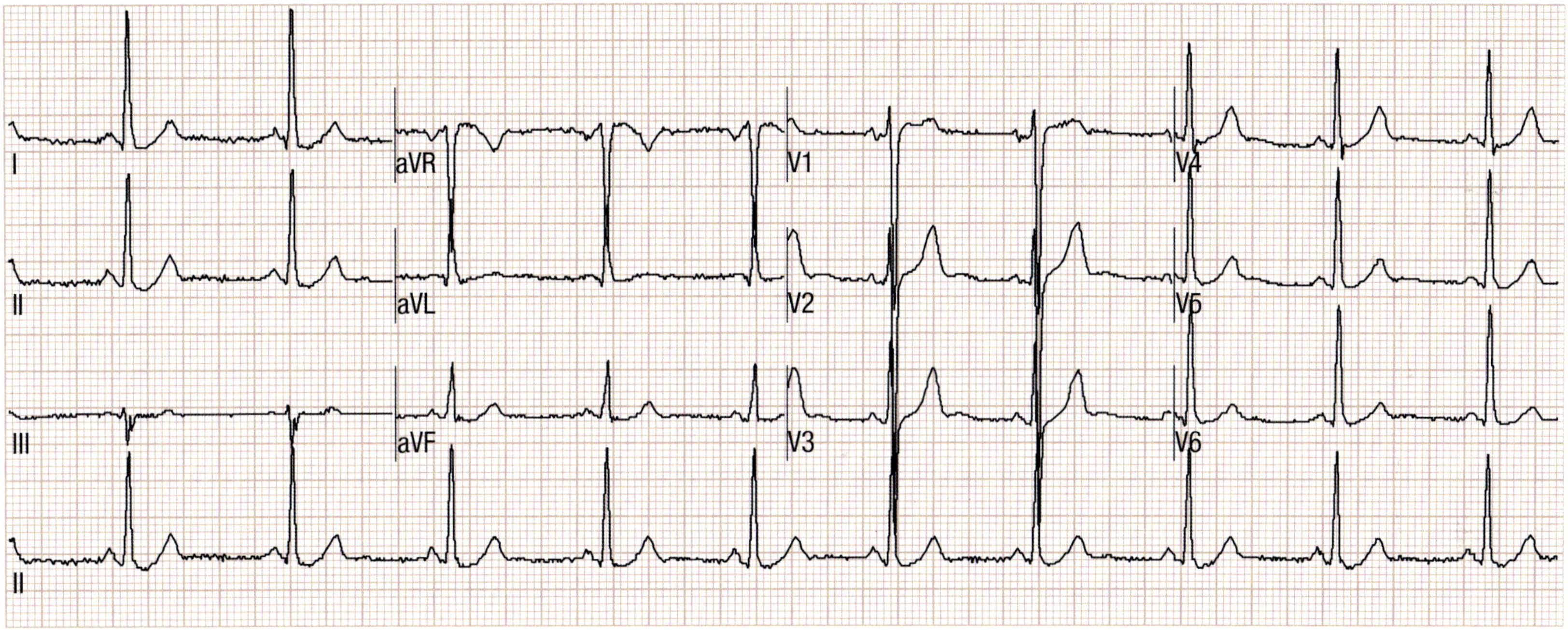

心电图练习 99 解析

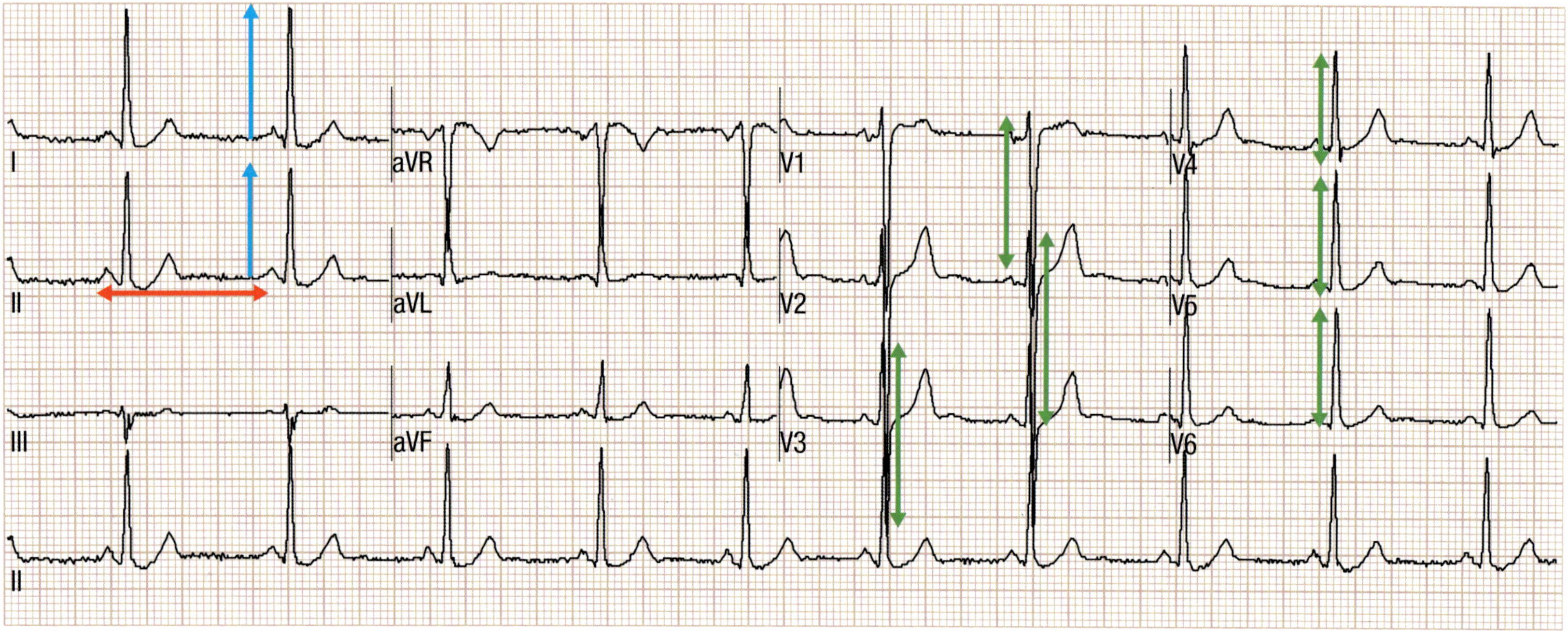

图 99 正常窦性心律, 65 次/分, 电轴正常, 间期正常, R 波递增良好, 无明显复极异常。

心电图练习 100(★★)

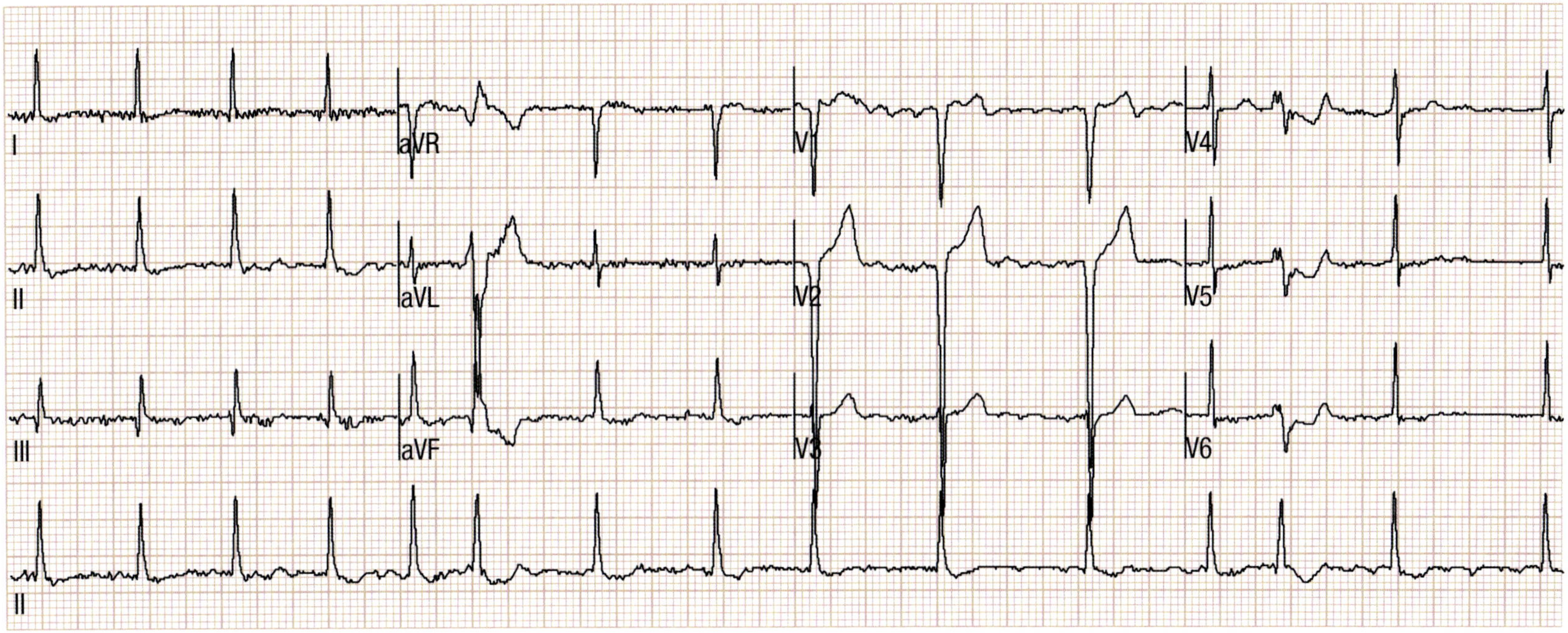

心电图练习 100 解析

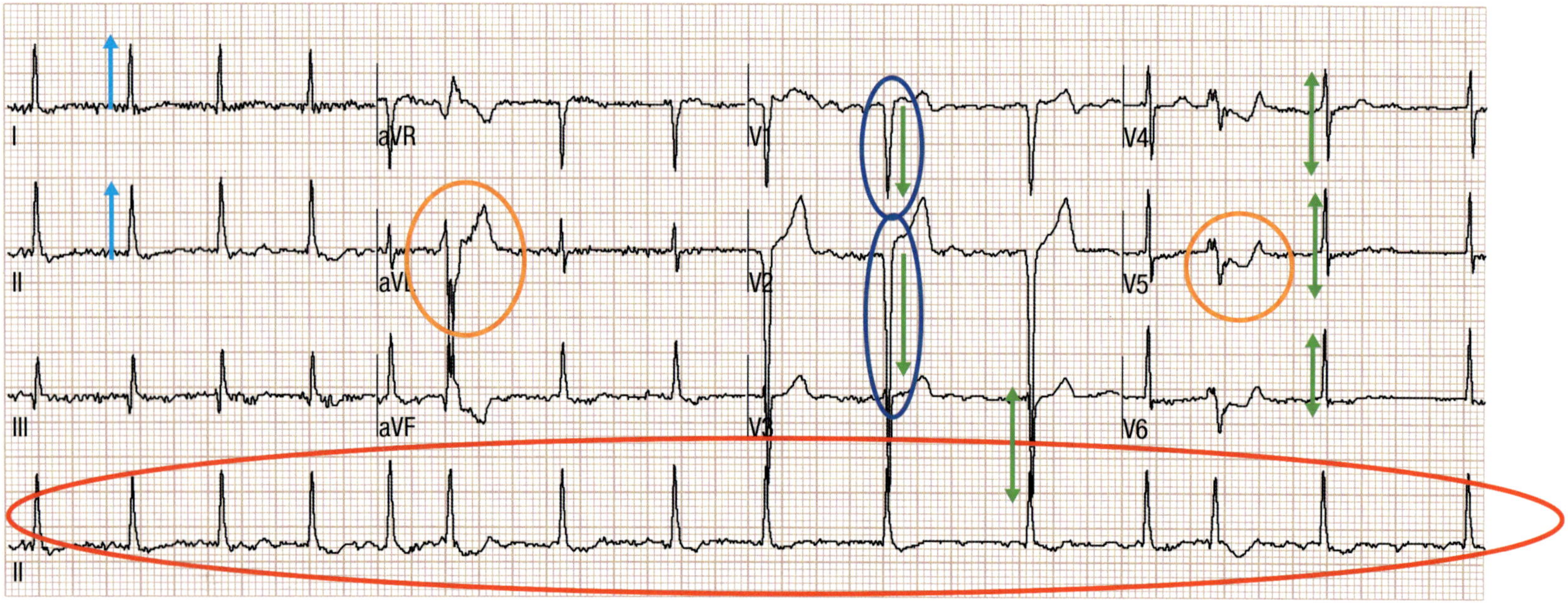

图 100　心房颤动伴心室反应 90 次/分，伴 2 个差异性传导心搏，可能代表室性期前收缩或 Ashman 现象，电轴正常，间期正常，V1、V2 导联 Q 波，符合陈旧性间隔部心肌梗死，R 波移行较晚伴非特异性 T 波低平。